Zahnheilkunde
für die Kleintierpraxis

Zahnheilkunde für die Kleintierpraxis

Hans-Joachim Bieniek
Kristian Walter Bieniek

 Ferdinand Enke Verlag Stuttgart 1993

Akad. Direktor Dr. med. vet. Hans-Joachim Bieniek
Heinrich-Heine-Universität Düsseldorf
Moorenstraße 5
40225 Düsseldorf

Dr. med. Dr. med. dent. Kristian Walter Bieniek
Klinik für Zahnärztliche Prothetik der
Rheinisch-Westfälischen Technischen Hochschule Aachen
Pauwelsstraße 30
52074 Aachen

Die Deutsche Bibliothek – CIP-Einheitsaufnahme

Bieniek, Hans-Joachim:
Zahnheilkunde für die Kleintierpraxis / Hans-Joachim Bieniek
; Kristian Walter Bieniek, – Stuttgart : Enke, 1993
    ISBN 3-432-99841-4
NE: Bieniek, Kristian Walter:

© 1993 Ferdinand Enke Verlag P.O.Box 30 03 66, D-70443 Stuttgart – Printed in Germany

Satz und Druck: Druckhaus Götz GmbH, D-71636 Ludwigsburg
Filmsatz 9/10 Times (Linotype System 5)

Vorwort

Eugen Fröhner (1858–1940) schrieb im Vorwort seiner „Allgemeinen Chirurgie": „Jedes Lehrbuch der thierärztlichen, allgemeinen Chirurgie muß sich auf die Forschungen und Lehrbücher der humanen Medizin stützen." Das war 1896. Wie wahr ist diese Aussage und wie aktuell, wenn man die Entwicklung der tierärztlichen Zahnheilkunde betrachtet! Während es 32000 zahnärztliche Praxen in den alten Bundesländern gibt, existieren nur wenige tierärztliche Behandlungs- und Operationsräume, in denen analog dazu täglich von morgens bis abends Eingriffe an Zähnen, dem Zahnhalteapparat, den Kiefern oder der Maulhöhle überhaupt vorgenommen werden. Eine eigenständige, zahnheilkundliche Forschung auf dem Gebiete der Veterinärmedizin hat wenig Chancen gegenüber der Forschungskapazität, die in der Humanmedizin vorhanden ist. So nimmt es nicht wunder, daß sich die Tiermedizin besonders auf dem Gebiete der Zahnheilkunde tatsächlich auf die Humanmedizin stützt. Andererseits: der humanmedizinische Kollege ist hilflos, soll er einen Hund oder eine Katze ohne Beistand und Hilfe durch einen Tierarzt zahnärztlich behandeln. Abgesehen von der Zahnheilkunde des Pferdes, die den Tierarzt bis in das 4. Jahrzehnt dieses Jahrhunderts vorwiegend beschäftigte und die eigene Konzepte besitzt, liegen daher die Leistungen der Veterinärmedizin vor allem darin, in der Humanmedizin gewonnene Erkenntnisse für die Tiermedizin zu adaptieren, zu modifizieren und zu spezialisieren. Mit der Zunahme der Bedeutung des Hundes und der Katze in der tierärztlichen Praxis wurde der brachyodonte Zahn, der Wurzelzahn, der dem menschlichen Zahn entspricht, Gegenstand der tierärztlichen Kunst. Dies führte zu einer stärkeren Anlehnung an die Schwesterwissenschaft.

Bei der Erschließung und Entwicklung des Fachgebietes Zahnheilkunde in der Veterinärmedizin war Europa in der Mitte des Jahrhunderts führend. Dafür sprechen die Namen des Zahnarztsohnes O. Überreiter (1899–1991) und J. Bo-

dingbauer (1893–1984), bemerkenswerter Weise ein Vertreter der Fächer Histologie und Embryologie in Wien, wo seit den 70er Jahren eine tierärztliche Zahnstation besteht. Weiterhin muß der Name des Berliner Veterinär-Chirurgen E. Becker (1888–1978) genannt werden. Becker verfaßte einen Buchbeitrag über Zähne von immerhin 230 Seiten im „Handbuch der Speziellen Pathologischen Anatomie der Haustiere" von Ernst Joest. In den Vereinigten Staaten wurde die Bedeutung dieses veterinärmedizinischen Teilgebietes erst 2 Jahrzehnte später erkannt.

Es ist verständlich, daß die tierärztliche Zahnheilkunde heute dort Entwicklungsimpulse erfährt, wo sich die zahnärztliche und die tiermedizinische Kompetenz zusammenfinden. Dem wachsenden Bedürfnis folgend, haben die Autoren dieses Buches seit 1982 Zahnkurse für Tierärzte zur Vermittlung theoretischer Kenntnisse und praktischer Fertigkeiten veranstaltet. Angeregt durch diese und mit Erfahrungen, die im Tierärztlichen Ambulatorium in der Heinrich-Heine-Universität Düsseldorf gesammelt wurden, entstand das vorgelegte Buch.

Obwohl es für Studenten und praktizierende Tierärzte, die sich den kleinen Haustieren zuwenden, geschrieben ist, soll in einem einführenden Kapitel ein Überblick über die tierärztliche Zahnheilkunde gegeben werden, bei dem auch der Pferdezahn nicht fehlen darf. Im besonderen beschränken sich die Informationen aber auf die in der Kleintierpraxis vorkommenden Tierspezies, insbesondere auf Hund und Katze und Heimtiere wie Kaninchen, Meerschweinchen, Hamster, Ratte, Maus. Der Tatsache folgend, daß Zwergziegen als *Gartentiere* zunehmend beliebt werden und im Hinblick darauf, daß dieses Buch auch Tierärzten und Biologen in zoologischen Gärten und in tierexperimentellen Einrichtungen Rat geben soll, sind auch Ziege, Schwein und Affe berücksichtigt worden. Damit sind Primaten, canine und feline Fleischfresser, Hasenartige, echte Nager, Wiederkäuer und das allesfressende Schwein in die nähere, vergleichende Betrachtung einbezogen. Die Autoren erhoffen sich so, das allgemeine Verständnis für das gesamte Fachgebiet der Zahnheilkunde in der Veterinärmedizin zu fördern.

Bei der Einteilung des Stoffes ist auf die in Europa in der Humanmedizin allgemein gebräuchliche Gliederung des Fachgebietes zurückgegriffen worden. Im 2. Kapitel wurde der Abschnitt „Betäubung und Schmerztherapie" vom Fachtierarzt für Chirurgie und Versuchstierkunde Martin Sager, Universität Düsseldorf, besorgt. Jedem Kapitel ist ein Abschnitt über Instrumente, Materialien und Medikamente nachgestellt worden, weil für die einzelnen Arbeitsgebiete spezielle Ausrüstungen vonnöten sind. Das Buch beschränkt sich insgesamt auf den Zahn, den Zahnhalteapparat und die Kiefer. Darüber hinaus wurden die Erkrankungen der Maulhöhle, abgesehen von der Gingivitis, nicht behandelt. Ein ausführliches Literaturverzeichnis soll den Interessierten in die Lage versetzen, Sekundärliteratur zu finden.

Da, wo es auf eine Anleitung zu einem Schritt-für-Schritt-Vorgehen bei praktischen Arbeitsgängen ankommt, sind schematische Zeichnungen angefertigt worden. Alle Zeichnungen in diesem Buch stellte der Diplom-Designer Johannes Hoffmann, Aachen, her. Eine große Anzahl von Schädeln, die dem Studium der Zahnkrankheiten und der Darstellung in diesem Buch dienten, wurden von dem Präparator Eduard Bühnen in der Zentralen Tierversuchsanlage der Universität Düsseldorf meisterhaft präpariert. Dank gilt auch für die Geduld und insbesondere für die Umsicht und Exaktheit bei den Schreibarbeiten, die Frau Karin Montag, Düsseldorf, geleistet hat. Eine große Anzahl der Schwarz-Weiß-Photographien stammen von dem Photographen-Meister Jürgen H. Schmidt, Universitäts-Klinikum Aachen. Der Verlag hat keine Mühen gescheut, auf die Vorschläge und Wünsche der Autoren zur Ausgestaltung und Ausstattung des Buches einzugehen. Dafür und für das allzeit freundliche Entgegenkommen schulden die Autoren Dank.

Den Leser bitten wir um konstruktive Kritik. Er möge beim Studium des Buches bemerken, daß die Tierzahnheilkunde im Vergleich zur Humanmedizin wegen der zahlreichen, verschiedenen Tierspezies und der Vielfalt der bei ihnen vorkommenden Gebisse und Zähne sehr interessante Aspekte besitzt.

Dr. med. vet. *Hans-Joachim Bieniek*
Dr. med. Dr. med. dent. *Kristian Walter Bieniek*

Inhalt

1 Einführung in die Tierzahnheilkunde

Einleitung

Die Zähne im Gebiß unserer Tiere dienen, am Anfang des Verdauungsapparates gelegen, nicht nur dem Fangen, Erfassen, Abschneiden, Benagen und Zerkleinern der Nahrung. Im Zusammenwirken mit den anderen Teilen des Kauapparates, dem Ober- und Unterkiefer, den Kaumuskeln, den Lippen und der Zunge sind sie Prüf-, Faß-, Wehr- und Reinigungswerkzeuge. Sie ersetzen die Hände beim Transport der Nahrungsbeute, des Nistmaterials oder der Tierkinder. Mit den Zähnen wird der Partner beim Geschlechtsakt festgehalten, wird der Rivale oder Feind gewarnt, bedroht, bekämpft, getötet.

Zähne und Gebiß der Tiere stehen nicht nur in enger Beziehung zur Nahrungsaufnahme und artspezifischen Ernährung. Sie sind auch morphologisch und verhaltensphysiologisch artcharakterisierende Merkmale. Krankhafte Veränderungen an Zähnen und Gebiß können mehr als Ernährungs- und Verdauungsstörungen bedingen. Schließlich sind gesunde Zähne und ein hygienisch einwandfreies Gebiß bei den in enger Gemeinschaft mit den Menschen lebenden Haus- und Heimtieren ein ästhetisches Bedürfnis des Tierbesitzers.

Das Verständnis für die Entstehung und für die Zusammenhänge krankhafter Erscheinungen erfordert Kenntnisse der Entwicklung, des Aufbaus und der Funktion des Zahnes und des Zahnhalteapparates.

1.1 Entwicklung und Wechsel der Zähne

1.1.1 Entwicklung der Zähne

Die Entwicklung des Zahnes (*dens, dentis* [lat.]; *odous, odontos* [griech.]) beginnt in einem frühen Embryonalstadium. Sie verläuft in ihren ersten Abschnitten bei allen Säugetieren und beim Menschen gleich. An der Bildung des Zahnes sind ekto- und mesodermale Gewebe beteiligt.

Zu Beginn wächst ektodermales Mundepithelgewebe leistenförmig (*Zahn- oder Schmelzleiste*) in das daruntergelegene mesodermale Gewebe in einer Linie, in der die Kieferknochen sich entwickeln (*Kieferanlage*) (Abb. 1.1a).

An der lateralen Seite dieser Leisten bildet sich als Anlage für jeden künftigen Zahn eine knotenförmige Verdickung, die *Epithelknospe*, auch *Epithelknoten*, *Epithelkolben* genannt (Abb. 1.1b).

Da die Zellteilung in der Peripherie der Epithelknospe rascher erfolgt als im Zentrum, entsteht ein zunächst kappenförmiges, später glockenförmiges Gebilde aus Epithelzellen, das als *Schmelzorgan* bezeichnet wird. Dieser mit seiner Öffnung lippenwärts gerichtete Zahnkeim verändert seine Lage so, daß die Kappenspitze zum Mundhöhlenepithel zeigt (Abb. 1.1c).

Das glockenförmige Schmelzorgan umfaßt dichtes Mesenchymgewebe (*Zahnpapille*), auf dessen Oberfläche sich einschichtig angeordnete Zellen, die *Odontoblasten*, bilden. Diese produzieren ein modifiziertes Knochengewebe, *das Zahnbein (Dentin, Substantia eburnea)*. In der Zahnpapille differenziert sich ein gefäßreiches und nervenfaserhaltiges Mesenchymgewebe zur späteren *Zahnpulpa*. Die Zellen der inneren Epithelschicht des Schmelzorgans (*inneres Schmelzepithel*), die *Adamantoblasten*, bedingen die Produktion sechskantiger, durch eine Kittsubstanz verbundener Apatitkristalle. Dieser so gebildete *Zahnschmelz (Email, Substantia adamantina)* liegt kappenartig auf dem Dentin, mit dem er sich verbindet. So entsteht durch Dentinbildung vom Zahninneren nach außen hin und durch Zahnschmelzproduktion vom Zahnäußeren nach innen hin die *Zahnkrone (Corona dentis)* (Abb. 1.1d).

Von der Papillenöffnung des glockenförmigen Zahnkeimes wachsen Zellen der inneren und äußeren Schmelzepithelschicht (*Epithelscheide*) röhrenförmig kieferwärts, ohne jedoch Schmelz

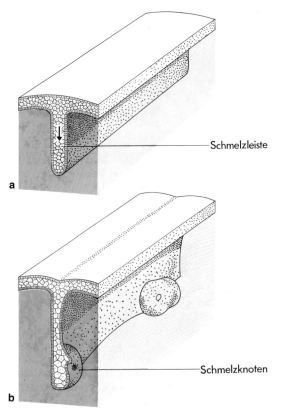

a

Schmelzleiste

b

Schmelzknoten

Abb. **1.1 a**–**1.1 e**   Die Entwicklung des Zahnes.

Abb. 1.1 a   Ektodermales Mundepithelgewebe wächst leistenförmig in das darunterliegende mesodermale, zukünftige Kiefergewebe. Es bildet sich die Zahn- oder Schmelzleiste.

Abb. 1.1 b   Als Anlage für den zukünftigen Zahn bilden sich an der lateralen Seite der Zahnleiste sog. Epithelknospen oder Epithelknoten.

Abb. 1.1 c   Aus den Epithelknoten entsteht ein glokkenförmiges Gebilde: das Schmelzorgan. Die Zahnleiste bildet sich zurück. Das die Zahnanlage umgebende Mesenchymgewebe verdichtet sich zum Zahnsäckchen.

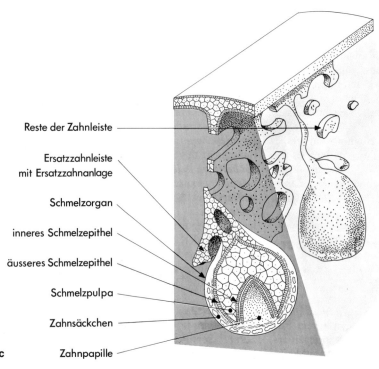

Reste der Zahnleiste

Ersatzzahnleiste mit Ersatzzahnanlage

Schmelzorgan

inneres Schmelzepithel

äusseres Schmelzepithel

Schmelzpulpa

Zahnsäckchen

Zahnpapille

c

Abb. 1.1 d Im Schmelzorgan differenzieren sich die Zahnschmelz-produzierenden Adamantoblasten und die Dentin-bildenden Odontoblasten.

Abb. 1.1 e Nachdem durch röhrenförmiges Einwachsen der Schmelzepithelien und der Odontoblasten die Wurzel mit dem vom Zahnsäckchen gebildeten Zahnhalteapparat gebildet worden ist, ist der Zahn entwickelt. Die Anlage für den Ersatzzahn ist vorhanden.

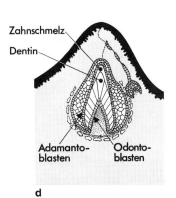
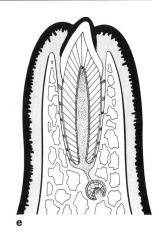

Zahnschmelz

Dentin

Adamanto-blasten   Odonto-blasten

d   e

zu bilden. Auch die Odontoblasten vermehren sich entlang der Schmelzzellenröhre und bilden Dentin. Auf diese Weise entsteht die *Zahnwurzel (Radix dentis)*. Dabei bestimmt die Anzahl der epithelialen Röhren die Zahl der Wurzeln. Die Verbindung zwischen Zahnkeim und Zahnleiste unterliegt schließlich einem Resorptionsprozeß. Dieser beginnt im Schneidezahnbereich und setzt sich nach kaudal fort.

Zuvor hat sich das die Zahnanlage umgebende Mesenchymgewebe zum *Zahnsäckchen* verdichtet, welches für die Ernährung des Schmelzorgans von großer Bedeutung ist. Das durch die Wurzelbildung kieferwärts ausgesackte Zahnsäckchen bildet nun *das knöcherne Zahnfach* und die sogenannte *Wurzelhaut, (Desmodont, desmos* [griech.] = *Band)*, die der bindegewebigen Verankerung (*Sharpeysche Fasern*) des Zahnes in seinem Zahnfach dient. Zellen der inneren Schicht des Zahnsäckchens, die *Zementoblasten*, produzieren eine knochenähnliche Substanz, das *Zement (Substantia ossea)*, welche sich mit dem Wurzeldentin verbindet, nachdem die schmelzepithelialen Zellen resorbiert worden sind. Der Alveolarfortsatz des Kieferknochens, die Wurzelhaut und das Zement, welche aus dem Zahnsäckchen hervorgehen, sowie das den Zahn nach dem Durchbruch umfassende Zahnfleisch bilden mit dem Zahn eine biologisch-funktionelle Einheit, die als *Zahnhalteapparat (Periodontium, im anglo.-amerikanischen Schrifttum Parodontium, Parodont)* bezeichnet wird (Abb. 1.1e).

Von der Wurzelspitze (*Apex radicis, apex* [lat.] = *Spitze*) aus führt nun vom *Wurzelloch (Foramen apicis)* ein blind endender Kanal, der *Wurzelkanal (Canalis radicis)*, in die *Zahnhöhle (Cavum dentis)*, die durch die Zahnpulpa ausgefüllt ist.

Durch die Ausbildung der Krone und das Wachstum der Wurzel wird der Zahn in Richtung Mundhöhle geschoben. Es kommt zur Resorption des Zahnsäckchens, des Knochen und des Weichteilgewebes, bis die Zahnkrone unter der Mundschleimhaut liegt. Schließlich vereint sich das reduzierte Epithelgewebe des Schmelzorgans, das dem embryonalen Mundhöhlenepithel entstammt, beim Durchbruch wieder mit diesem. Der Zahndurchbruch geschieht so unter Wahrung der epithelialen Kontinuität wundlos (Abb. 1.2 s. S. 4).

Die zeitliche Folge von Entwicklung und Wachstum des Zahnes soll beispielhaft beim Hund beschrieben werden:

Bereits in der 3.−4. Woche der Trächtigkeit beginnt die Entwicklung der Zahnleiste beim Hund. In der 4.−5. Woche sind erste Differenzierungen von Zahnanlagen festzustellen. Zum Zeitpunkt des erstmaligen Auftretens der Schmelzorgane hat der Hundefetus ein Alter von 5−6 Wochen. Zum Zeitpunkt der Geburt bis zu einem Lebensalter von 3−4 Wochen ist der Hundewelpe zahnlos. Nur ein Teil der Zahnkronen ist kalzifiziert. Erst 2−3 Wochen post partum ist die Kronenausbildung aller Milchzähne abgeschlossen. Die Wurzel erfährt ihre vollständige Ausbildung erst einige Zeit nach dem Eintritt des Zahnes in die Maulhöhle. Dieser Zahnungsprozeß beginnt im Alter von 3−5 Wochen und ist innerhalb von 20 Tagen abgeschlossen. Das Wurzelwachstum ist erst 6−7 Wochen post partum beendet, beim Eckzahn noch später.

1.1.2 Wechsel der Zähne

Amphibien, Reptilien und Fische besitzen gleichgeformte (*homodonte, homoios* [griech.] = *ähnlich*) Zähne, die sie permanent durch neugebildete Zähne ersetzen können (*Polyphyodontie, phyo* [griech.] = *hervorbringen*).

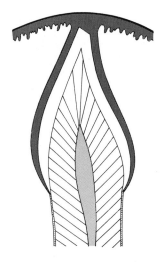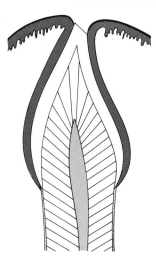

Abb. 1.2 Durchbruch des Zahnes: Das vom Schmelzorgan stammende, reduzierte Epithel auf dem Schmelz des durchbrechenden Zahnes vereinigt sich mit dem Mundepithel. Die epitheliale Kontinuität wird beim Zahndurchbruch wundlos gewahrt.

Bei den Säugetieren hingegen sind die Zähne in der Form entsprechend den Funktionen differenziert (*heterodonte Zähne; heteros* [griech.] = *ungleich*). Sie sind entweder einfach (*Monophyodontie*) oder, bei Vorhandensein von Ersatzzahnanlagen, zweifach angelegt (*Diphyodontie*). Ersatzzahnanlagen ermöglichen einen Zahn- bzw. Gebißwechsel.

Einmalig angelegt sind die Molaren der Säuger, der Stoßzahn des Elefanten. Von solchen Ausnahmen abgesehen, besitzen Haussäugetiere sowie die meisten Säugetiere Wechselgebisse, d. h. diphyodonte Zähne. Sie erleben zwei Zahnungen. Bei der ersten Zahnung entsteht das *Milchgebiß* (*lakteale Dentition*), bei der zweiten das Dauergebiß (*permanente Dentition*). Entsprechend wird zwischen den *Milchzähnen* (*Dentes decidui; deciduus* [lat.] = *hinfällig*) und den bleibenden oder Ersatzzähnen (*Dentes permanentes*) unterschieden. Bei den Nagetieren Meerschwein, Ratte, Maus und Hamster werden die Milchzähne zwar angelegt, sie kommen jedoch nicht zu Entwicklung und Ausbruch (Anlagediphyodontie). Es erscheinen nur die permanenten Zähne.

Durch die Entwicklung und Raumforderung des Ersatzzahnes gerät der Milchzahn unter Druck. Hierdurch wird seine Ernährung gedrosselt und unterbunden. Seine Wurzel atrophiert und wird resorbiert. Bei dem Resorptionsprozeß spielen zelluläre, enzymatische und biochemische Vorgänge eine Rolle. Wesentlich beteiligt sind Osteoklasten, die sich aus Mesenchymzellen des Zahnsäckchens des Ersatzzahnes, der Wurzel-haut und der Pulpa des Milchzahnes differenziert haben. Schließlich wird der abgestorbene Milchzahn durch den Ersatzzahn verdrängt.

Beim Hund sind bereits am 1. Tag nach der Geburt Kronenkalzifizierungskerne des ersten bleibenden Kauzahnes und auch der Ersatzeckzähne röntgenologisch nachweisbar. Erst nach 12–15 Wochen ist der letzte Zahn des bleibendes Gebisses darstellbar. Zwischen der Reihenfolge der röntgenologisch nachweisbaren Kronenkalzifizierung und der Durchtrittsfolge besteht kein Zusammenhang. Die Entwicklung der Wurzeln der permanenten Zähne beginnt etwa zwischen dem 80.–90. Lebenstag und ist nach 170–180 Tagen beendet.

Wie bei Mensch und Schwein ist auch beim Fleischfresser mit der Ausbildung der Wurzel das Längenwachstum des Zahnes beendet. Das ist erst nach dem Durchbruch und dem Herausschieben des Zahnes aus dem Zahnfach der Fall. Bei diesen Zähnen ist die Bildung von Zahnschmelz auf Lebenszeit abgeschlossen. Im Inneren des Zahnes dauert jedoch die Bildung von Dentin aus den Odontoblasten, die den Wurzelkanal auskleiden, an und zwar von der Wurzelöffnung zur Zahnkrone hin. Dadurch wird die Pulpahöhle des Zahnes rapide verengt. Die Pulpahöhle des Eckzahnes des Hundes, welche nach dem Wechsel fast den ganzen Zahn einnimmt, ist bereits mit ca. 2 Jahren nur noch wollfadendick (Abb. 1.3).

Im Gegensatz zu diesen *brachyodonten* (*brachys* [griech.] = *kurz*) Wurzelzähnen mit abgeschlossenem Längenwachstum wachsen die Stoßzähne des Elefanten, die Hauer des Ebers, die Nagezähne sowie die Backenzähne des Kanin-

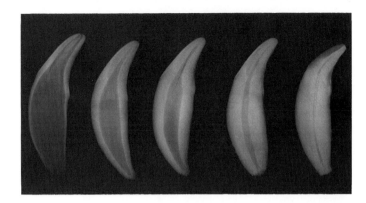

Abb. 1.3 Eckzähne vom Hund im Alter von 8, 10, 18, 24, 48 Monaten (Röntgendarstellung): Verengung des Pulparaumes infolge Dentinabscheidung aus den Odontoblasten.

chens und des Meerschweinchens zeitlebens weiter. Diese wurzellosen, *hypsodonten* (*hypsos* [griech.] = *Höhe*) Zähne behalten eine weit geöffnete Pulpahöhle, die erlaubt, das für das ständige Wachstum notwendige Aufbaumaterial durch die versorgenden Pulpagefäße herbeizuführen (Abb. 1.4). Die Backenzähne der Pferde und der Wiederkäuer nehmen eine Mittelstellung zwischen den Wurzelzähnen und den wurzellosen Zähnen ein.

1.2 Anatomie des Zahnes, des Zahnhalteapparates und der Kiefer

1.2.1 Anatomie des Zahnes und des Zahnhalteapparates (Abb. 1.5)

Die Zahnhartsubstanzen:
Der Zahn besteht aus drei Zahnhartsubstanzen: Zahnschmelz, Zahnbein, Zahnzement.

1.2.1.1 *Zahnschmelz, Email (Substantia adamantina; adamantus,-a,-um [lat.] = stählern)*

Der Schmelz ist die härteste Substanz des Säugetierkörpers. Seine Härte ist auf den überwiegenden Anteil an anorganischem, kristallinem Hydroxylapatit zurückzuführen. Dieses ist ein Produkt der inneren Zellschicht des ektodermalen Schmelzorgans, der Adamantoblasten. Der Anteil an organischer Substanz beträgt 2−4%. Der Schmelz ist durch den Verlauf der Apatit-Prismen, die durch eine Kittsubstanz verbunden sind, radiär zur Pulpa strukturiert. Der Stoff-

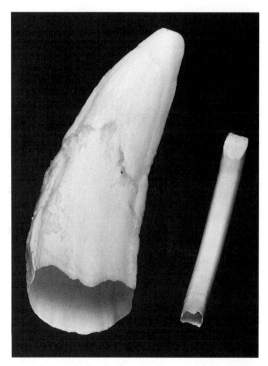

Abb. 1.4 Wurzellose Zähne: Caninus im Oberkiefer des Ebers, Nagezahn des Kaninchens. Die Pulpahöhle ist weit geöffnet.

wechsel findet wahrscheinlich durch Diffusion über die organische Substanz statt. Die Schmelzoberfläche besitzt eine Oberschicht, nämlich das Schmelzoberhäutchen (*Cuticula dentis*), welches gegen Säuren, Alkalien und Enzyme sehr widerstandsfähig sein soll.

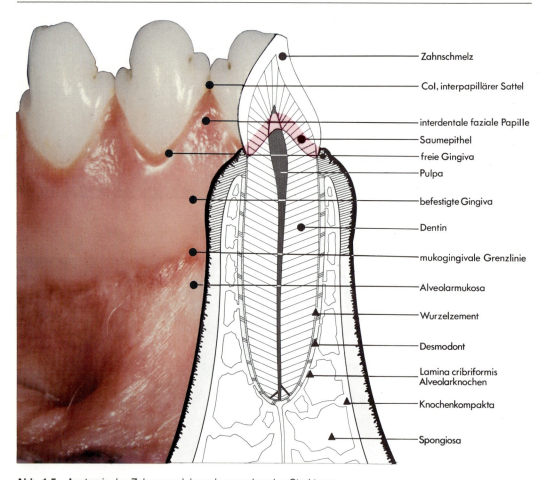

Zahnschmelz

Col, interpapillärer Sattel

interdentale faziale Papille

Saumepithel

freie Gingiva

Pulpa

befestigte Gingiva

Dentin

mukogingivale Grenzlinie

Alveolarmukosa

Wurzelzement

Desmodont

Lamina cribriformis Alveolarknochen

Knochenkompakta

Spongiosa

Abb. 1.5   Anatomie des Zahnes und der zahnumgebenden Strukturen.

1.2.1.2 Zahnbein, Elfenbein (Dentin, Substantia eburnea; ebur [lat.] = Elfenbein)

Das Dentin bildet die Hauptmasse des Zahnes. Es ist weniger hart als Zahnschmelz und besteht aus ca. 70% anorganischem und 30% organischem Material. Seine Wärmeleitfähigkeit ist größer als die des Schmelzes. Das Dentin wird von den mesenchymalen Odontoblasten gebildet. Die ebenfalls aus Hydroxylapatit bestehende, zellfreie, kollagenfaserhaltige Grundsubstanz des Dentins ist durch ein radiär zur Pulpa angeordnetes, verzweigtes Röhrensystem – den Dentinkanälchen – durchsetzt. Durch diese sogenannten „Tomesschen Fasern" wird der Stoffwechsel und die Sensibilität vermittelt. Blutgefäße existieren weder im Zahnschmelz noch im Dentin. Die Odontoblasten bilden zeitlebens Dentin. Hierdurch werden die Dentinkanälchen und der Pul-

paraum vitaler Zähne fortschreitend verengt. Die Dentinbildung spielt bei reparativen Prozessen eine wichtige Rolle (Ersatzdentin).

1.2.1.3 Zahnzement (Substantia ossea; os, ossis [lat.] = Knochen)

Im Gegensatz zum Zahnschmelz, welcher von der inneren Schmelzepithelschicht des ektodermalen Schmelzorgans gebildet wird, sind Zement und Dentin mesenchymaler Herkunft. Das Zement wird von Zellen, den *Zementoblasten*, die sich aus dem Zahnsäckchen differenziert haben, gebildet. Die zuerst zahnwärts abgeschiedene Zementzone ist größtenteils zellfrei; die darauffolgenden Schichten enthalten Zellen. Zement ist eine gefäßfreie, permeable, knochenähnliche Substanz, die etwa zur Hälfte aus organischer

Substanz besteht. Sie bedeckt die schmelzfreien Wurzeln schmelzhöckeriger Wurzelzähne. Bei Pflanzenfressern beschichtet das Zement das Zahnäußere bis zur Kaufläche und füllt die becherartigen Schmelzeinstülpungen – Schmelzbecher – und die in der Zahnlängsachse liegenden Schmelzfalten des äußeren Schmelzmantels des Zahnes.

1.2.1.4 Zahnmark, Zahnpulpa (Pulpa dentis; Pulpa [lat.] = Fleisch, Mark)

Die Pulpa, die aus der embryonalen Zahnpapille hervorgegangen ist, füllt den Innenraum (*Cavum dentis*) des Zahnes aus und steht an der Wurzelspitze (*Apex radicis*) durch das Wurzelloch (*Foramen apicis*) mit dem Desmodont in Verbindung. In der Peripherie der Pulpa liegen die Odontoblasten, die kurze Fortsätze in das Pulpagewebe und längere in das Dentingewebe abgeben. Sie bilden zeitlebens Dentin, wodurch der Pulparaum obliteriert und Defekte repariert werden (Ersatzdentin). Durch das Foramen apicis und auch durch deltaförmig angelegte Nebenkanäle führen Blutgefäße, Nerven und Lymphbahnen in das vorwiegend aus Fibroblasten bestehende Gewebe des Pulparaumes.

1.2.1.5 Zahnhalteapparat (Periodontium, Parodontium, Parodont)

Das Periodontium stellt mit dem Zahn eine biologisch-funktionelle Einheit dar. Es besteht aus dem *Zement*, der Wurzelhaut und der knöchernen Alveole. Das Zement, das als Teil des Zahnes die funktionelle Verbindung zum zahnumgebenden Gewebe darstellt, ist die Verankerungssubstanz für die zahnhaltenden, nicht elastischen, wellenförmigen, daher streckbaren Bündel von Bindegewebsfasern, den sog. *Sharpeyschen Fasern*, die im wesentlichen die *Wurzelhaut (Desmodont)* bilden. Die Wurzelhaut besitzt die Fähigkeit zur Bildung von Fibroblasten, Fibrillen, neuem Zement und Knochengewebe an der Alveolarinnenwand. Nerven und ein stark ausgebildetes Blutgefäßsystem verleihen ihr eine sensorische und nutritive, vielleicht auch druckpuffernde Funktion. Der Zahn ist nicht starr im Zahnfach befestigt. Durch die in alle Richtungen verlaufenden kollagenen Fasern im engen Spalt zwischen Zahn und Zahnfach, die einerseits im Zahnzement und andererseits in der *Lamina dura*, auch *Lamina cribriformis*, des alveolären Knochens ankern, ist er vielmehr in das Zahn-

fach eingehängt. Dadurch können die auf den Zahn einwirkenden Kräfte bis zu einem schädlichen, zur Lockerung des Zahnes führenden Grad aufgefangen werden. Zum Periodontium gehören außer der knöchernen Alveole, in der die zahnabgewandten Enden der Sharpeyschen Fasern haften, die Teile der Mundschleimhaut, die das Zahnfach zur Maulhöhle hin abdichten und die den Zahn am Zahnhals mit Hilfe eines epithelialen Ringes (*Saumepithel*) dicht umschließen.

Zahn und Zahnhalteapparat sind in ihrem Bestand voneinander abhängig. Bei Verlust des Zahnes schwindet das Periodontium. Wird bei regressiven oder progressiven Prozessen der Zahnhalteapparat stark geschädigt, kann der Zahn verloren gehen.

1.2.1.6 Knöchernes Zahnfach (Alveole; alveolus [lat.] = kleiner Hohlraum)

Der das Zahnfach bildende Knochen ist ein Fortsatz des Kieferknochens (*Processus alveolaris*), der sich mit der Zahnbildung entwickelt und bei Verlust des Zahnes oder Erkrankungen des Zahnhalteapparates atrophieren kann. Auf- und Abbau werden durch Osteoblasten bzw. Osteoklasten bewerkstelligt. Das Alveolarknochengewebe besitzt außen, unter dem Periost, eine kompakte Knochengewebsschicht, die zahnwärts in Spongiosa übergeht. In der die Alveole zum Zahn hin begrenzenden, dichteren Knochenschicht (*Lamina cribriformis, Lamina dura*) ankern die Sharpeyschen Fasern.

1.2.1.7 Zahnfleisch (Gingiva), Mundschleimhaut

Den Epithelansatz des weichen Maulgewebes an den Zahnhartsubstanzen des Zahnes vermittelt ein mehrschichtiges Saumepithel, welches nicht keratinisiert ist und keinen Papillarkörper besitzt. Es entsteht aus dem reduzierten Schmelzepithel. Dieses Epithelgewebe hat eine hohe Erneuerungsrate und sorgt für Anhaftung und Abwehr im Bereich der Epithelansatzstelle. Es nimmt somit eine Schlüsselstellung bei der Gesunderhaltung des Periodontiums ein. Dieser *Epithelsaum* geht in die verhornende Maulschleimhaut – *Gingiva* – über. Zwischen der Zahnoberfläche und dem rund um den Zahn verlaufenden Gingivalsaum entsteht eine etwa 0,5 mm tiefe Furche (*Sulcus gingivae*), deren Boden das Saumepithel bildet, welches seinen basalen Ansatz an der Schmelz-Zementgrenze hat. Der Zahnfleischrand verläuft bei Wurzelzähnen parallel zur Schmelz-Zementgrenze. Man unterscheidet die freie, marginale, ca. 1-2 mm breite Gingiva von der breiteren, befestigten (attached G.) und der interdentalen Gingiva. Die gesunde, attached Gingiva ist blaßrosa oder pigmentiert, derb und fest in der Konsistenz und gegen das darunterliegende Gewebe nicht verschieblich. Die Derbheit und Formfestigkeit des Zahnfleisches oberhalb des Alveolenrandes im Bereich der freien Gingiva rührt von in verschiedenster Richtung verlaufenden Bündeln kollagener Fasern, die zwischen Zahn und Alveole, Gingiva und Zahn und zwischen Zahn und Zahn oberhalb der knöchernen Alveole verlaufen. Zum Saumepithel verlaufen jedoch keine Bindegewebsfasern. Mit dem Alveolarknochen verbinden vom Periost zur Gingiva führende Kollagenfasern die befestigte Gingiva sehr straff. Von der sog. *mukogingivalen Grenzlinie* ab geht die Gingiva in die lockerere, gefäßreiche, nicht verhornende Mundschleimhaut über. Die Interdentalräume sind durch die *Interdentalpapillen* ausgefüllt. Die Form und Größe der Papille ist von der Zahnform und den daraus resultierenden Interdentalräumen abhängig.

1.2.2 Morphologie des Zahnes

Die Gestalt und Struktur der Zähne hat entsprechend den Funktionen bei den verschiedenen Säugetierarten – Allesfresser (*Omnivore*), Fleischfresser (*Carnivore*), Pflanzenfresser (*Herbivore*), Wiederkäuer (*Ruminantier*), Nager (*Rodentier*) – und entsprechend den Funktionen im Gebiß – Schneidezahn, Nagezahn, Fangzahn, Stoßzahn, Hauer, Kauzahn – eine große Mannigfaltigkeit erfahren (*Heterodontie*).

An Zähnen mit abgeschlossenem Wurzel-Längenwachstum, den brachyodonten oder Wurzelzähnen, bei Mensch, Affe, Fleischfresser, Schwein (außer Hauer) kann man die in die Maulhöhle ragende, freie Zahnkrone (*Corona dentis*) von der Wurzel (*Radix dentis*) unterscheiden. Diese liegt durch den Zahnhalteapparat (*Periodontium*) gestützt und befestigt im Kiefer verborgen. Ein Schmelzwulst mit distaler Furche in Höhe des Gingivasaumes markiert die Grenzzone zwischen Krone und Wurzel (Schmelzrand), welche Zahnhals (*Collum dentis*) genannt wird.

Bei immer wachsenden, nachwachsenden hypsodonten oder begrenzt hypsodonten Zähnen bei Rind, Pferd, Kaninchen, Meerschwein sowie am Nagezahn, Hauer des Schweines, Stoßzahn des Elefanten gelingt diese morphologische Unterteilung in Krone und Wurzel nicht. An diesen Zäh-

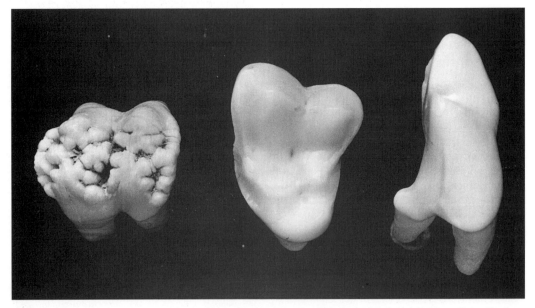

Abb. 1.6 Zahnkronenformen: mahlende (buccodonte) und schneidende (sekondonte) Backenzähne. Backenzahn des Schweines mit warzenartigen Schmelzhöckern, M1 und P4 im Oberkiefer des Hundes.

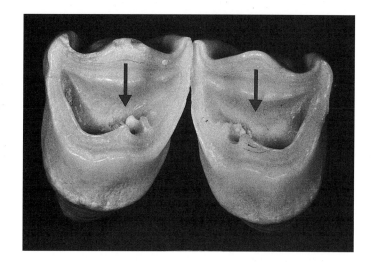

Abb. 1.7 Schmelzbecher im Wiederkäuer-Backenzahn (ohne Zement): Schmelzeinstülpungen auf der Kaufläche zur Zahnquerachse.

nen kann man einen schmelzbedeckten Zahnkörper, dessen sichtbarer Teil auch als Krone bezeichnet wird, und den schmelzlosen Zahnsockel unterscheiden.

1.2.2.1 Zahnkrone

Die klinische Krone ist der in der Maulhöhle sichtbare Teil des Zahnes. Bei Wurzelzähnen bezeichnet man als anatomische Krone den von Zahnschmelz überkappten Teil des Zahnes. Durch Papillenerhöhungen entstehen bei der Zahnentwicklung Dentinhöcker, die einen entsprechenden *Schmelzhöcker* bzw. schmelzhöckerige Zähne zur Folge haben. Die Grundform der Krone ist kegelförmig (*haplodont; haplos* [griech.] = *einfach*) (z. B. Reptilien, Fisch, Eckzahn bei Säugetieren) oder modifiziert schaufelförmig (z. B. Schneidezähne bei Rind, Mensch, Affe, Fleischfresser). Durch bucco-lingual (*bucca* [lat.] = *Wange, Backe*; *lingua* [lat.] = *Zunge*) bzw. bucco-palatinal (*palatum* [lat.] = *Gaumen*) nebeneinander angeordnete Schmelzhöcker entsteht eine Kaufläche. Solche *bunodonten* (*bunos* [griech.] = *Hügel*) Kauzähne bilden den Kauapparat der Omnivoren: Mensch, Affe, Schwein (außer 1. Prämolar). Aber auch die beiden distalen Backenzähne des Hundes sind bunodont. Die übrigen Zähne des Hundes haben eine schneidende, *sekodonte* (*sekos* [griech.] = *Zaun*) Kronenrandform, wodurch die Zähne des Ober- und Unterkiefers wie eine Schere funktionieren. Der sekodonte Zahn ist für den Fleischfresser merkmalhaft. Diese Zähne sind aus reihenförmig nebeneinander stehenden Schmelzhöckern entstan-

den (Abb. 1.6). Bei den Backenzähnen der Pflanzenfresser kann der Schmelzüberzug von der Kaufläche in den Zahn eingestülpt sein (*Schmelzbecher*, Abb. 1.7). Der harte Schmelz des Zahnmantels kann außerdem parallel zur Zahnachse des Zahnes gelegene Einfaltungen besitzen. Daher werden diese Zähne als *schmelzfaltige Zähne* bezeichnet (Abb. 1.8). Zement füllt

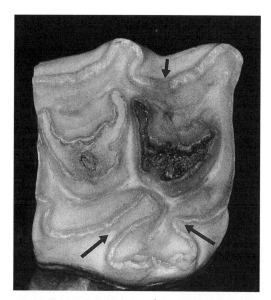

Abb. 1.8 Schmelzfalten am Pferdebackenzahn: Einstülpungen des Schmelzmantels parallel zur Zahnlängsachse. Zement füllt die halbmondförmigen Schmelzbecher (Karies!) und die Schmelzfalten und umscheidet den Schmelzmantel des Zahnes.

diese Vertiefungen und bedeckt die Außenfläche des Zahnkörpers. Schmelzbecher und Schmelzfalten ergeben auf der Kaufläche harte, scharfkantige, vielfach geschlungene Schmelzleisten, die dem Zerkauen der Pflanzenteile auch in harttrockenem Zustand dienen.

1.2.2.2 Zahnwurzel

Die Entwicklung der Wurzel wird durch die vom Schmelzorgan in das Kiefergewebe vorwachsenden Epithelscheide induziert. Spaltet sich die Epithelscheide, so entstehen mehrere Wurzeln. Bei den brachyodonten oder Wurzelzähnen bei Mensch, Affe, Fleischfresser und Schwein ist das Wurzel-Längenwachstum einige Zeit nach dem Durchbruch beendet. Hypsodonte, „hohe" Zähne besitzen entweder keine Wurzeln (Elefantenstoßzahn, Hauer des Schweines, Eckzahn des Hirschebers, Nagezahn), oder es entwickeln sich nach einiger Zeit des „wurzellosen" Zahn-Längenwachstums – bei unseren Pflanzenfressern nach 6−8 Jahren – kurze, gekrümmte Wurzeln. Die Schneide- und Eckzähne der Säugetiere sind einwurzelig. Brachyodonte Backenzähne besitzen 1 bis 6 Wurzeln. Im Oberkiefer des Hausschweines ist der P4 4−5 wurzelig. Der M3 besitzt gar 6 Haupt- und mehrere Nebenwurzeln.

1.2.2.3 Zahnform : Funktion

Art des Futters und der Nahrungsaufnahme, die Ernährung und Verdauung haben nicht nur bei den verschiedenen Säugetierarten, sondern auch im Gebiß selbst Differenzierungen der Gestalt der Zähne bedingt. Sie werden bei der Beschreibung des Gebisses der einzelnen Tierspezies insbesondere wiedergegeben. Man unterscheidet nach Gestalt und Funktion im Gebiß: *Schneidezähne (Dentes incisivi; incidere* [lat.] = *einschneiden).* Diese liegen im Zwischenkiefer und im Schneidezahnteil des Unterkiefers. Ihre Anzahl beträgt gewöhnlich 12, je 6 im Ober- und Unterkiefer oder 3 je Gebißviertel. Man unterscheidet die inneren, an der Medianlinie liegenden Zangen, die Mittelzähne und die außen gelegenen Eckschneidezähne. Die Zahl der Incisivi ist beim Menschen auf insgesamt 8, bei den echten Nagern sogar auf 4 reduziert. Bei den Hauswiederkäuern fehlen die Schneidezähne im Oberkiefer gänzlich.

Die *Haken-, Eck-, Fang-, Halte- oder Hundezähne (Dentes canini; canis* [lat.] = *Hund)* sitzen zwischen Schneide- und Backenzähne stets in

Einzahl. Diese Zähne sind bei Hund und Katze und besonders beim männlichen Schwein (Hauer, Gewehr) kräftig entwickelt. Sie fehlen bei Hauswiederkäuern im Oberkiefer. In deren Unterkiefer haben sie Schneidezahnfunktion wie im Ober- und Unterkiefer des Menschen. Bei Kaninchen, Meerschwein, Maus und Ratte u. a. Nagetieren fehlen sie gänzlich. Beim Pferd fehlen die Milchhakenzähne, die bleibenden brechen nur beim Hengst durch.

Bei den *Backen- oder Mahlzähnen* werden die einem Zahnwechsel unterworfenen *Prämolaren (Dentes praemolares)* von den *Molaren (Dentes molares; molaris, e* [lat.] = *zum Mahlen gehörend)* unterschieden, die nur einmal angelegt und nicht gewechselt werden und nur im Ersatzgebiß vorkommen. Die Molaren entstehen aus Epithelknospen der Milchzahnleiste. Sie sind daher verspätet durchbrechende Milchzähne. Die Anzahl der Backenzähne beträgt in der Regel jederseits im Ober- und Unterkiefer je 6−7, insgesamt 24−28. Die Anzahl der Prämolaren ist bei vielen Tierspezies reduziert. Aber auch die Anzahl der Molaren erfährt eine Reduktion wie bei Hund und Katze.

1.2.3 Topographie

1.2.3.1 Oberflächliche Regionen am Kopf

In der folgenden Abbildung werden die Oberflächenregionen am Beispiel Hund beschrieben (Abb. 1.9).

1.2.3.2 Kennzeichnung der Zähne nach deren Lage im Gebiß

Die unterschiedlich gestalteten Zähne des Gebisses werden in der Anatomie durch den großen, lateinischen Anfangsbuchstaben ihres Namens bezeichnet: I = Incisivus, C = Caninus, P = Prämolar, M = Molar. Für Milchzähne (*Dentes decidui*) wird diesen Buchstaben ein kleines „d" nachgestellt (Id, Cd, Pd). Funktionell gleichartige Zähne werden mit einer arabischen Zahl zusammengefaßt (3I, 4P). Die Stellung der Zähne im Zahnbogen (*Arcus dentalis; arcus* [lat.] = *Bogen),* der bei einigen Tierarten durch ein *Diastema* ([griech.] = *Spalt, Zwischenraum)* unterbrochen ist, wird durch eine nachgestellte arabische Zahl gekennzeichnet (P1, P2, P3, P4, M1, M2, M3). Es wird von der Medianlinie rachenwärts gezählt. Art und Zahl der Zähne des Milch-

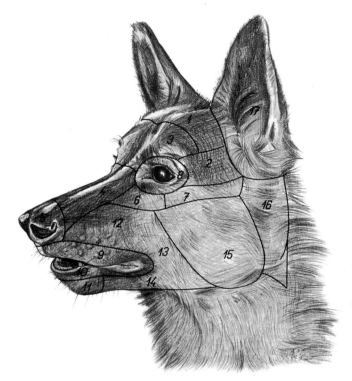

Abb. 1.9 Oberflächliche Regionen am Kopf des Deutschen Schäferhundes (Zeichnung von P. Popesko: Atlas der topographischen Anatomie der Haustiere, Bd. I: Kopf und Hals, F. Enke Verlag, Stuttgart 1979).

1. *Regio parietalis (Vertex)* – Scheitelgegend (Scheitel)
2. *Regio temporalis* – Schläfengegend
3. *Regio frontalis (Frons)* – Stirngegend (Stirn)
4., 5. *Regio nasalis (Nasus)* – Nasengegend (Nase)
4. *Dorsum nasi* – Nasenrücken
5. *Regio naris* – Gegend der Nasenlöcher
6. *Regio infraorbitalis* – Unteraugenhöhlengegend

7. *Regio zygomatica* – Jochgegend
8. *Regio orbitalis* – Augenhöhlengegend
9., 10. *Regio oralis* – Mundgegend
9. *Labium superius* – Oberlippe
10. *Labium inferius* – Unterlippe
11. *Mentum* – Kinn
12., 13., 14. *Bucca, Regio buccalis* – Backe, Backengegend
12. *Regio maxillaris* – Oberkiefergegend

13. *Regio molaris* – Backenzahngegend
14. *Regio mandibularis* – Unterkiefergegend
15. *Regio masseterica* – Kaumuskelgegend
16. *Regio parotidea* – Ohrspeicheldrüsengegend
17. *Auricula* – Ohrmuschel

und bleibenden Gebisses werden durch Zahn- und Gebißformeln in Form eines Bruches ausgedrückt. Dabei werden die Zähne des Oberkiefers im Zähler verzeichnet, die des Unterkiefers im Nenner, z. B.:

Ersatzgebiß des Hundes: $\dfrac{3I\ 1C\ 4P\ 2M}{3I\ 1C\ 4P\ 3M}$

Diese Kennzeichnungsart der Anatomen beschreibt das Gebiß unverschlüsselt mit direkter Nennung der Zahnform. Mit ihr kann man die verschiedensten Gebisse der Säugetierarten vergleichend beschreiben. Eine direkte Beschreibung der Zähne für die Befunddokumentation in der klinischen Praxis ist auch mit Hilfe einer bildlichen Darstellung insbesondere für den nicht täglich mit Zahnkrankheiten befaßten Tierarzt möglich (Abb.1.10).

In der Humanmedizin sind zum Zwecke der Dokumentation und statistischen Auswertung,

rechts   Oberkiefer   links

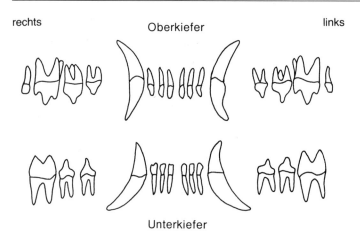

Unterkiefer

Abb. 1.10 Bildliches Schema zur Befunddokumentation bei der Katze, modifiziert nach Fa. Albrecht GmbH + Co. KG., 7960 Aulendorf.

welche zunehmend mit Computern bewerkstelligt werden, besondere Systeme entwickelt worden. Diese berücksichtigen vor allem, daß der Behandelnde die linken Gebißquadranten rechts und die rechten links sieht. Daher werden in diesem System die Gebißquadranten entsprechend dargestellt. Nach einem weltweit eingeführten Schema der Fédération Dentaire International (FDI) werden die Gebißviertel mit arabischen Zahlen bezeichnet und zwar von 1–4 für das Ersatzgebiß und von 5–8 für das Milchgebiß. Entsprechend unserer Schreibweise wird mit der Numerierung der Gebißviertel von links oben begonnen und im Uhrzeigersinn fortgefahren (Tab. 1.1).

Tab. 1.1 Gebißviertelbezifferung (Schema der Fédération Dentaire International)

Milchgebiß		Oberkiefer	Permanentes Gebiß	
rechts	links		rechts	links
5	6		1	2
8	7		4	3
		Unterkiefer		

Tab. 1.2 Vergleich des Kennzeichnungsschemas der Fédération Dentaire International, modifiziert nach *Triadan* mit dem der Anatomen

Bleibendes Gebiß																						
Oberkiefer rechts (Quadrant 1)														(Quadrant 2) *Oberkiefer links*								
111	110	109	108	107	106	105	104	103	102	101	*Triadan*	201	202	203	204	205	206	207	208	209	210	211
M3	M2	M1	P4	P3	P2	P1	C	I3	I2	I1	Anatomisch	I1	I2	I3	C	P1	P2	P3	P4	M1	M2	M3
411	410	409	408	407	406	405	404	403	402	401	*Triadan*	301	302	303	304	305	306	307	308	309	310	311
M3	M2	M1	P4	P3	P2	P1	C	I3	I2	I1	Anatomisch	I1	I2	I3	C	P1	P2	P3	P4	M1	M2	M3
Unterkiefer rechts (Quadrant 4)														(Quadrant 3) *Unterkiefer links*								
Milchgebiß																						
Oberkiefer rechts (Quadrant 5)													*Oberkiefer links* (Quadrant 6)									
508	507	506	505	504	503	502	501				*Triadan*	601	602	603	604	605	606	607	608			
Pd4	Pd3	Pd2	Pd1	Cd	Id3	Id2	Id1				Anatomisch	Id1	Id2	Id3	Cd	Pd1	Pd2	Pd3	Pd4			
808	807	806	805	804	803	802	801				*Triadan*	701	702	703	704	705	706	707	708			
Pd4	Pd3	Pd2	Pd1	Cd	Id3	Id2	Id1				Anatomisch	Id1	Id2	Id3	Cd	Pd1	Pd2	Pd3	Pd4			
Unterkiefer rechts (Quadrant 8)														(Quadrant 7) *Unterkiefer links*								

Dabei werden die Zähne im Ober- und Unterkiefer von der Medianlinie rachenwärts mit 1 beginnend fortlaufend gezählt. Diese Zahl wird der Quadrantenzahl angehängt.

Da bei unseren Haustieren in einem Viertel mehr als 9 Zähne vorhanden sind – der Hund besitzt im bleibenden Gebiß in der Oberkieferhälfte 10, in der Unterkieferhälfte 11 Zähne –, hat *Triadan* in der Veterinärmedizin eine dreistellige Zahl für die fortlaufende Bezeichnung der Zähne eingeführt. Dieses Schema ermöglicht eine verwechslungssichere Kennzeichnung. Es kommt ohne die früher üblichen besonderen Zeichen für links/rechts und Oberkiefer/Unterkiefer aus.

Die auf Seite 12 stehende Tabelle vergleicht die anatomische Kennzeichnung mit der FDI-Kennzeichnung, modifiziert nach *Triadan* (Tab. 1.2).

1.2.3.3 Ortsbeschreibung am Zahn und Beschreibung der Lagebeziehungen des Zahnes zu anderen Zähnen und Strukturen in der Maulhöhle (Abb. 1.11)

1.2.4 Kiefer

Kenntnisse der Anatomie sind Voraussetzung für Diagnose, Therapie und Prognose. Dem Studium der Anatomie dienen einschlägige Werke. Im Rahmen dieses Buches sollen durch Bild die wichtigsten Gegebenheiten über die knöchernen Strukturen, die Gefäßversorgung und die nervale Innervation am Ober- und Unterkiefer vermittelt werden zur raschen, wiederholenden Information insbesondere vor chirurgischen Eingriffen.

1.2.4.1 Knöcherne Strukturen

Abb. 1.12: Knöcherne Strukturen beim Hund (modifiziert nach *P. Popesko:* Atlas der topographischen Anatomie der Haustiere Bd. I: Kopf und Hals, F. Enke Verlag, Stuttgart 1979)

1.2.4.2 Gefäßversorgung

Abb. 1.13: Arterien am Kopf des Hundes (nach *P. Popesko:* Atlas der topographischen Anatomie der Haustiere Bd. I: Kopf und Hals, F. Enke Verlag, Stuttgart 1979)

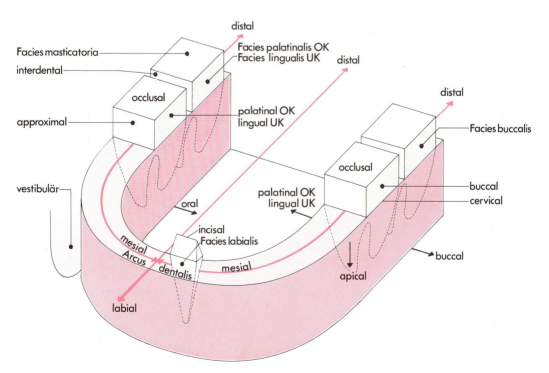

Abb. 1.11 Ortsbeschreibung am Zahn und Beschreibung der gegenseitigen Lagebeziehungen des Zahnes zu anderen Zähnen und zu Strukturen in der Maulhöhle.

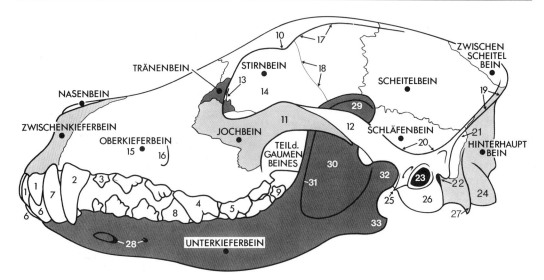

Abb. 1.12   Kiefer, knöcherne Strukturen beim Hund (modifiziert nach P. Popesko: Atlas der topographischen Anatomie der Haustiere, Bd. I: Kopf und Hals, F. Enke Verlag, Stuttgart 1979).

1. *Dentes incisivi maxillares –* Oberkieferschneidezähne
2. *Dens caninus maxillaris –* Oberkiefereckzahn
3. *Dens premolaris maxillaris I –* 1. vorderer Oberkieferbackenzahn
4. *Dens praemolaris maxillaris IV –* 4. vorderer Oberkieferbackenzahn
5. *Dens molaris maxillaris I –* 1. hinterer Oberkieferbackenzahn
6. *Dentes incisivi mandibulares –* Unterkieferschneidezähne
7. *Dens caninus mandibularis –* Unterkiefereckzahn
8. *Dens praemolaris mandibularis IV –* 4. vorderer Unterkieferbackenzahn
9. *Dens molaris mandibularis III –* 3. hinterer Unterkieferbakkenzahn
10. *Processus zygomaticus ossis frontalis –* Jochfortsatz des Stirnbeines

11., 12. *Arcus zygomaticus –* Jochbogen
11. *Processus temporalis ossis zygomatici –* Schläfenfortsatz des Jochbeines
12. *Processus zygomaticus ossis temporalis –* Jochfortsatz des Schläfenbeines
13. *Fossa sacci lacrimalis –* Tränensackgrube
14. *Orbita –* Augenhöhle
15. *Fossa canina –* Eckzahngrube
16. *Foramen infraorbitale –* Unteraugenhöhlenloch
17. *Linea temporalis –* Schläfenbeinlinie
18. *Crista orbitotemporalis –* Augenhöhlen-Schläfenbeinleiste
19. *Crista nuchae –* Nackenleiste
20. *Crista temporalis –* Schläfenbeinleiste
21. *Foramen supramastoideum –* Überwarzenteilloch
22. *Foramen stylomastoideum –* Griffel-Warzenteilloch

23. *Porus acusticus externus –* äußere Gehöröffnung
24. *Condylus occipitalis –* Gelenkknopf des Hinterhauptbeines
25. *Processus retroarticularis –* Fortsatz hinter dem Gelenk
26. *Bulla tympanica –* Paukenblase
27. *Processus paracondylaris –* Jochfortsatz des Hinterhauptbeines
28. *Foramina mentalia –* Kinnlöcher
29. *Processus coronoideus mandibulae –* Muskelfortsatz des Unterkiefers
30. *Fossa masseterica –* Kaumuskelgrube
31. *Crista muscularis –* Muskelleiste
32. *Processus condylaris –* Gelenkfortsatz
33. *Processus angularis –* Winkelfortsatz

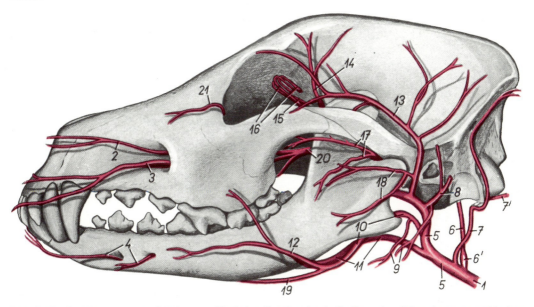

Abb. 1.13 Gefäßversorgung: Arterien am Kopf des Hundes (nach P. Popesko: Atlas der topographischen Anatomie der Haustiere, Bd. I: Kopf und Hals, F. Enke Verlag, Stuttgart 1979).

1. *A. carotis communis* – gemeinsame Kopfarterie
2. *Ramus dorsalis a. infraorbitalis* – dorsaler Ast der Unteraugenhöhlenarterie
3. *Ramus ventralis a. infraorbitalis* – ventraler Ast der Unteraugenhöhlenarterie
4. *Aa. mentales* – Kinnarterien
5. *A. carotis externa* – äußere Kopfarterie
6. *A. carotis interna* – innere Kopfarterie
6'. *Sinus caroticus* – Kopfarterienerweiterung
7. *A. occipitalis* – Hinterhauptarterie

7'. *Ramus anastomoticus a. vertebralis cum a. occipitalis* – Verbindungsast der Wirbelarterie mit der Hinterhauptarterie
8. *A. auricularis caudalis* – kaudale Ohrmuschelarterie
9. *Rami glandulares* – Drüsenäste
10., 12. *A. facialis* – Gesichtsarterie
11. *A. lingualis* – Zungenarterie
13. *A. temporalis superficialis* – oberflächliche Schläfenarterie
14. *A. temporalis profunda rostralis* – rostrale tiefe Schläfenarterie

15. *A. ophthalmica interna* – innere Augenarterie
16. *A. ophthalmica externa* – äußere Augenarterie
17. *A. masseterica* – Arterie des äußeren Kaumuskels
18. *A. transversa faciei* – Querarterie des Gesichts
19. *A. sublingualis* – Unterzungenarterie
20. *A. maxillaris* – Oberkieferarterie
21. *A. malaris* – Wangenarterie

1.2.4.3 Innervation

Im Oberkiefer erfolgt die Innervation der Zähne und der bukkalen Gingiva durch die drei Äste des *N. alveolaris maxillaris*, die des Gaumens und der palatinalen Gingiva durch die *Nn. palatini major* und *minor*. Diese sind Abzweigungen des *N. maxillaris* kurz nach dessen Austritt aus dem *Foramen rotundum*. Im Unterkiefer werden die Zähne und die bukkale Gingiva durch den *N. alveolaris mandibularis*, lingual in der Hauptsache durch den *N. lingualis*, einem Ast des *N. mandibularis,* kurz nach dessen Austritt aus dem *Foramen ovale* innerviert. Der *N. lingualis* versorgt den Mundhöhlenboden und die Zunge (Abb. 1.14).

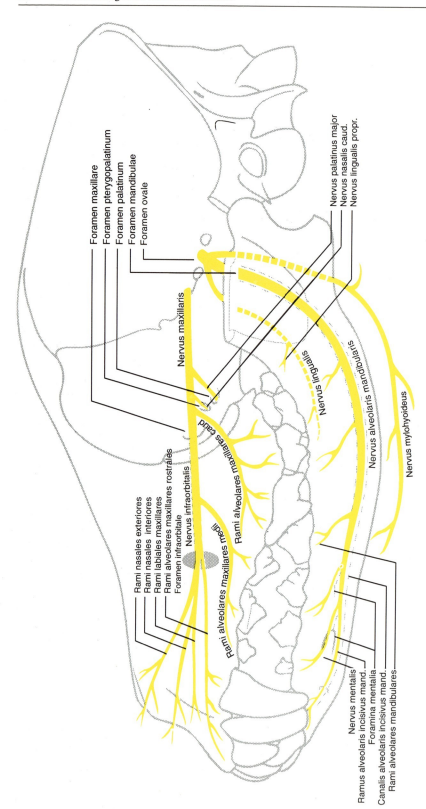

Abb. 1.14   Nervale Innervation der Zähne, der Gingiva und der Mundschleimhaut.

1.3 Das Gebiß – Zusammensetzung und Funktion

Das Gebiß besteht aus dem Oberkieferzahnbogen (*Arcus dentalis maxillaris*) und dem Unterkieferzahnbogen (*Arcus dentalis mandibularis*). Bei den Haussäugetieren sind die Zahnbögen durch den Zwischenzahnrand (*Margo interalveolaris, Diastema*) unterbrochen. Sind die Zahnbögen des Ober- und Unterkiefers (im folgenden als OK und UK bezeichnet) deckungsgleich und treffen die Zähne bei zentraler Okklusion (*occludere* [lat.] = *schließen*; Zahnreihenschluß) mit ihren ganzen Kauflächen aufeinander, so spricht man von Isognathie (*isos* [griech.] = *gleich; gnathos* [griech.] = *Kiefer*). Trifft dies nicht zu, so besteht Anisognathie (*anisos* [griech.] = *ungleich*).

Entsprechend den Anforderungen in der Praxis für kleine Haustiere werden die Gebisse von Affe und Schwein (*Omnivore*), von Hund und Katze (*Carnivore*), von Ziege und Schaf (*Herbivore*) und von den Nagetieren Kaninchen (*Lagomorphe*), Meerschweinchen, Ratte, Maus und Hamster (*Rodentier*) dargestellt.

Die Daten für den Durchbruch der Milchzähne und die der bleibenden Zähne sind in der Tabelle 1.3 vorangestellt. Allgemein ist zu bemerken, daß es zuweilen bedeutende, rasse-, futter- und haltungsbedingte Variationen gibt. Dies ist bei der Altersbestimmung stets zu berücksichtigen. In der Tabelle haben die minimalen und maximalen Zeitangaben aus der Literatur Aufnahme gefunden.

Tab. 1.3   Zeittafel für Durchbruch und Wechsel der Zähne

Spezies	Mensch		Schwein		Hund		Katze		Schaf	
Zähne	D	P	D	P	D	P	D	P	D	P
I $\frac{1\,OK}{1\,UK}$	6–9 M	6–9 J	1 T–4 W / 1 T–4 W	11–17 M	3–6 W	3–6 M	3–4 W	$3\frac{1}{2}$–$5\frac{1}{2}$ M	vor G	12–18 M
I $\frac{2}{2}$	8–12 M	7–10 J	8–14 W / 6–12 W	16–20 M	3–6 W	3–6 M	3–4 W	$3\frac{1}{2}$–$5\frac{1}{2}$ M	vor G	12–21 M
I $\frac{3}{3}$			vor Geburt	6–12 M	3–6 W	3–6 M	3–4 W	$3\frac{1}{2}$–$5\frac{1}{2}$ M	vor G	27–36 M
C $\frac{1}{1}$	15–20 M	9–14 J	vor Geburt	6–12 M	3–5 W	5–7 W	3–4 W	$5\frac{1}{2}$–$6\frac{1}{2}$ M	vor G–8 T ***	36–48 M
P $\frac{1}{1}$	12–16 M	9–13 J	$3\frac{1}{2}$–10 M*		$4\frac{1}{2}$–6 M**					
P $\frac{2}{2}$	20–30 M	10–14 J	7–10 W	12–16 M	5–6 W	5–6 M	4–6 W	4–5 M**	vor G–4 W	21–24 M
P $\frac{3}{3}$			1–4 W / 1–7 W	12–16 M	5–6 W	5–6 M	4–6 W	4–5 W	vor G–4 W	21–24 M
P $\frac{4}{4}$			1–4 W / 1–7 W	12–16 M	5–6 W	5–6 M	4–6 W	4–5 M	vor G–4 W	21–24 M
M $\frac{1}{1}$		5–8 J		4–8 M		4–5 M		5–6 M		3 M
M $\frac{2}{2}$		10–14 J		7–13 M		5–6 M				9 M
M $\frac{3}{3}$		16–40 J		17–22 M		6–7 M				18 M
Gesamt:	20	32	28	44	28	42	26	30	20	32

Bemerkungen:

D = Milchzähne
P = Bleibende Zähne
T = Tage
M = Monate   G = Geburt
J = Jahre   OK = Oberkiefer
X = Reduktion   UK = Unterkiefer

* P_1 in OK/UK kann fehlen oder kommt nicht zum Durchbruch!

** kann fehlen!

Reißzähne	OK	UK
Milchgebiß	Pd3	Pd4
Bleibendes Gebiß	P4	M1

Im Oberkiefer fehlen Incisivi und Canini; Ersatz durch sog. Dentalplatte.
*** Canini (Cd u. C) sind zu Schneidezähnen umfunktioniert.

Tab. 1.3 (Fortsetzung)

Spezies	Ziege		Kaninchen		Meerschweinchen		Ratte/Maus		Hamster	
Zähne	D	P	D	P	D	P	D	P	D	P
I $\frac{1\,OK}{1\,UK}$	bei G	14–16 M	bei G	3–5 W		bei G		6– 8 T		
I $\frac{2}{2}$	bei G	19–22 M	(bei G)	3–5 W						
I $\frac{3}{3}$	bei G	21–27 M								
C $\frac{1}{1}$	1–3W ***	29–36 M								
P $\frac{1}{1}$										
P $\frac{2}{2}$	1–12 W	17–20 M	bei G	3–5 W						
P $\frac{3}{3}$	1–12 W	17–20 M	bei G	3–5 W						
P $\frac{4}{4}$	1–12 W	17–20 M	bei G	3–5 W		bei G				
M $\frac{1}{1}$		3– 6 M		3–5 W		bei G		17–20 T		T
M $\frac{2}{2}$		8–10 M		3–5 W		bei G		17–20 T		T
M $\frac{3}{3}$		18–24		3–5 W		7 T		32–34 T		4 W
Gesamt:	20	32	16	28	0	20	0	16	0	16
	Im Oberkiefer fehlen Incisivi und Canini; Ersatz durch sog. Dentalplatte. *** Canini (Cd u. C) sind zu Schneidezähnen umfunktioniert.		Bei Geburt sind alle Zähne durchgebrochen außer M₁–M₃. Alle Zähne wachsen permanent!!		Milchgebiß angelegt aber nicht ausgebildet.	Bei Geburt alle Zähne bis auf M₃ vorhanden. Permanent wachsende Zähne!	Milchgebiß angelegt aber nicht ausgebildet.	Zähne mit Ausbildung von Wurzeln. Wurzelzähne! Daten gelten für die Ratte.	Milchgebiß angelegt aber nicht ausgebildet.	Schmelzfaltige und schmelzhöckerige Wurzelzähne.

1.3.1 Affengebiß (Abb. 1.15)

Milchgebiß Ersatzgebiß

$$\frac{2Id\ 1Cd\ 2Pd}{2Id\ 1Cd\ 2Pd} = 20 \qquad \frac{2I\ 1C\ 2P\ 3M}{2I\ 1C\ 2P\ 3M} = 32$$

Affen haben bis auf die Molaren wechselnde Wurzelzähne, die im Schneidezahnbereich sekodont und im Backenzahnbereich schmelzhöckerig-bunodont sind. Die kegelförmigen Canini sind meist kräftig entwickelt, besonders bei männlichen Tieren. Die Zahnformeln der meisten *Altweltaffen: Schimpansen (Pan troglodytes), Pavian (Papio papio), grüne Meerkatze (Ceropithecus aethiops), Rhesus-Affe (Macaca mulatta), Javamakake (Cynomolgus, Macaca irus)* gleichen der des Menschen. *Neuweltaffen*, zu denen das *Totenkopfäffchen (Saimiri sciureus)* und der *Krallenaffe (Callithrix jacchus, Marmoset)* gehö-

ren, besitzen meist 3 Prämolaren, so daß sich die Gesamtzahl auf 36 erhöht. Eine Reduktion auf 2 Molaren ist möglich.

Tab. 1.4 Dentition beim Affen im Vergleich zum Menschen

	Milchgebiß	Bleibendes Gebiß
Mensch	6–40 Mon.	6–8 J. – 10–14 J. (M3 16–40 J.)
Schimpanse	12–24 Mon.	4 J. – 12–13 J.
Pavian	0– 8 Mon.	1½ J. – 4½ J.
Cynomolgus	½–10 Mon.	1½ J. – 10½ J.
Rhesus	½– 8 Mon.	1¾ J. – 9½ J.

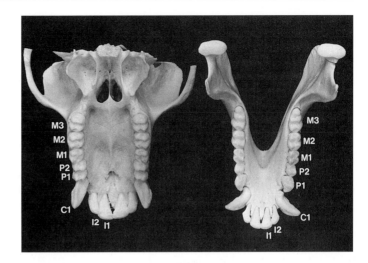

Abb. 1.15 Affengebiß.

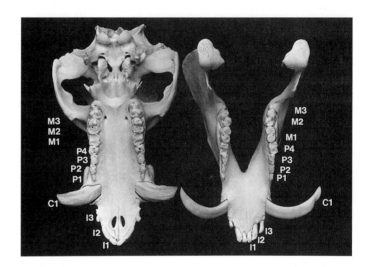

Abb. 1.16 Schweinegebiß.

Die Dentition bei Affen variiert zeitlich erheblich; sie ist vergleichend zum Menschen in der Tabelle 1.4 zusammengestellt.

Der Unterkiefer des Menschen und des Affen kann die schneidenden Scharnierbewegungen der Fleischfresser sowie die seitlichen und die Vorwärts-, Rückwärtsbewegungen der Pflanzenfresser bzw. Nager vollführen.

1.3.2 Schweinegebiß (Abb. 1.16)

Milchgebiß	Ersatzgebiß

$$\frac{3Id\ 1Cd\ 3Pd}{3Id\ 1Cd\ 3Pd} = 28 \qquad \frac{3I\ 1C\ 4P\ 3M}{3I\ 1C\ 4P\ 3M} = 44$$

Das omnivore Schwein besitzt unter den Haustieren das vollständigste Gebiß. Es besteht aus schmelzhöckerigen Wurzelzähnen. Die Canini dagegen sind wurzellose, beim Eber zeitlebens wachsende (*hypsodonte*) Zähne. Die Backenzähne sind Kauzähne vom bunodonten Typ.

Im UK sind I1 und I2 lange, geradeaus gestreckte Zähne mit fast vierkantigen, großen Wurzeln. Der kleinere I3 im UK ist ebenfalls nach vorn gerichtet. Die UK-Schneidezähne bilden so ein schaufelartiges Werkzeug. Der unterkieferwärts gerichtete I1 des OK okkludiert mit I1 nach I2 des UK. Dagegen bleiben I2 OK und der in einem Abstand folgende I3 OK ohne Antagonisten.

Der viel längere und stark gebogene, spitze und dreikantige Caninus des UK beim Eber (Hauer, Gewehr) liegt tief im Kiefer. Der weniger gekrümmte, kleinere OK-Eckzahn wächst distal vom OK-Eckzahn laterodorsal aus der Maulhöhle. Die Canini sind bei der Sau viel schwächer entwickelt.

Der P1 bricht nur einmal durch, wird also nicht gewechselt. Beim Göttinger Zwergschwein fehlt P1 im OK und UK gewöhnlich. Die Kauzähne nehmen nach distal an Größe bedeutend zu. Entsprechend haben die 3 vorderen Prämolaren im OK und UK 2−3 Wurzeln, P4 OK und M1 sowie M2 UK 4 Wurzeln, M1−M3 OK und M3 UK gar 6 Wurzeln. Während die scharfkantigen vorderen Prämolaren die Nahrung zerkleinern, dienen die kräftigen Molaren mit Haupthöckern und zahlreichen warzenartigen Nebenhöckern dem Zerkauen der Nahrung. Das Gebiß des Schweines ist bis auf die scherenartig funktionierenden Prämolaren isognath.

1.3.3 Hundegebiß (Abb. 1.17)

Milchgebiß

$$\frac{3Id\ 1Cd\ 3Pd}{3Id\ 1Cd\ 3Pd} = 28$$

Ersatzgebiß

$$\frac{3I\ 1C\ 4P\ 2M}{3I\ 1C\ 4P\ 3M} = 42$$

Das Gebiß des Hundes besteht aus schmelzhöckerigen Zähnen mit abgeschlossenem Wurzelwachstum. Wie die Molaren wechselt P1 des OK und UK nicht. Sie müssen als persistierende Milchzähne bezeichnet werden. Mit Ausnahme der Canini und der bunodonten M1 und M2 im OK und M2 und M3 im UK sind die Zähne des Hundes zu schneidenden (sekodonten) Werkzeugen umgebildet worden. Zahl, Form und Stellung der Zähne im Gebiß variieren entsprechend den Schädelformen der verschiedenen Hunderassen.

Von den starken Incisivi des OK haben I1 und I2 eine dreilappige Krone. I3 OK ist spitzkegelig. Die Incisivi des UK sind zweilappig.

Die Canini sind im OK kräftiger als im UK und reichen mit ihrer Wurzelspitze über die Alveolen des P1 bis P2. Sie besitzen lingual eine deutliche Schmelzleiste. Im normalen Gebiß eines Schäferhundes kommt der Caninus des UK zwischen I3 und C des OK zu liegen, während der Caninus des OK in die Lücke zwischen C und P1 greift.

Der einhöckerige, kegelförmige, einwurzelige P1 im UK und OK fehlt oft (Reduktionstendenz?). P1 und die zweiwurzeligen, dreihöckerigen P2, P3, P4 des UK berühren sich mit den P1 und den zweiwurzeligen, dreihöckerigen P2 und P3 des OK nicht. Der mächtige, dreiwurzelige P4 und z. T. auch der starke, dreiwurzelige M1 des OK bilden mit dem ebenfalls mächtigen, zweiwurzeligen, dreihöckerigen M1 des Unterkiefers eine kräftige Schere, die in der Lage ist, sogar Futterknochen zu zerlegen. Da der Zahnbogen des OK größer ist als der des UK (Anisognathie), gleitet der P4 des OK wie der Schenkel einer Schere bukkal an seinem Antagonisten M1 des Unterkiefers vorbei. Diese 2 Zähne werden Reißzähne genannt. Im Milchgebiß wird diese Schere durch Pd3 im OK und Pd4 im UK gebildet. Die dreiwurzeligen M1 und M2 − M3 fehlt − des OK und der zweiwurzelige M2 und einwurzelige M3 im UK sind bunodont; sie haben also Kauflächen. Eine tabellarische Übersicht zur Al-

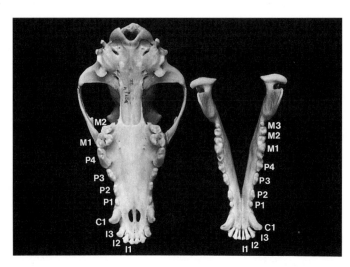

Abb. 1.17 Hundegebiß.

tersbestimmung beim Hund gibt *Habermehl* (1975) in seinem Buch „Die Altersbestimmung bei Haus und Labortieren":

Bei der Geburt und in den ersten Lebenswochen	keine Zähne
1 Monat	Milchschneidezähne durchgebrochen
mit 5–6 Wochen	Durchbruch der Milchprämolaren
mit 1–2 Monaten	Milchzähne vorhanden, spitz u. scharf
mit 2–3 Monaten	Beginnendes Auseinanderrücken der Milchschneidezähne
mit 3–4 Monaten	Milchzähne in Reibung; Abnutzung der Lappen; Schiefstellung der Schneidezähne
mit 4–5 Monaten	Durchbruch der P1 und der M1
mit 4–6 Monaten	Wechsel der Schneidezähne
mit 5–6 Monaten	Durchbruch der M2 und Wechsel der Hakenzähne
mit 6–7 Monaten	Durchbruch der M3, doppelte Hakenzähne
mit ½–1 Jahr	nicht abgenutztes, vollständiges Ersatzgebiß
mit 1½ Jahren	Hauptlappen an den Zangen des Unterkiefers abgenutzt
mit 2½ Jahren	Hauptlappen an den Unterkiefermittelzähnen abgenutzt
mit 3½ Jahren	Hauptlappen an den Oberkieferzangen abgenutzt
mit 4½ Jahren	Hauptlappen an den Oberkiefermittelzähnen abgenutzt
mit 5½ Jahren	Unterkiefereckschneidezähne abgenutzt, einzelne graue Haare an Lippe und Kinn
mit 6 Jahren	Oberkiefereckschneidezähne abgenutzt; weiße Haare an Lippen und Kinn
mit 7 Jahren	Reibefläche an den Schneidezähnen längsoval; Altersreflex; graue Haare an Backen und Nase
mit 8 Jahren	Hakenzähne stumpf und abgenutzt; Pupille weit; beginnender Altersstar; Graufärbung der Augengegend
mit 10 Jahren	Reibefläche der Schneidezähne labial abfallend; Linsentrübung deutlich; reichlich graue Haare am ganzen Kopf
mit 12 Jahren	Ausfallen der Zangen im Ober- und Unterkiefer; Linsentrübung sehr deutlich; Kopf sehr grau; Bildung der „Brille"
mit 12–16 Jahren	Ausfallen der übrigen Schneidezähne in unregelmäßiger Folge
mit 16–20 Jahren	Ausfallen der Hakenzähne und der Backenzähne

1.3.4 Katzengebiß (Abb. 1.18)

Milchgebiß

$$\frac{3Id\ 1Cd\ 3Pd}{3Id\ 1Cd\ 2Pd} = 26$$

Ersatzgebiß

$$\frac{3I\ 1C\ 3P\ 1M}{3I\ 1C\ 2P\ 1M} = 30$$

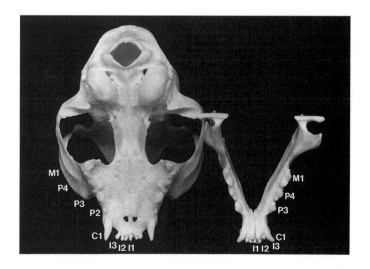

Abb. 1.18 Katzengebiß.

Zahnformen und Zahnarten entsprechen denen des Hundes. Jedoch ist die OK-Backenzahnreihe im bleibenden Gebiß auf 3 Prämolaren und 1 Molaren, die des Unterkiefers sogar auf 2 Prämolaren und 1 Molaren reduziert. Auch der P2 des OK kann fehlen. Das Gebiß ist extrem sekodont. Wie beim Hund bilden P4 des OK und M1 des UK als Reißzähne eine kräftige Schere. P2 im OK ist einwurzelig, P4 im OK dreiwurzelig. Alle übrigen Backenzähne haben 2 Wurzeln.

1.3.5 Schafgebiß, Ziegengebiß (Abb. 1.19)

Milchgebiß		Ersatzgebiß	
$\dfrac{0\mathrm{Id}\ 0\mathrm{Cd}\ 3\mathrm{Pd}}{3\mathrm{Id}\ 1\mathrm{Cd}\ 3\mathrm{Pd}}$	$= 20$	$\dfrac{0\mathrm{Id}\ 0\mathrm{C}\ 3\mathrm{P}\ 3\mathrm{M}}{3\mathrm{I}\ 1\mathrm{C}\ 3\mathrm{P}\ 3\mathrm{M}}$	$= 32$

Die Besonderheit des Wiederkäuergebisses ist das Fehlen der Schneidezähne und des Hakenzahnes im OK. Mit verhorntem Plattenepithel bedeckt dient der Zwischenkieferknochen als sog. Dentalplatte den 6 Incisivi und den zu Incisivi umgestalteten Canini des UK als Antagonist. Man bezeichnet die Incisivi von der Medianebene auch als Zange, innerer Mittelzahn, äußerer Mittelzahn und den modifizierten Caninus als Eckzahn. Die Backenzähne gehören dem hypsodonten Typ an. Sie haben allerdings nur beim jungen Tier ein echtes Längenwachstum. Beim älteren Tier werden sie durch Knochenbildung sowie durch Zementbildung am Zahnsockel aus dem Zahnfach gehoben. Hand in Hand geht

eine atrophische Verkürzung des Zahnfachknochens, wodurch die Abnutzung im Alter durch relatives „Wachsen" kompensiert wird. Die OK-Backenzähne sind bedeutend breiter als die des UK. Alle Zähne des OK besitzen 3 Wurzeln, die des UK 2 Wurzeln. Bis auf die Prämolaren des UK besitzen die Wiederkäuerzähne becherförmige Einstülpungen in der Kaufläche, sog. Schmelzbecher, die halbmondförmig (*selenodont, selene* [griech.] = *Mond*) und mit Zement ausgefüllt sind.

Im OK haben die Prämolaren je einen lingual gerichteten Schmelzbecher, die Molaren 2. Im UK besitzen M1, M2 2 und M3 3 Schmelzbecher, die mit der Kreisrundung nach bukkal gewendet sind. Im anisognathen Gebiß bewegt sich die schmale, von lingual nach bukkal abfallende Kaufläche der UK-Zähne mit seitlichen Ausschlägen gegen die breiten OK-Zahnflächen. Die Innenseiten der UK-Backenzähne haben wie die Außenseiten der OK-Backenzähne scharfe Kanten.

1.3.6 Nagetiergebiß

Unter den Tieren, die ihre Nahrung mit Hilfe von Nagezähnen abnagen, unterscheidet man aufgrund der Anzahl der Schneidezähne zwischen Duplicidentata und Simplicidentata. Die Duplicidentata besitzen in jeder Gebißhälfte des OK 2, die Simplicidentata nur einen Schneidezahn. Zu den Duplicidentata gehören die Hasenartigen oder Lagomorphen, nämlich unser Hauskanin-

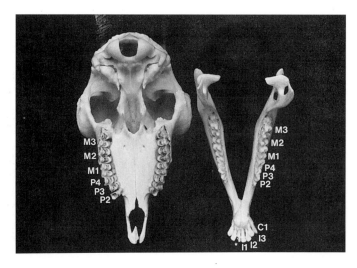

Abb. 1.19 Gebiß vom Schaf.

chen und der Hase. Zu den Simplicidentata zählen die echten Nager oder Rodentier, Meerschweinchen, Ratte, Maus und Hamster. Die Nagezähne sind hypsodonte Zähne mit der Fähigkeit des lebenslangen Nachwachsens. Sie sind bei den Lagomorphen allseitig, lingual jedoch nur dünn mit Zahnschmelz bedeckt, bei den Rodentier jedoch nur labial und seitlich. Die linguale Innenseite des Nagezahns der Rodentier besteht aus mit Zement überschichtetem Dentin. Durch die starke Abnutzung der weicheren Zahnhartsubstanz bewahrt sich der Nagezahn seine scharfe Nagekante.

Auch die Backenzähne der Kaninchen, Hasen, Meerschweine und der Chinchilla sind hypsodonte, wurzellose, stets nachwachsende Zähne.

1.3.6.1 *Kaninchengebiß* (Abb. 1.20)

Milchgebiß	Bleibendes Gebiß
$\dfrac{2Id\ 3Pd}{1Id\ 2Pd} = 16$	$\dfrac{2I\ 3P\ 3M}{1I\ 2P\ 3M} = 28$

Das Milchgebiß ist bei der Geburt vorhanden. Auch die Nagezähne sind durchgebrochen. Der Zahnwechsel erfolgt zwischen der 3. und 5. Woche. Alle Zähne des Kaninchen sind zeitlebens wachsende Zähne (Abb. 1.21). Dies ermöglichen einmal ein weitgeöffneter Pulpakanal und die Eigenart des Zahnhalteapparates, daß die Bindegewebsbündel nicht mit dem Zahn verwachsen. Charakteristisch sind die hinter den OK-Nagezähnen stehenden, stiftartigen Zähne. Haken-

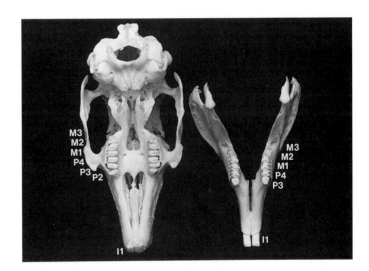

Abb. 1.20 Kaninchengebiß.

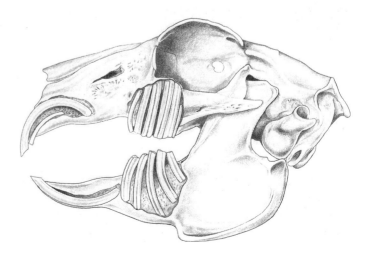

Abb. 1.21 Alle Zähne im Kaninchengebiß sind zeitlebens nachwachsende Zähne.

zähne fehlen wie bei allen Nagetieren. Über die jährlichen Wachstumsraten der dauernd wachsenden Zähne gibt es so unterschiedliche Angaben, daß sie nicht wiedergegeben werden. Die Kaubewegungen sind in der Hauptsache nach vorn und rückwärts gerichtet.

1.3.6.2 Meerschweinchengebiß (Abb. 1.22)

Milchgebiß	Bleibendes Gebiß
—	$\dfrac{\text{1I 0C 1P 3M}}{\text{1I 0C 1P 3M}} = 20$

Beim neugeborenen Meerschweinchen sind bis auf M3, der erst 7 Tage nach der Geburt durchbricht, alle Zähne vorhanden. Jedoch sollen fetal noch Milchschneidezähne angelegt sein, die sich zurückbilden (*Anlagediphyodontie*). Als echtes Nagetier besitzt es nur einen Schneidezahn in der Zahnformel je Kiefer. Alle Zähne sind hypsodont. Sie wachsen zeitlebens nach. Die Backenzähne der Meerschweinchen besitzen tiefe, der Zahnachse entlang liegende Schmelzfalten, die mit Zement ausgefüllt sind. Im UK besitzt jeder Zahn lingual eine tiefe, bis fast zur bukkalen Seite reichende und eine weniger tiefe, bukkale, nach lingual gerichtete Schmelzfalte. Dagegen findet man an den Backenzähnen des OK jeweils eine tiefe, von lingual nach bukkal zeigende Falte. Bukkal ist nur eine seichte Fissur angedeutet. Auf diese Weise entsteht auf der Kaufläche ein zickzackförmiger Schmelzkamm. Das Meerschweinchengebiß ist isognath. Die Kaubewegungen erfolgen nach vorwärts und rückwärts.

Da die Kaufläche im UK nach lingual und die des OK nach bukkal gerichtet sind, kommt es bei unregelmäßigem Abrieb zu einem Aufeinanderzuwachsen der linken und rechten UK-Kauzähne, wodurch die Bewegungsfreiheit der Zunge eingeschränkt wird.

1.3.6.3 Hamstergebiß

Milchgebiß	Bleibendes Gebiß
—	$\dfrac{\text{1I 0C 0P 3(2)M}}{\text{1I 0C 0P 3(2)M}} = 16\,(12)$

Sowohl der Syrische Goldhamster (*Mesocricetus auratus*), als auch der Chinesische Zwerghamster (*Cricetulus griseus*) und der Europäische Feldhamster (*Cricetus criletus*) haben die gleiche Zahnformel. Beim Goldhamster kann die Molarenzahl im OK und im UK noch auf 2 reduziert sein. Hamster haben nur ein bleibendes Gebiß. Sie wechseln die Zähne also nicht. Im Gegensatz zu Kaninchen und Meerschweinchen haben die Backenzähne Wurzeln mit abgeschlossenem Längenwachstum. Sie haben Schmelzfalten und Schmelzhöcker.

1.3.6.4 Maus- und Rattengebiß (Abb. 1.23)

Milchgebiß	Bleibendes Gebiß
—	$\dfrac{\text{1I 0C 0P 3M}}{\text{1I 0C 0P 3M}} = 16$

Postnatal ist bei Maus und Ratte ein Milchgebiß nicht vorhanden, obwohl es embryonal angelegt

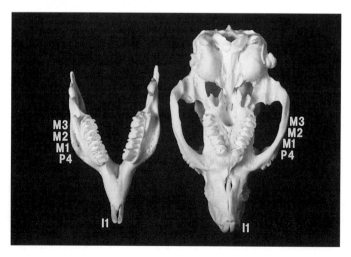

Abb. 1.22 Meerschweinchengebiß.

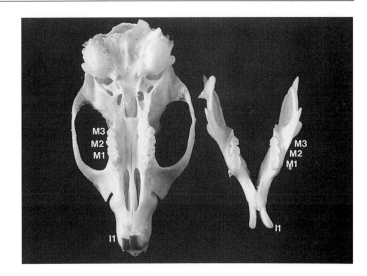

Abb. 1.23 Gebiß der Ratte.

sein soll (Anlagediphyodontie). Maus und Ratte haben schmelzhöckerige, schmelzfaltige Wurzelkauzähne mit Wachstumsabschluß. An den OK-Molaren wurde ein anhaltendes Herausschieben des Zahnes durch Zementanlagerung am distalen Ende der Wurzel für die Maus beschrieben.

1.4 Störungen beim Durchbruch und Wechsel sowie bei der Entwicklung des Zahnes

1.4.1 Störungen beim Durchbruch und Wechsel

Während des Zahnwechsels können bei unseren Haustieren vorübergehend Störungen bei der Nahrungsaufnahme auftreten. Die Ursachen liegen in Schmerzen, die durch die gelockerten Milchzahnreste entstehen. Diese drücken auf die nachfolgenden bleibenden Zähne. Solche Ereignisse zeigen sich durch Speicheln, Zungenspiel und bei Hund und Katze durch Kratzen an der Fangöffnung. Der Zahnwechsel findet beim Hund zwischen dem 3. und 7. Monat, bei der Katze im Zeitraum zwischen 3,5−6,5 Monaten, bei Schaf und Ziege im Zeitraum von 1−4 Jahren bzw. 1−3 Jahren statt. Gewöhnlich verläuft er ohne besondere Krankheitssymptome. Verzögerungen des Zahndurchbruchs können Entwicklungshemmungen zugrunde liegen. Diese können durch allgemeine oder lokale Faktoren bedingt sein. Allgemeine Faktoren sind u. U. hormonelle

Störungen, Vitaminmangel, Ernährungsstörungen, lokale hingegen Gebiß- und Kieferanomalien, Traumatisationen, Behinderung des Zahndurchbruchs z. B. durch Keimverlagerung mit veränderter Durchbruchsrichtung. Auffälliger als die Störungen beim Durchbruch und Wechsel der Zähne sind die Störungen bei der Entwicklung. Diese können die Zahnform, die Zahnzahl, die Zahnstellung sowie die Struktur und/oder Farbe des Zahnhartgewebes betreffen.

1.4.2 Veränderungen der Zahnform: Mehrfachgebilde

Neben seltenen Rückbildungserscheinungen, bei denen Zähne vorwiegend im Schneidezahnbereich atavistisch auf die im Reptiliengebiß übliche, ursprüngliche Kegel- oder Zapfenform (Mesiodont, Odontoid) reduziert werden, sind Mehrfachgebilde durchaus nicht selten. Diese kommen durch Verschmelzung gleich entwickelter Zahnkeime (*Dentes confusi*) oder durch Verwachsung benachbarter Zähne (*Dentes concreti*) zustande (Abb. 1.24). Bei der Verschmelzung vereinigen sich Zahnanlagen (Schmelzorgan mit Zahnsäckchen) von meist zwei benachbarten Zähnen miteinander. Die meist in der ganzen Länge verschmolzenen Zähne sitzen in einer Alveole und weisen an der Verschmelzungslinie eine deutliche Furche auf. Eine Vereinigung von mehr als zwei Zähnen ist sehr selten.

Die Verwachsung dagegen erfolgt erst nach Abschluß der Zahnbildung und betrifft eine flä-

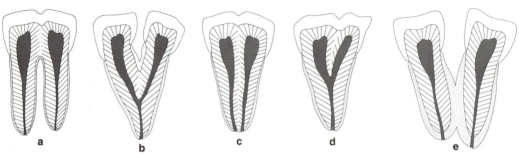

Abb. 1.24   Verschmelzung von Zahnkeimen und Verwachsung von Zähnen
a) partielle Verschmelzung mit gemeinsamem Zahnschmelz aber getrennten Wurzeln und getrennten Pulpahöhlen
b) partielle Verschmelzung mit getrenntem Zahnschmelz aber gemeinsamer Wurzel und teilweise getrennten Pulpahöhlen
c) totale Verschmelzung mit 2 Pulpahöhlen
d) totale Verschmelzung mit teilweise getrennten Pulpahöhlen
e) Verwachsung zweier Zähne im Zementbereich.

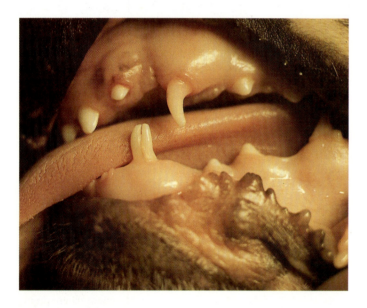

Abb. 1.25   Zwillingsbildung am Caninus-Milchzahn des Hundes.

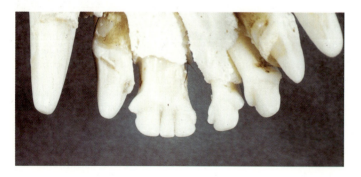

Abb. 1.26   Zahnverschmelzung (I1 und I2) und zugleich Zwillingsbildung im Oberkiefer des Hundes.

chenhafte Verbindung im Zementbereich, also meist die Zahnwurzel.

Schließlich können durch Längsspaltung eines Zahnkeimes Zwillingszähne (*Dentes geminati*) entstehen, die durch Verbreiterung und Längsfurchung der Krone gekennzeichnet sind (Abb. 1.25 u. 1.26). Durch unvollständige Spaltung des Zahnkeimes oder Absprengungen kann es zu inäqualen Doppelbildungen kommen.

1.4.3 Zahnüberzahl (Hyperodontie, Polyodontie)

Überzählige Zähne treten in oder außerhalb des Zahnbogens auf und können gelegentlich den Platz der regelrechten Zähne einnehmen. Polyodontie kommt sowohl bei Milch- als auch bei bleibenden Zähnen vor. Sie betrifft alle Zahngruppen. Polyodontie kommt beim Hund häufig vor (Abb. 1.27 u. 1.28).

Sie kann einerseits auf ein Verbleiben von Milchzähnen über den Zeitpunkt des Zahnwech-

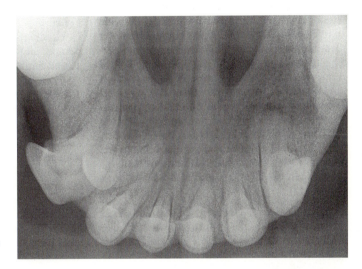

Abb. 1.27 Polyodontie im Oberkiefer des Hundes (Röntgenbild).

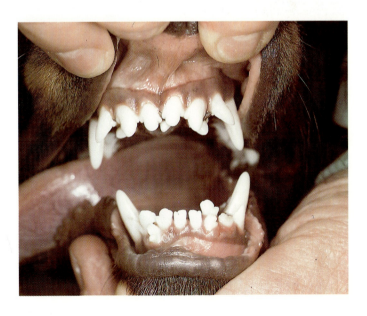

Abb. 1.28 Poloydontie im Ober- und Unterkiefer des Hundes.

sels hinaus (*Pseudopolyodontie, Persistenz der Milchzähne*), andererseits auf eine genetisch bedingte Überproduktion der Zahnleiste oder auf einen stammesgeschichtlichen Rückschlag (*atavistische Polyodontie*) zurückgeführt werden. Weiterhin kann der Polyodontie eine Mißbildung (*heterotope Polyodontie, branchiogene Heterotopie*) zugrunde liegen.

1.4.3.1 Persistenz der Milchzähne (Pseudopolyodontie)

Milchzähne, die den Zahnwechsel überdauern, sind im Zahnbogen neben oder im Incisivibereich hinter den permanenten Zähnen zu finden. Nicht selten persistiert die gesamte Schneidezahnreihe beim Fleischfresser. Im OK des Hundes steht der persistierende Caninus in Reihe hinter dem permanenten Zahn, im UK dagegen nach lingual verlagert (Abb. 1.29). Canini-Persistenz ist oft mit *Mandibula angusta* (*angustus* [lat.] = *eng*) verbunden. Persistierende Milchzähne werden besonders bei kleinen und mittleren Rassen wie Yorkshire, Rehpinscher, Dackel, Pudel, Terrier, Spitz, Spaniel gefunden und sind überhaupt bei Rassehunden häufiger als bei Bastarden.

Ursachen für die Persistenz von Milchzähnen sind:

– Nichtanlage des bleibenden Zahnes und daher Nichtresorption der Milchzahnwurzel. Der Milchzahn kann u. U. die Funktion des bleibenden Zahnes übernehmen.

– Abweichung von der regelrechten Lage des Milchzahnes oder des durchbrechenden permanenten Zahnes im Kiefer, wodurch dieser neben dem Milchzahn oder andererorts zum Durchbruch kommt oder als verlagerte Zahnanlage im Kiefer – Gefahr der Bildung einer Follikularzyste! – verbleibt.

Zur diagnostischen Klärung ist eine Röntgenaufnahme unerläßlich. Der Milchzahn ist an seiner schlankeren und kürzeren Wurzel zu erkennen.

Funktionslose, die Entwicklung der permanenten Zähne behindernde oder die Funktion des Gebisses störende persistierende Milchzähne müssen entfernt werden. Dabei muß nicht auf die Lockerung des Milchzahnes gewartet werden. U. U. empfiehlt sich auch die Entfernung des permanenten Zahnes, wenn dieser sich nach Lage und Funktion nicht einordnen läßt.

1.4.3.2 Echte Zahnüberzahl (atavistische Polyodontie, Hyperdentitio)

Von den persistierenden Milchzähnen müssen tatsächlich überzählige Zähne im Kiefer unterschieden werden. Ein atavistisches Wiederauftreten einer Zahnzahl einer früheren Stufe der Gebißentwicklung kann nur dann sicher angenommen werden, wenn ein überzähliger Zahn an einer Reduktionsstelle des Gebisses auftritt, z. B. M3 im OK beim Hund. Für eine Reihe von nicht mehr ausgebildeten Zähnen unserer Haustiere ist bekannt, daß sie embryonal angelegt, später je-

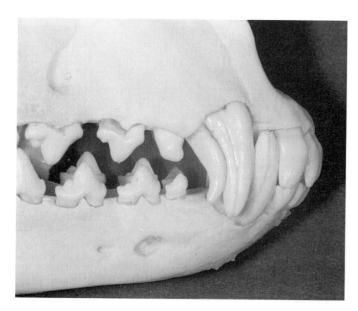

Abb. 1.29 Persistenz des Caninus im Oberkiefer des Hundes.

doch resorbiert werden, z. B. die Schneidezähne im OK bei Wiederkäuern. Bei Meerschwein, Ratte, Maus, Hamster gilt dies generell für das gesamte Milchgebiß. Atavistische Polyodontien führen immer zu einer Zahnvermehrung in der Zahnreihe. Hierdurch kann die Backenzahnreihe länger werden. Bei fehlenden Antagonisten werden solche Zähne nicht abgerieben, ragen bei Pflanzenfressern über das Niveau der Zahnreihe hinaus (*Exsuperantia dentium*) und erreichen die gegenüberliegende Gingiva, die beschädigt werden kann. Polyodonte Zähne sind keinem Wechsel unterworfen. Die atavistische Polyodontie wird als *typische Polyodontie* von der *atypischen Polyodontie* unterschieden. Der letzten liegt eine zufällige, exzessive Vermehrung der Zahnzahl infolge von Variation der Zahnzahl oder Zahnkeimspaltung ursächlich zugrunde. Auch diese Zähne sind in oder neben der Zahnreihe zu finden.

1.4.4 Zystenbildung

1.4.4.1 Heterotope, zystische Polyodontie

Bei Verlagerung oder Versprengung von Teilen der Zahnleiste während der Embryonalentwicklung (heterotope Polyodontie; *topos* [griech.] = *Ort*) finden sich polyodonte Zähne außerhalb der meist normalen Zahnreihe in oder außerhalb der Maulhöhle, in der Nasen-, Rachenhöhle, im Gaumen oder Siebbein. Da diese Zahnbildungen in einem Zystenraum liegen, spricht man auch von einer zystischen Polyodontie.

1.4.4.2 Branchiogene Heterotopie

Wird bei der Bildung der Kiefer aus dem 1. Kiemenbogen Gewebe mit der Potenz zur Zahnbildung abgesprengt, so entstehen zystische Bildungen, die meist nur einen Zahn enthalten und in der Nähe der ehemaligen ersten Kiemenfurche liegen (*branchiogene Heterotopie, branchiogene Zahnzyste; branchia* [griech.] = *Kieme*). Diese Bildung, die mit einem Kanal mit der Hautoberfläche verbunden ist, kommt beim Pferd als Ohrrandfistel vor. Solche Zysten sind Mißbildungen. Sie werden auch bei Rind und Schaf, selten bei Hund und Schwein an verschiedenen Stellen des Kopfes gefunden.

1.4.4.3 Follikuläre Zysten

Follikuläre Zysten entstehen durch Flüssigkeitsansammlung zwischen dem inneren und äußeren Schmelzepithel des Schmelzorgans. Entsprechend dem Zeitpunkt der Entwicklung dieser Mißbildung der Zahnanlage enthält die Zyste keinen oder einen rudimentären Zahn (Beginn der Bildung der Zahnhartsubstanzen) oder einen fertigen Zahn (Koronarperiode). Man findet sie in oder neben der Zahnreihe.

1.4.4.4 Radikuläre Zysten

Von diesen entwicklungsbedingten Zysten sind die an der Wurzelspitze zu findenden Zysten – *radikuläre, periapikale Zysten* – zu unterscheiden. Sie sind die am häufigsten vorkommenden odontogenen Zysten im Kieferbereich (Abb. 1.30). Sie kommen bei Milch- und bleibenden

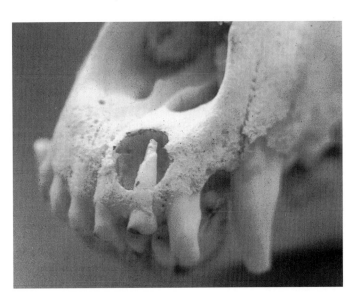

Abb. 1.30 Radikuläre Zyste im Oberkiefer des Hundes.

Zähnen vor. Diese Zysten entstehen als Folge einer Entzündung des periodontalen Gewebes im Bereich der Wurzelspitze, deren Ursache i.d.R. eine abgelaufene bakteriell oder toxisch bedingte Entzündung der Zahnpulpa oder selten eine marginal absteigende Periodontitis ist. Eine bindegewebige Reaktion ist die Antwort: Wurzelgranulom. Häufig entwickeln sich aus diesem Granulom durch auskleidende Epithelien, die meist von Resten des Schmelzorgans oder auch vom Mundepithel stammen, radikuläre Zysten. Bei akuter oder chronisch eitriger Einschmelzung entsteht ein periapikaler Abszeß, der zu einer Phlegmone oder Osteomyelitis führen kann. Röntgenologisch ist ein Wurzelgranulom von einer radikulären Zyste, die klinisch meist symptomlos ist, nur schwer zu unterscheiden. Dagegen ist ein chronisch-apikaler Abszeß durch den stärkeren Knochenabbau gekennzeichnet.

1.4.5 Zahnunterzahl (Hypodontie, Oligodontie)

Mit Oligodontie bezeichnet man das Fehlen von Zähnen, mit Anodontie das Fehlen aller Zähne. Man unterscheidet die echte Zahnunterzahl, die als phylogenetische Gebißreduktion bei einigen bestimmten Zahngruppen gedeutet wird, von der scheinbaren Zahnunterzahl (*Pseudo-Hypodontie*), verursacht durch Zurückhaltung (*Retention*) oder Einschließung (*Impaktierung*) des sichtbar fehlenden Zahnes. Hierzu dürften auch die durch Entwicklungshemmung und Resorption infolge von schweren Erkrankungen während der Dentition verlorengegangenen Zahnanlagen (*sporadische Hypodontie*) zählen. Schließlich kann die Hypodontie erworben sein durch senilen Zahnverlust, entzündliche Prozesse, Trauma oder Zahnextraktion. Die echte Zahnunterzahl tritt meist am Ende der Zahnreihen auf und zwar meist bilateral symmetrisch. Sie ist bei Hunden besonders häufig, wie überhaupt die Zahnunterzahl häufiger ist als die Zahnüberzahl. Beim Hund sind der P1 im OK und im UK und der mandibulare M3 vorwiegend betroffen. Zur diagnostischen Differenzierung zwischen einer echten und einer scheinbaren oder einer erworbenen Hypodontie ist eine Röntgenuntersuchung unerläßlich: Hierbei können zurückgehaltene Zahnanlagen, impaktierte Zähne (unter Beachtung der Dentitionsdaten!) leere, knöcherne Alveolen (Resorptionszeit ca. 4 Wochen!) oder Wurzelreste nachgewiesen werden. Diese Dokumentation ist für Züchter oft von großer Bedeutung.

Das völlige Fehlen von Zähnen (*Anodontie*) ist bei Mensch und Tier außerordentlich selten.

1.4.5.1 Zahnretention, Aberration, impaktierter Zahn

Unter Retention versteht man den unvollständigen Durchbruch und das Verbleiben des Zahnes im Kiefer an seinem regelrechten Platz (Abb. 1.31). Liegt der Zahn mit seiner Krone zum Teil in der Maulhöhle, ohne weiter durchzubrechen, so spricht man von einer *Teilretention*. Eine durch Raummangel oder Druckeinwirkung auf den Zahnkeim bedingte Verlagerung des Keimes überwiegend im bleibenden Gebiß während der Entwicklung des viszeralen Schädels wird mit *Aberration* – auch *Dystopie* – bezeichnet. Retention und Aberration erscheinen klinisch als fehlender Zahn (*Pseudo-Hypodontie* – scheinbares Fehlen) oder als Milchzahnpersistenz (*maskierte Hypodontie*), gelegentlich mit einer in der Maulhöhle oder am äußeren Kiefer erscheinenden beuligen Auftreibung des Kieferknochens. Ursache der Retention ist eine Dislokation des Zah-

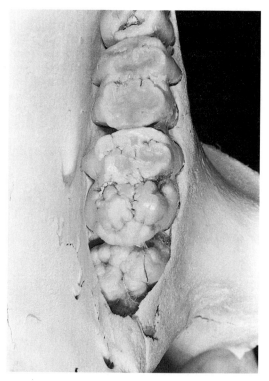

Abb. 1.31 Retention des M3 im Unterkiefer des Schweines.

nes. Der Zahn kann nicht durchbrechen, da er in falscher Richtung wächst oder durch andere Zähne behindert wird. Der zurückgehaltene Zahn erfährt oft Verformungen. Impaktierte Zähne liegen so regelwidrig, daß ein Durchbruch nicht möglich ist. Gelegentlich findet man retinierte, aberrante, normal geformte oder mißgebildete Zähne in zystischen Bildungen, sog. Follikularzysten. Von Retention betroffen sind z. B. der P1 des Hundes und der Caninus der Stute. Durch die Röntgenaufnahme erhält man Aufschluß über Ort, Lage, Entwicklungszustand – z. B. Ausbildung der Wurzel – des retinierten oder impaktierten Zahnes als Anhalt für ein therapeutisches Vorgehen. Ziel der Therapie bei retinierten Zähnen ist es, dem Zahn durch Massage der Gingiva oder chirurgisches Freilegen zum Durchbruch zu verhelfen und ihn einzuordnen. Gelingt dies nicht, ist die Entfernung angezeigt. Ist die Wurzel nach dem röntgenologischen Bild voll ausgebildet, ist ein Herauswachsen des Zahnes nicht mehr zu erreichen. Impaktierte Zähne können follikuläre Zysten, Resorptionen bei benachbarten Zähnen oder Neuralgien bedingen. Daher sind sie operativ zu entfernen.

1.4.6 Stellungsanomalien einzelner Zähne

Bei brachyzephalen Hunderassen erfahren Prämolaren im verkürzten Oberkiefer eine *Rotation* – Drehung des Zahnes um die Längsachse –, so daß die Zähne dachziegelartig hintereinander stehen können. Als Deviation bezeichnet man Drehungen des Zahnes um die Querachse. Dabei bleibt die Wurzel an ihrer Stelle, während das Zahnfach in der Verlagerungsrichtung verformt wird, was zur Entzündung des Halteapparates führen kann. Diese Zahnverlagerung kann angeboren oder erworben sein. Unter *Transposition* versteht man eine Platzvertauschung von Zähnen in der Zahnreihe, die auf eine abweichende Lage der Zahnkeime zurückgeführt werden kann. Erworbene Stellungsanomalien entstehen durch Lockerung seniler Zähne, Erkrankungen des Halteapparates, abnorme Bißverhältnisse, Erkrankungen des Kiefergelenkes und der Muskulatur, durch Frakturen und Traumen.

1.4.7 Veränderungen der Struktur und Farbe der Zahnhartsubstanzen

Strukturanomalien der Zahnhartsubstanzen beruhen primär auf Abweichungen der Zahnkeimentwicklung oder auf Störungen der Entwicklung des Zahnes durch Einflüsse vor oder nach der Geburt. Diese können schwere Allgemeinerkrankungen, insbesondere Infektions- und Intoxikationskrankheiten (vor allem epitheliotrope Viruserkrankungen), endokrine und Ernährungsstörungen (Hypoparathyreodismus, Störungen des Kalzium-, Phosphorstoffwechsels, Vitaminmangel), traumatische und andere mechanische Einwirkungen sein. Der Grad des Schadens steht im engen Zusammenhang mit der Stärke der Schädigung, deren Einwirkungsdauer, dem Entwicklungsstand der Zahnkeime sowie der Abwehrlage des Organismus. Schmelzdefekte disponieren die Zähne für die Karies.

1.4.7.1 „Staupegebiß"

Allgemein bekannt sind die Schädigungen des Gebisses durch eine Staupeerkrankung beim Welpen während der Zahnentwicklung. Bereits am 1. Lebenstag sind die Kronenkalzifizierungskerne des P1, nach 12–15 Wochen der letzte bleibende Zahn – also lange vor der Durchbruchzeit zwischen dem 3.–7. Monat – röntgenologisch darstellbar.

Die Schädigungen imponieren als *Schmelzhypoplasien (Hypoplasie [griech.] = unvollkommene Ausbildung)*. Sie betreffen i.d.R. alle Zähne, deren Schmelzbildung in der Krankheitszeit lag. Sie können mehrere Zahnarten betreffen. Die Hypoplasie tritt bei gleichen Zahnarten symmetrisch auf. Im Staupegebiß findet man einzelne oder zahlreiche flache Vertiefungen im Zahnschmelz mit glattem Grund. Fehlt der Schmelz bei punkt- bis flächenhaften, regelmäßig oder unregelmäßig geformten Defekten völlig, liegt das Dentin frei. Solche Schmelzerosionsstellen sind rauh und gelblich. Die Ränder der Erosionen sind braun gefärbt, wenn sich Zahnstein anlagert. Die Defektlokalisation ist sehr unterschiedlich. Oft fehlt der Zahnschmelz an der Zahnspitze kappenartig oder der Schmelz ist gerade nur an der Zahnspitze kappenartig erhalten. Die Schmelzhypoplasie kommt durch Schädigung der Adamantoblasten vor oder während der Schmelzbildung zustande. Diese produzieren dann mangelhaft und minderwertigen Zahnschmelz. Da mit dem Zahndurchbruch die Schmelzbildung bei Wurzelzähnen zeitlebens abgeschlossen ist, sind Schmelzhypoplasien irreparabel. Am bereits durchgebrochenen Zahn können Schmelzhypoplasien nicht mehr entstehen. Die Therapie geschieht nach Grundsätzen der konservierenden und prothetischen Verfahren.

Durch Schädigung der dentin- bzw. zementbildenden Zellen können entsprechende Hypoplasien am Dentin bzw. Zementgewebe entstehen.

1.4.7.2 Dentalfluorose

Durch toxische Fluorgaben mit dem Futter während der Zahnentwicklung kann es zu Störungen der Mineralisation der Zahnhartsubstanzen kommen. Sie äußern sich in Schmelzhypoplasien mit Schmelzerosionen und grauen bis bräunlichschwarzen Verfärbungen oder Sprenkelungen (Abb. 1.32). Diese Veränderungen treten nur bei bleibenden Zähnen auf, da das Fluorid nur in Spuren durch die Plazenta und in die Milch gelangt. Die chronische Fluorintoxikation mit Zahn- und Knochenveränderungen ist beim Rind gut bekannt. Sie treten bei Weidetieren in der Nähe von Aluminiumfabriken auf. Bei Hunden ist die chronische Dentalfluorose, die von osteomalazischen und hyperostotisch-sklerotischen Prozessen vorwiegend an Rippen und Wirbeln begleitet sein kann, selten. Durch Fluor geschädigte Zähne nützen sich stärker und schneller ab.

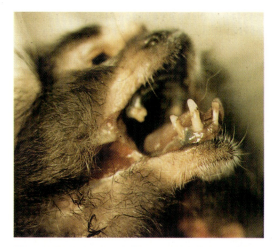

Abb. 1.32 Schmelzschäden und Gelbfärbung infolge Fluorose beim Marmoset.

1.4.7.3 Tetrazykline

Bei der Applikation von Tetrazyklinen, Chlortetrazyklinen, Oxytetrazyklinen u.ä. während der Entwicklung von Milch- und bleibenden Zähnen kommt es häufig zu gelblichen bis bräunlichen Verfärbungen (Abb. 1.33) aber auch zu hypoplastischen Veränderungen. Da Tetrazyklin die Plazenta passiert, sollte es während der Trächtigkeit und bis zum Abschluß der 2. Dentition bei Jungtieren nicht verabfolgt werden.

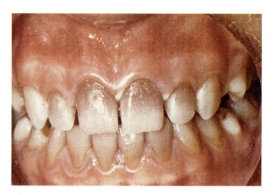

Abb. 1.33 Farbveränderung infolge von Tetrazyklin-Applikation beim Menschen.

1.4.7.4 Dentinogenesis imperfecta

Unter Dentinogenesis imperfecta versteht man beim Menschen eine autosomal-dominant vererbbare, mesodermale Zahnmißbildung im Milch- und Dauergebiß. Die Zähne erscheinen bläulich-braun opaleszent (Glaszähne). Der anfangs intakte Schmelz bekommt Risse und springt mehr und mehr ab. Der freiliegende Dentinkern wird abgekaut, ohne daß Schmerz beobachtet wird. Röntgenologisch fallen eine obliterierte Pulpahöhle, Verkürzung der Wurzeln und ein verminderter Kontrast der Zahnhartsubstanzen auf. Die Ursache der Krankheit ist eine Mißbildung des Dentins, das histologisch eine zahlenmäßige Verminderung und völlig unregelmäßige Verteilung der Dentinkanälchen aufweist. Der ektodermal normal gebildete Schmelz splittert ab, weil er auf eine mißgebildete Dentinmatrix geschichtet wurde. Die Krankheit ist beim Menschen vergesellschaftet mit Osteogenesis imperfecta. Eine gleiche oder ähnliche Erkrankung der Zähne wird sehr selten auch beim Hund gefunden (Abb. 1.34). Sie betrifft alle Zähne.

1.4.7.5 Blutfarbstoff

Schließlich können Blutfarbstoffe durch die Dentinkanälchen im Verlaufe einer akuten Pulpaentzündung in das Dentin eindringen und durch den Schmelz durchscheinen, so daß der Zahn eine rosa bis rosarote Färbung erhält (Abb. 1.35).

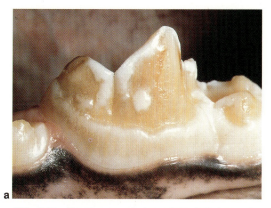

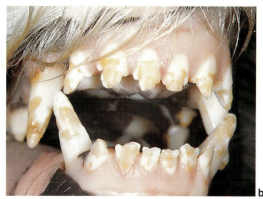

a   b

Abb. 1.34 Dentinogenesis imperfecta bei einem ein-   a) Prämolaren
jährigen Bearded Colli   b) Incisivi.

Durch den Abbau der Blutfarbstoffe, aber auch
bei einer gangränösen Pulpitis kommt es in der
Folge zu einer grauen bis schwärzlichen Verfärbung des Zahnes. Bräunliche Verfärbungen der
Zähne bedingen oft Zahnsteinauflagerungen.

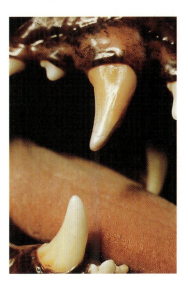

Abb. 1.35 Akute Pulpitis nach Absprengungsfraktur ▶
und Pulpaeröffnung: rötliche Verfärbung des Caninus
im Oberkiefer des Hundes.

2 Chirurgische Tierzahnheilkunde

2.1 Allgemeines

Krankhafte Veränderungen in der Maulhöhle sind häufig. Oft werden sie vom Besitzer nicht erkannt, weil keinerlei äußere Zeichen darauf hinweisen oder vorhandene klinische Symptome nicht mit den Veränderungen in der Maulhöhle in Zusammenhang gebracht werden. Diese können ihre Ursache in der Maulhöhle selbst haben oder die Folge einer Erkrankung eines anderen Organsystems oder gar mehrerer oder aller Organsysteme sein. Daher gehört die Untersuchung der Maulhöhle routinemäßig zu jeder klinischen Untersuchung. Sie sichert die Diagnose mindestens durch Ausschluß.

2.1.1 Anamnese

Die Anamnese betrifft außer den allgemeinen Daten wie Rasse, Alter, Geschlecht, Haltung, Fütterung, Ernährungszustand, Vorbehandlungen insbesondere Beobachtungen bei der Futteraufnahme wie zaghaftes Zubeißen, Fallenlassen des Futters, Unterbrechen des Freßaktes, veränderte Faß- und Kaubewegungen, weiterhin Appetit- und Gewichtsverlust, Maulgeruch, veränderter Schluckakt, Wischen mit der Pfote gegen Maul und Gesicht, Speicheln, Würgen oder Erbrechen sowie abweichende Geräusche bei der Nahrungsaufnahme. Züchter beobachten insbesondere beim Hund die Entwicklung des Gebisses aufmerksam und konstatieren zeitliche Abweichungen beim Zahnwechsel, Durchbruch und Schieben des Zahnes. Ein schlechter Futterzustand bleibt bei langhaarigen Tieren oft lange unerkannt. Das gilt insbesondere für langhaarige Meerschweinchen und Kaninchen. Sehr oft sind bei diesen krankhaft veränderte Mahlzähne die Ursache. Bei verminderter Futteraufnahme oder Futterverweigerung kann man sich durch eine Fütterungsprobe überzeugen, ob es sich um eine Appetitlosigkeit handelt oder aber um eine Bereitwilligkeit zur Futteraufnahme, die jedoch wegen Schmerzes vermieden wird. Die abwechseln-de Gabe von hartem oder weichem Futter hilft bei der Klärung, ob ein Schmerz in der Maulhöhle besteht. Auch Kopfschütteln oder das Wischen mit der Pfote um das Maul und in das Gesicht kann auf schmerzhafte Prozesse in der Maulhöhle wie z. B. endodontische Prozesse bei Karies hindeuten. Eine genaue Maulhöhlenuntersuchung ist dann immer indiziert, u. U. auch eine röntgenologische. Maulgeruch kann sowohl auf systemische Erkrankungen, wie Erkrankungen des Verdauungssystems, der Lunge oder der Niere (Urämie) als auch auf örtliche Prozesse in der Maulhöhle – fortgeschrittene Parodontitis, Stomatitis, Karies, Tumor – hinweisen. Speicheln wird bei Schleimhautdefekten in der Maulhöhle infolge von Infektionskrankheiten z. B. bei der Herpes-Infektion der Katze wie auch bei Aufnahme von toxischen Substanzen gesehen. Insbesondere bei Katzen können Desinfektionsmittel, die während des Putzens aufgenommen werden, die Maulschleimhaut schädigen und zu einem vermehrtem Speichelfluß Anlaß geben (Abb. 2.1 und 2.2). Stets muß gewissenhaft nach Fremdkörpern gesucht werden (Abb. 2.3 und 2.4).

2.1.2 Untersuchung

Die Untersuchung des Zahnpatienten beginnt mit der Adspektion des Äußeren des Kopfes. Kaum übersehen werden können Abszedierungen mit Schwellungen und Sekretverschmutzung um die Abszeßöffnung. Eine oft vorkommende, einseitige Abszeß-Lokalisation ist ventral des Auges, über der Wurzel des 4. Prämolaren oder der des 1. Molaren der Maxille. Abszedierungen können sich bei periapikalen, eitrigen Prozessen an anderen Stellen bilden. Sie sind unilateral. Auch Tumore können zu Abszedierung führen. In der Regel einseitig sind auch Schwellungen infolge von Insektenstichen und selten von Schlangenbissen sowie infolge traumatischer Einwirkungen. Beide Gesichtshälften betreffende Schwellungen treten bei allergischen Ödemen, aber auch bei Pyodermien bei Junghunden auf.

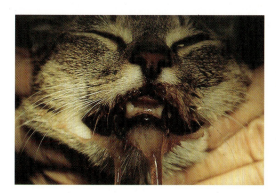

Abb. 2.1 Starker Speichelfluß infolge Entzündung in der Maulhöhle der Katze.

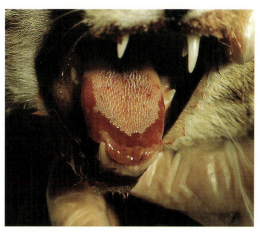

Abb. 2.2 Epithelschaden am Zungenrand der Katze infolge von Desinfektionsmittelkontakt beim „Putzen" (Belecken des Haarkleides).

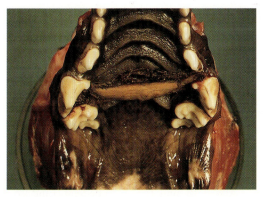

Abb. 2.3 Fremdkörper: Eingeklemmtes Holzstück zwischen linkem und rechtem P4 im Oberkiefer beim Hund.

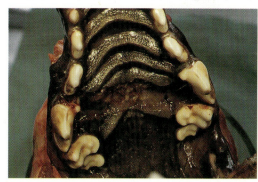

Abb. 2.4 Wie in Abb. 2.3: Drucknekrose der Gaumenschleimhaut.

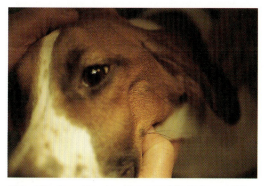

Abb. 2.5 Atrophie der Masseter-Muskulatur infolge Osteomyelitis der Kieferknochen beim Foxhound.

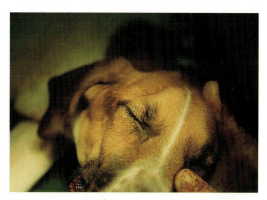

Abb. 2.6 Atrophie der Temporalis-Muskulatur infolge Osteomyelitis der Kieferknochen beim Foxhound.

Hochgradige Atrophien der Masseter- und Temporalis-Muskulatur sahen wir bei Osteomyelitis der Kieferknochen bei Foxhounds (Abb. 2.5 und 2.6).

Die Untersuchung der Maulhöhle ist mit dem Risiko verbunden, gebissen zu werden. Daher sind Hinweise auf die Technik des Maulöffnens vor allem bei Hund und Katze wichtig (Abb. 2.7 und 2.8).

Man vermeide schmerzhaften Druck auf die Lippen oder Lefzen! Mit einer Hand (i.d.R. der rechten) erfaßt man den Oberkiefer des Hundes so, daß vier Finger auf dem Nasenrücken liegen, während der Daumen hinter dem Caninus in die Maulhöhle fährt und gegen den harten Gaumen drückt. Führt man mit diesem Griff den Kopf des Hundes rückwärts, öffnet der Hund seinen Fang. Nun legt man den Zeigefinger der anderen Hand auf die Incisivi des Unterkiefers und drückt diesen abwärts. Ebenso kann man die Zunge herabdrücken, um einen besseren Einblick in die Maulhöhle zu bekommen. Bei widersetzlichen und gefährlichen Hunden öffnet man das Maul mit je einer Mullbinden- oder Leinenschlinge, die man oral hinter die Canini plaziert. Durch Zug nach dorsal bzw. ventral öffnet man das Maul.

Bei der Katze umgreift der Rechtshänder mit der linken Hand den ganzen Kopf. Mit dem Zeigefinger der anderen Hand drückt er den Unterkiefer abwärts. Mit dem Daumen kann man die Zunge zwischen den Unterkieferästen hochdrücken, wenn man den Zungengrund inspizieren will. Hier sitzen häufig Fremdkörper.

Bevor man die geöffnete Maulhöhle untersucht, inspiziert und palpiert man die Lippen, Gingiva und Mundschleimhaut sowie die Zähne von frontal und bukkal, indem man die Lippen und Lefzen ruhig und vorsichtig hebt. Bei geöffnetem Maul wird jeder Zahn von lingual und palatinal inspiziert. Mundschleimhaut, Zungengrund, Gaumen, Tonsillen und Schlund werden betrachtet. Gutes Licht ist eine unbedingte Voraussetzung der Inspektion der Maulhöhle. Die Untersuchung der Maulhöhle eines Zahnpatienten muß gegebenenfalls durch eine hämatologische, klinisch-chemische und oft durch eine röntgenologische Untersuchung ergänzt werden. Die erhobenen Befunde können in einem eigens für Zahnpatienten entworfenen Befundblatt dokumentiert werden, wobei man sich Schematas (siehe Abb. 1.10. und Tab. 1.2!) bedient. Eine Vorformulierung von Detailabfragen im Befundblatt ist zwar schematisch, sorgt aber für einen vollständigen Befund. Die Firma Upjohn vertreibt einen von *Fahrenkrug* entwickelten Befundbogen für Hund und Katze (Abb. 2.9 und 2.10). Zur Verkürzung der Schreibarbeit können immer wiederkehrende Begriffe durch Abkürzungen (z.B. Fraktur = F) oder durch darstellende Zeichen wiedergegeben werden (Abb. 2.11).

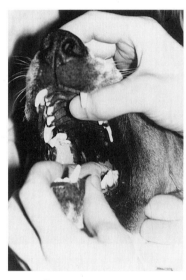

Abb. 2.7   Das Öffnen des Maules beim Hund.

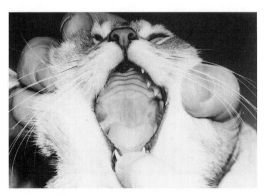

Abb. 2.8   Öffnen des Maules bei der Katze.

Upjohn

BEFUNDBOGEN FÜR ZAHNPATIENTEN

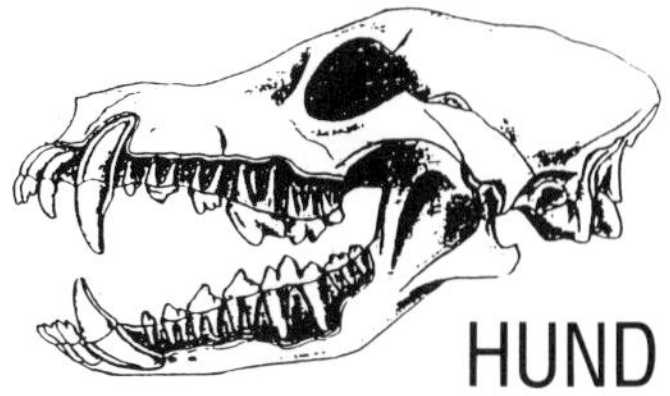

Name des Besitzers : ....

Name des Hundes : ....

männl. .... weibl. .... Rasse: ....

ALTER: .... Jahre .... Monate

ZAHNSTATUS: vollst. Milchgeb. .... im Zahnw. .... durchgezahnt ....

SPEICHEL obB: .... vermindert .... verstärkt .... bes. Bef.: ....

KIEFERGELENK: obB .... dolor .... Krepitation .... Einschränkung .... Öffnung .... Schluß ....

Dat.: .... Untersucher: ....

HUND

RECHTS:

	Milchgebiß	507	506	505		504	503	502	501	601	602	603		604			605	606	607		LINKS:
	110	109	108	107	106	105	104	103	102	101	201	202	203	204		205	206	207	208	209	210
	M_2	M_1	P_4	P_3	P_2	P_1	C	I_3	I_2	I_1	I_1	I_2	I_3	C		P_1	P_2	P_3	P_4	M_1	M_2

Fehlender Zahn

Schmelzhypoplasie

Überzähliger Zahn

Kronendeformation

Zahnfraktur

Karies

Pulpaeröffnung

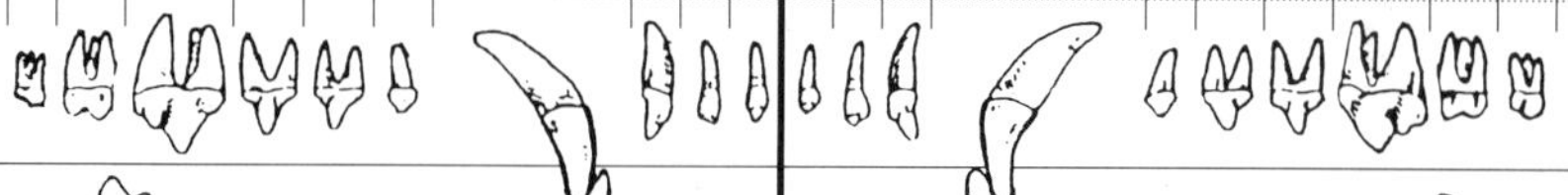

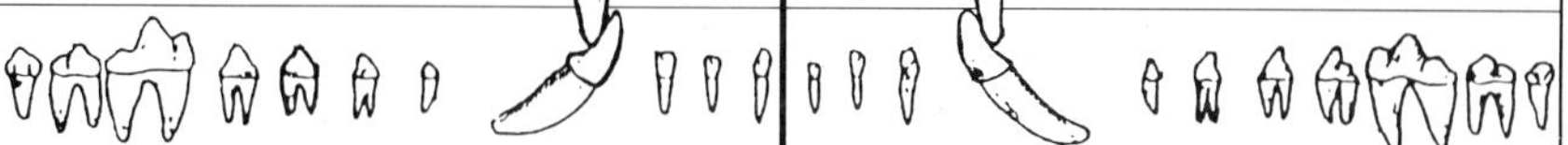

M_3	M_2	M_1	P_4	P_3	P_2	P_1	C	I_3	I_2	I_1	I_1	I_2	I_3	C	P_1	P_2	P_3	P_4	M_1	M_2	M_3
411	410	409	408	407	406	405	404	403	402	401	301	302	303	304	305	306	307	308	309	310	311
Milchgebiß		807	806	805		804	803	802	801	701	702	703	704		705	706	707				

Fehlender Zahn

Schmelzhypoplasie

Überzähliger Zahn

Kronendeformation

Zahnfraktur

Karies

Pulpaeröffnung

KIEFERORTHOPÄDISCHE ANALYSE

SCHÄDELTYP: brachycephal .... mesocephal ....

dolichocephal .... asymmetrisch ....

BISSVERHÄLTNISSE: obB .... entspr. Rassestandard ....

KIEFERFEHLSTELLUNG:

x	xx	xxx

Skelettaler Distalbiß (UK-Verkürzung) ....

Skelettaler Mesialbiß (UK-Verlängerung) ....

mit Okklusionsbehinderung ....

ZAHNFEHLSTELLUNG:

Incisiven: normale Scherenverzahnung ....

  Kopfbiß bei: ....

  umgek. Scherenverz. bei: ....

Canini: Normallage ....

  Mesialverlagerung m. Inz.verdrängung ....

  Distalverlagerung zw. OK-Caninus u. P_1 ....

Mandibula angusta: .... Leichter Schl.hauteinbiß ....

  Nekrosen .... Oro-nasale Fistel .... gefährdet ....

  Usuren an Innenflächen d. OK-Canini ....

Prämolaren: .... Normallage .... Zahnspitzenkontakte ....

.... Kreuzbiß .... Rotation bei ....

Molaren: obB .... Kreuzbiß bei: ....

PARODONTALBEFUND

PLAQUEBEFALL
·ZAHNSTEIN
GINGIVITIS

x	xx	xxx

generalisiert .... ant. .... post. ....

Sondierungstiefe der Zahnfleischtaschen:

nicht gepr. .... obB ....

>3 mm .... >5 mm .... >7 mm ....

GINGIVAREZESSION: leicht ....

Bifurkation offen bei: ....

generalisiert: ....

HYPERPLASIE: regio ....

EPULIS: regio ....

TUMOR: regio ....

ZAHNLOCKERUNG: (x) bei: ....

  (xx) bei: ....

  (xxx) bei: ....

ABRASIONSGEBISS: Steinspieler

Käfigbeißer

x	xx	xxx

FISTEL bei: ....

bes. Befunde: ....

WEITERE BEFUNDE / THERAPIE:

Abb. 2.9 Befundbogen nach *Fahrenkrug* für den Hund.

Upjohn

BEFUNDBOGEN FÜR ZAHNPATIENTEN

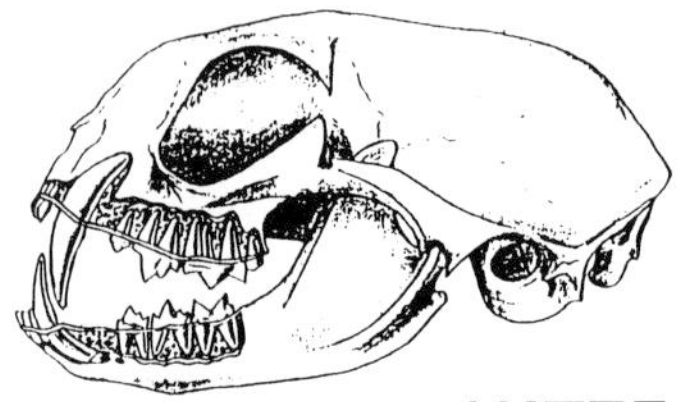

Name des Besitzers : ....

Name der Katze   : ....

männl. .... weibl. .... Rasse: EK ....

ALTER: .... Jahre .... Monate

Datum: .... Untersucher: ....

ZAHNSTATUS: vollständiges Milchgebiß .... im Zahnwechsel .... Zahnwechsel abgeschlossen ....

SPEICHEL: normal .... vermindert .... verstärkt .... bes. Befund: ....

KIEFERGELENK: obB .... dolor .... Krepitation .... Einschränkung bei: Öffnung .... Schluß ....

KATZE

Rechte Körperseite															Linke Körperseite			WEITERE BEFUNDE THERAPIE
Milchgebiß	507	506	505	504	503	502	501	601	602	603	604	605	606	607				
108	107	106	105	104	103	102	101	201	202	203	204	205	206	207	208			
Fehlender Zahn																		
Schmelzhypoplasie																		
Überzähliger Zahn																		
Kronendeformation																		
Neck lesion (x)																		
Pulpeneröffnung (xx)																		
Kronenfraktur (xxx)																		
Wurzelrest																		

M₁ P₄ P₃ P₂ C I₃ I₂ I₁ I₁ I₂ I₃ C P₂ P₃ P₄ M₁

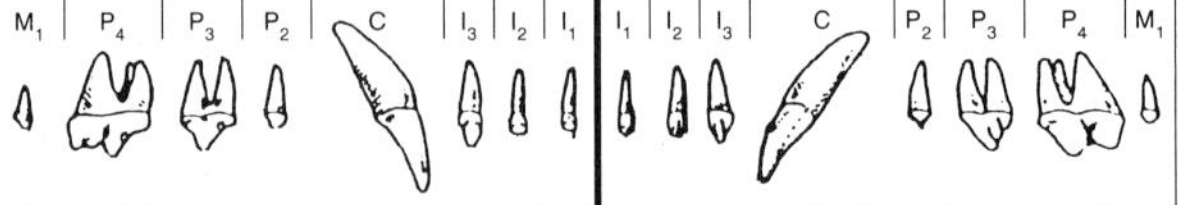

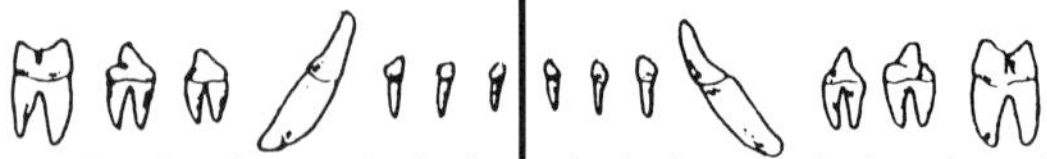

M₁ P₄ P₃ C I₃ I₂ I₁ I₁ I₂ I₃ C P₃ P₄ M₁

Fehlender Zahn																		
Schmelzhypoplasie																		
Überzähliger Zahn																		
Kronendeformation																		
Neck lesion (x)																		
Pulpeneröffnung (xx)																		
Kronenfraktur (xxx)																		
Wurzelrest	407	406	405	404	403	402	401	301	302	303	304	305	306	307				
	806	805	804	803	802	801	701	702	703	704	705	706						

ZAHNVERLUST: Zahn: .... Aplasie: .... retiniert: .... extrahiert: .... Röntgenkontrolle: ....

PERSISTIERENDE MILCHZÄHNE: .... SCHÄDELTYP: Standard: .... brachycephal: ....

KIEFERFEHLSTELLUNG: obB .... skelettaler Distalbiß: .... skel. Mesialbiß: .... Okklusionsbehinderung bei: ....

ZAHNFEHLSTELLUNG: obB .... Scherenverzahnung: .... Kopfbiß: .... umgek. Scherenverz.: .... Kreuzbiß bei: ....

PARODONTALBEFUND: obB .... Gingivitis: .... lokalisiert bei: .... generalisiert: ....

marginal: .... Ging.-Stomatitis: .... Oro-Pharyngitis: .... neck lesions: ....

FISTEL bei: ....

Zahnstein: ....

x	xx	xxx

© by UPJOHN GmbH, D-6148 Heppenheim · nach DDr. Fahrenkrug

Abb. 2.10   Befundbogen nach *Fahrenkrug* für die Katze.

Extraktion	Fraktur der Zahnkrone	Aufbau der Zahnkrone	Persistenz des Caninus
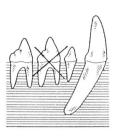	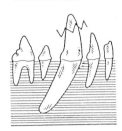	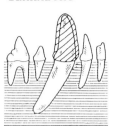	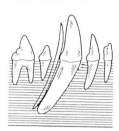

Nach Holmstrom, Frost, Gammon, 1992

Abb. 2.11 Erleichterung bei der Befunddokumentation.

2.1.3 Röntgenuntersuchung

Die Röntgenuntersuchung ist von hervorragender Bedeutung in der Zahnheilkunde. Die Strukturen des Zahnes, des Zahnhalteapparates und des Knochens entziehen sich zu einem großen Teil der Untersuchung durch Adspektion und Palpation. Eine absolute Indikation besteht bei Frakturen des Ober- oder Unterkiefers, bei impaktierten Zähnen, bei Mißbildungen und Neubildungen, bei Traumen, Fremdkörperverdacht, ungeklärtem Oralschmerz, bei Abszedierungen, Fistelungen, Zysten, fortgeschrittenen Parodontalprozessen, Kiefergelenkerkrankungen. Die Röntgenaufnahme dient der Dokumentation beim Fehlen und bei Fehlentwicklung von Zähnen im Kiefer und zur zeitlichen Verlaufskontrolle durch Vergleich von Aufnahmen verschiedenen Datums. In der Endodontie gibt die Röntgenaufnahme Auskunft über Länge, Durchmesser, Form des Pulpakanales, bei der Zahnfüllung über den richtigen Sitz der Füllung. Bei der Zahnextraktion besteht die Möglichkeit der Kontrolle, ob die Zahnwurzel vollständig entfernt worden ist.

2.1.3.1 Röntgengerät

In der humanmedizinischen Praxis werden spezielle, leicht zu handhabende, auf einen Scherarm montierte Dentalgeräte meist mit offenem, zylindrischen Tubus eingesetzt, die eine genaue Fokussierung des Nutzstrahlbündels bei gleichzeitiger paralleler Strahlführung erlauben. Die Möglichkeit der Befestigung eines Filmhalters am Tubus garantiert eine exakte Aufnahmetechnik. Diese Geräte stehen in der tierärztlichen Praxis gewöhnlich nicht zur Verfügung. Bei entsprechender Ausblendung und bei Zuhilfenahme des Lichtvisiers lassen sich jedoch auch mit den meisten in der tierärztlichen Praxis anzutreffenden Geräten befriedigende Ergebnisse erzielen.

2.1.3.2 Filmmaterial

Gewöhnlich werden in der tierärztlichen Praxis Metallkassetten mit Verstärkerfolien benutzt. Diese sind auch für Aufnahmen zur Untersuchung von Zähnen und Kiefern verwendbar. Verstärkerfolien erlauben eine Herabsetzung der Strahlenenergie, bedingen aber eine Verminderung der Randschärfe. In der Humanmedizin werden folienlose, für intraorale Aufnahmen speicheldicht verpackte, flexible Röntgenfilme verwendet. Die folienlosen Filme sind gekennzeichnet durch hohe Empfindlichkeit, hohen Kontrast und gute Detailerkennbarkeit. Da die Verstärkerfolie fehlt, ist die Strahlenbelastung relativ höher. Im Handel befinden sich aber Filmprogramme mit gegenüber den normalen Filmen um 100% gesteigerter Empfindlichkeit. Das führt zu geringeren Schaltzeiten, geringerer Bewegungsunschärfe und geringerer Strahlenbelastung. Wegen eines im Filmpack eingelegten Metallblattes können alle intraoralen Zahnfilme nur von einer Seite belichtet werden. Folgende Filmformate befinden sich im Handel:

20 x 35 mm – geeignet für intraorale Aufnahmen einzelner Zähne bei Katzen und Hunden

30 x 40 mm – (Standardformat) geeignet für intraorale Aufnahmen einzelner Zähne bei großen und Zahngruppen von mittelgroßen Hunden

40 x 50 mm – geeignet für intraorale Aufnahmen der Incisivi und Canini sowie der Prämolaren bei Katzen und kleinen Hunden

57 x 75 mm – geeignet für intraorale Aufnahmen der Incisivi und Canini sowie der Prämolaren bei mittelgroßen und großen Hunden
Diese Filme eignen sich auch mit Vorteil bei Gelenkaufnahmen bei Hund und Katze sowie bei Ganz- und Teilkörperaufnahmen bei Heimtieren bis zum Meerschweinchen.

Filme mit Aufbißflügel sind in der Veterinärmedizin kaum verwendbar. Vorteilhaft ist ein Kunststoffhalter, der zur Positionierung des Filmes u. U. auch beim wachen Tier dienen kann (Abb. 2.12). Die Entwicklung dieser Filme geschieht in einfachen preiswerten Tauchautomaten (Halbautomaten) (Abb. 2.13). Von besonderem Vorteil ist, daß alle Geräte mit Tageslichthaube lieferbar sind, so daß ohne Dunkelkammer gearbeitet werden kann. Hilfsweise kann man die Dentalfilme an einen ausrangierten Film kleben und durch die Entwicklungsmaschine laufen lassen. Bei geringem Röntgenbetrieb ist auch die Verwendung eines sog. Monobades möglich, das in einem Vorgang während 8 Minuten bei Raumtemperatur Entwicklung und Fixierung bewerkstelligt. Es gibt auch selbstentwickelnde Dentalfilmsysteme, die in 15–60 Sekunden ein Bild liefern. Auch die übliche Tauchentwicklung per Hand ist möglich. Bezüglich der Bildqualität ist der folienlose Dentalfilm durch andere Filme nicht zu ersetzen.

2.1.3.3 Aufnahmetechnik

Man unterscheidet zwischen *intraoraler* und *extraoraler* Aufnahmetechnik. Bei der intraoralen Technik wird der *Film in die Maulhöhle* positioniert. Die Röntgenstrahlen dringen von außen durch die Haut, durch den Zahn zum Film. Bei der extraoralen Aufnahme liegt der Film außerhalb der Maulhöhle. Zur intraoralen, dorsoventralen oder ventrodorsalen Aufnahme können sowohl Kassetten mit Verstärkerfolie als auch folienlose Filme verwendet werden. Für Röntgenaufnahmen eines Einzelzahnes oder einer Gruppe von Zähnen stehen die folienlosen Dentalfilme zur Verfügung. Im Gegensatz zum Menschen ist das Gaumendach bei Hund und Katze flacher. Auch die Tiefe des Raumes zwischen den Unterkieferästen ist geringer als beim Menschen. Dadurch entstehen Schwierigkeiten, den Folienfilm in der Maulhöhle parallel zur Zahnreihe zu positionieren. Bei senkrecht auf die Zahnreihe gerichtetem Strahlengang gibt es daher eine Verzeichnung, die bei der Interpretation der Aufnahme berücksichtigt werden muß.

Vorteilhaft ist immer die *Parallel-Aufnahmetechnik*, bei der das aufzunehmende Objekt und der Röntgenfilm in parallelen Ebenen liegen, weil bei senkrecht auftreffendem Strahl das Ob-

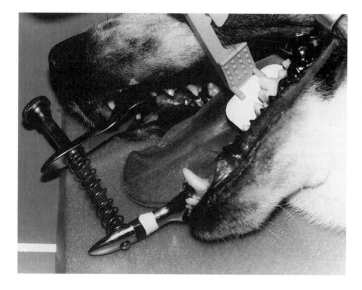

Abb. 2.12 Kunststoffhalter zur Positionierung eines intraoralen Filmes.

jekt verhältnisgetreu auf dem Film abgebildet wird. Die Parallel-Aufnahmetechnik wird bei latero-lateralen, dorso-ventralen und ventro-dorsalen Schädelaufnahmen angewandt. Diese dienen der Orientierung bezüglich des gesamten Schädels mit seinen Strukturen. Die betont abzubildenden Strukturen liegen immer filmnah. Das Problem dieser Aufnahmen bei Parallel-Technik ist, daß die Bilder der rechten und der linken Schädelhälfte oder des Ober- und Unterkiefer

überlappen, was die Interpretation kompliziert. Eine ausreichend genaue Parallel-Aufnahmetechnik ist nur bei der Darstellung der Prämolaren des Unterkiefers möglich. Hierzu benutzt man Dentalfilme, die man mit bleihandschuhgeschützten Fingern oder besser mit einem speziellen Halter zwischen Zunge und Zahn des Unterkiefers intraoral einbringt und zwar so, daß der Film möglichst genau parallel zur Zahnlängsachse steht. Wegen des flachen Gaumendaches

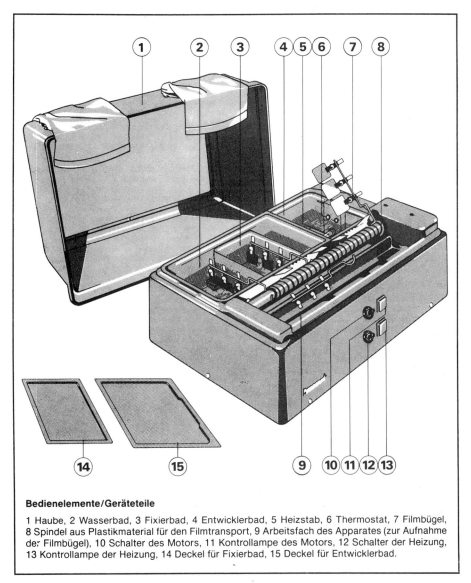

Bedienelemente/Geräteteile

1 Haube, 2 Wasserbad, 3 Fixierbad, 4 Entwicklerbad, 5 Heizstab, 6 Thermostat, 7 Filmbügel, 8 Spindel aus Plastikmaterial für den Filmtransport, 9 Arbeitsfach des Apparates (zur Aufnahme der Filmbügel), 10 Schalter des Motors, 11 Kontrollampe des Motors, 12 Schalter der Heizung, 13 Kontrollampe der Heizung, 14 Deckel für Fixierbad, 15 Deckel für Entwicklerbad.

Abb. 2.13   Dentalentwicklungsmaschine (Halbautomat).

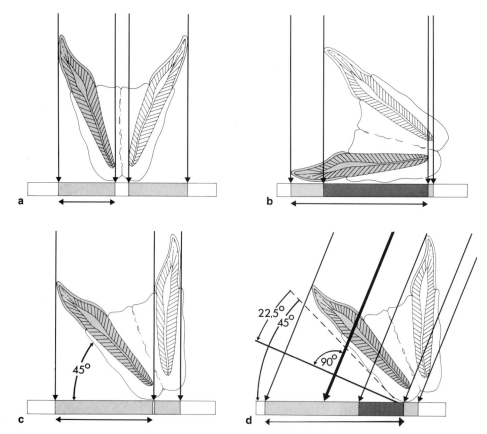

Abb. 2.14   Halbwinkelaufnahmetechnik zur dorso-ventralen Abbildung eines Caninus im Unterkiefer:
a) Zentralstrahl senkrecht dorso-ventral zum Unterkiefer: Röntgenbild: Caninus *verkürzt; keine Überlappung.*
b) Zentralstrahl latero-medial; Caninus annähernd parallel zum Film: Röntgenbild: Caninus *normal lang;* jedoch *größtenteils überlappt*
c) Abzubildender Caninus steht im Winkel von ca. 45° zur Bildebene: Röntgenbild: Caninus *länger* als bei a), aber *immer noch nicht objektgetreu; keine Überlappung*
d) Halbwinkel-Aufnahmetechnik: Zentralstrahl fällt senkrecht auf die gedachte Winkelhalbierende (durchgezogene Linie) Röntgenbild: Caninus *normal lang; nur geringgradige* Überlappung

ist die Parallel-Aufnahmetechnik im Oberkiefer nicht anzuwenden.

Bei allen anderen Röntgendarstellungen in der Zahnheilkunde bedient man sich der sog. *Halbwinkel-Aufnahmetechnik* (Abb. 2.14), eben weil eine Parallelität zwischen Objekt- und Filmebene nicht erreicht werden kann. Sinn der Halbwinkel-Aufnahmetechnik ist es, überlappungsfrei und annähernd objektgetreu darzustellen, d. h. eine Verkürzung oder Verlängerung des Objektes in der Bilddarstellung zu eliminieren. Diese Technik wird angewandt zur Darstellung der Incisivi und der Canini in Ober- und Unterkiefer bei intraoraler Filmlage sowie der Molaren- und Prä-

molaren-Reihe im Ober- und Unterkiefer bei extra-oraler Filmlage mittels „Schräg"-Aufnahme (Abb. 2.15 bis 2.18 s. Seite 44—47). In der Tabelle 2.1 sind die gewöhnlichen Aufnahmetechniken in der Tierzahnheilkunde zusammengefaßt. Diese Tabelle ist zu ergänzen durch die latero-laterale Kiefergelenksaufnahme bei geschlossenem (Keil unter den Fang; Zentralstrahl 90° auf das Kiefergelenk) oder offenem Maul.

2.1.3.4 *Interpretation des Röntgenbildes*

Zur Beurteilung der Röntgenaufnahme gehören Erfahrungen bezüglich der Röntgentechnik,

Tab. 2.1 Aufnahmetechniken zur röntgenologischen Darstellung des Schädels, der Kiefer und der Zähne

Bildobjekt und Strahlengang	Lagerung	Filme, Filmposition, Aufnahmetechnik	Ergebnis
Schädel total latero-lateral	Medianebene des Kopfes liegt parallel zur Kassette (Keil unter den Fang!); Zentralstrahl senkrecht zwischen Ohrgrund und äußerem Lidwinkel.	Gewöhnliche Kassette mit Verstärkerfolie, extraorale Filmposition.	Übersicht der Strukturen des Kopfes (Kiefergelenkaufnahme: Maul weit geöffnet; Zentralstrahl auf Kiefergelenk).
Schädel total ventro-dorsal	Rückenlage: Harter Gaumen parallel zur Kassette (Keil unter Nase!); Zentralstrahl senkrecht median in Höhe von M2. Zur Darstellung der Stirnhöhle und des Viszeralschädels Nase aufliegend! Keil unter 1. Halswirbel!	Gewöhnlich Kassette mit Verstärkerfolie, extraorale Filmposition.	Übersicht der Strukturen des Kopfes.
Schädel total dorso-ventral	Bauchlage: Unterkiefer und Kehlkopf aufliegend; Zentralstrahl senkrecht median in Höhe des äußeren Augenwinkels.	Gewöhnlich Kassette mit Verstärkerfolie, extraorale Filmposition.	Übersicht der Strukturen des Kopfes.
Oberkiefer dorso-ventral	Bauchlage: Kassette/Film in Maulhöhle eingelegt. Zentralstrahl siehe Abb. 2.15!	Kassette mit Verstärkerfolie oder folienloser Film in Maulhöhle eingelegt; Halbwinkeltechnik.	Darstellung von Incisivi und Canini des Oberkiefers.
Unterkiefer ventro-dorsal	Rückenlage: Kassette/Film in Maulhöhle eingelegt. Zentralstrahl siehe Abb. 2.16!	Kassette mit Verstärkerfolie oder folienloser Film in Maulhöhle eingelegt; Halbwinkeltechnik.	Darstellung von Incisivi und Canini des Unterkiefers.
Oberkiefer schräg-lateral	Rückenseitenlage: Prämolaren-, Molarenreihe direkt auf dem Film; Fang weit geöffnet! 45°-Keil unter dem Unterkiefer; Zentralstrahl senkrecht auf P1. Abb. 2.17.	Kassette mit Verstärkerfolie oder folienloser Film, Halbwinkeltechnik.	Darstellung der Prämolaren und Molaren des Oberkiefers.
Unterkiefer schräg-lateral	Bauchlage: Prämolaren-, Molarenreihe direkt auf dem Film; Fang weit geöffnet! 45°-Keil unter dem Oberkiefer; Zentralstrahl senkrecht auf P1. Abb. 2.18.	Kassette mit Verstärkerfolie oder folienloser Film; Halbwinkeltechnik.	Darstellung der Prämolaren und Molaren des Unterkiefers.
Oberkiefer Prämolare oder Molare latero-lateral	Bauch- oder Seitenlage	Dentalfilme mit Filmhalter oder mit der geschützten Hand intraoral positioniert; Halbwinkeltechnik.	Darstellung von einem oder mehreren Prämolaren und/oder Molaren des Oberkiefers.
Unterkiefer Prämolare oder Molare latero-lateral	Bauch oder Seitenlage	Dentalfilm mit Filmhalter oder mit der geschützten Hand intraoral positioniert; Paralleltechnik.	Darstellung von einem oder mehreren Prämolaren und/oder Molaren des Unterkiefers.

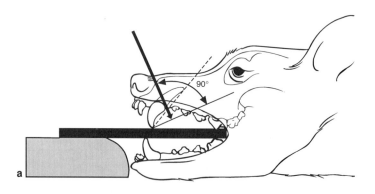

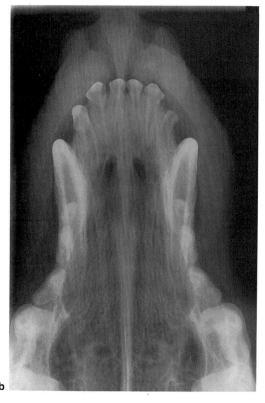

Abb. 2.15 a, b Dorso-ventrale Aufnahme mit Halb-winkeltechnik – intraorale Filmlage – zur Darstellung der Incisivi und Canini im Oberkiefer: Zentralstrahl trifft senkrecht auf die Halbierende (durchgezogene Linie!) des Winkels zwischen Filmebene und Achse der Canini (gestrichelte Linie!).

Kenntnisse der Anatomie und der pathologischen Anatomie und die klinische Erfahrung. Hilfreich ist stets der Vergleich von Zahn zu Zahn, von einer Kieferseite zur anderen, mit den Strukturen von Tieren gleichen Alters und gleicher Rasse und der Vergleich mit Abbildungen in einschlägigen Büchern.

Beim Knochengewebe bedeutet eine starke Radioluzenz – im Negativ als starke Filmschwärzung! –, daß ein Knochenabbau stattfindet bzw.

stattgefunden hat. Apikale Radioluzenz erscheint bei absteigenden, endodontischen oder parodontalen Prozessen und bei periapikaler Zystenbildung. Parodontale Erkrankungen können zu horizontalem und vertikalem Knochenabbau führen, der sich durch das Röntgenbild beurteilen läßt. Die die Wurzel umlaufende Lamina dura erscheint beim gesunden Zahn als eine die Zahnwurzel umgebende, röntgendichte Linie über einem sich radioluzent abzeichnenden

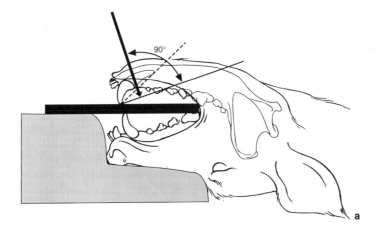

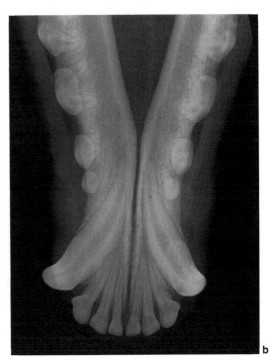

Abb. 2.16 a, b Ventro-dorsale Aufnahme mit Halb-
winkeltechnik – intraorale Filmlage – zur Darstellung
der Incisivi und Canini im Unterkiefer: Zentralstrahl trifft
senkrecht auf die Halbierende (durchgezogene Linie!)
des Winkels zwischen Filmebene und Achse der Canini (gestrichelte Linie!).

„Spalt", der der Wurzelhaut entspricht. Eine Un-
terbrechung dieser Linien gibt in der Regel Anlaß, einen rarifizierenden Prozeß anzunehmen.
Das Röntgenbild ist die beste Methode, Fissuren
oder Frakturen des Knochengewebes und des
Zahngewebes zu erkennen. Abszesse und osteo-
myelitische Prozesse in den Kieferknochen und
Neoplasmen können wegen der veränderten
Strahlendurchgängigkeit lokalisiert werden. Die
Diagnose Osteoporosis infolge Parathyrioidis-
mus, die kranio-mandibuläre Osteopathie, die
Osteodystrophie wird durch die Röntgenaufnahme maßgeblich gestützt. Zur Klärung bei Zahnunterzahl und Zahnüberzahl leistet die Röntgenaufnahme hervorragende Hilfe. Retinierte und
impaktierte Zähne können gefunden und beur-
teilt werden.

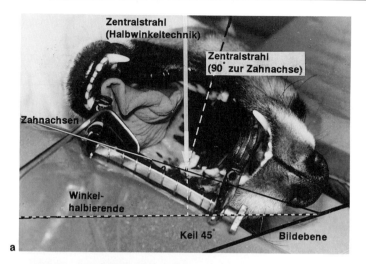

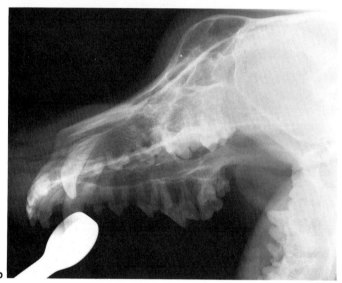

Abb. 2.17 Latero-mediale Schräg-aufnahme zur Darstellung der rechten oder linken Reihe der Prämolaren und Molaren im Oberkiefer
a) Halbwinkeltechnik
b) Röntgenaufnahme.

2.1.4 Betäubung und Schmerztherapie
von M. Sager

2.1.4.1 Allgemeines

Im Gegensatz zur Zahnbehandlung beim Menschen muß in der Tiermedizin viel häufiger eine Medikation zur Ruhigstellung oder Betäubung des Patienten erfolgen. Bei vielen Patienten kann eine Toleranz nicht einmal für diagnostische oder nicht schmerzhafte therapeutische Maßnahmen erwartet werden.

Für die meisten Eingriffe ist eine Ruhigstellung und eine weitgehende Aufhebung der Reflexer-regbarkeit erforderlich. Nur so können die Manipulationen mit der nötigen Sorgfalt und ohne Gefährdung des Untersuchers und des Patienten vorgenommen werden. Die narkosebedingte Aufhebung des Schluckreflexes bedarf besonderer Beachtung. Der möglichen Aspiration muß durch Absaugung von Speichel und Spülflüssigkeiten und durch Lagerung des Patienten vorgebeugt werden. Am sichersten ist das Abfließen in die Trachea durch Einführen eines blockbaren Tubus zu verhindern! Die oft erhebliche Geräuschentwicklung durch Bohrmaschine und Handstück unmittelbar am Kopf des Tieres muß

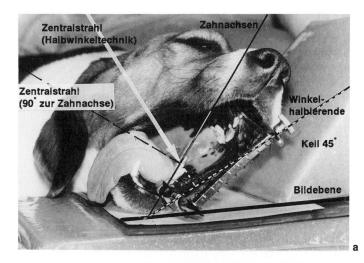

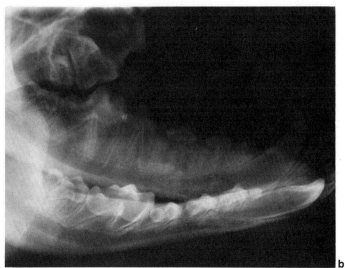

Abb. 2.18 Latero-mediale Schräg-
aufnahme zur Darstellung der rechten oder linken Reihe der Prämolaren und Molaren im Unterkiefer
a) Halbwinkeltechnik
b) Röntgenaufnahme.

bei der Auswahl der Narkotika berücksichtigt werden, um einem Aufschrecken des Tieres vorzubeugen. Wünschenswert ist ferner eine ausreichende Tonusminderung der Kaumuskulatur. Die Anforderungen an das durch ein Narkoseverfahren erzielte Maß der Analgesie sind unterschiedlich. Viele Eingriffe führen nicht zu einer nennenswerten Schmerzbelastung. Die Ruhigstellung und Herabsetzung der Reflexerregbarkeit des Patienten erfordert jedoch ein entsprechend tiefes Stadium der Narkose. Für schmerzhafte und sehr schmerzhafte Eingriffe bietet sich neben dem Verfahren einer tiefen Allgemeinan-

ästhesie vor allem bei den größeren Tierarten eine Kombination von tiefer Sedierung und Lokalanästhesie an.

Bezüglich der Beeinflussung des vegetativen Nervensystemes ist eine Parasympathikus-Aktivierung wegen der vermehrten Salivation störend.

Ergibt die Anamnese oder die vor der Betäubung durchgeführte Untersuchung Hinweise auf andere Organerkrankungen, so ist dies bei der Auswahl des Anästhesieverfahrens zu berücksichtigen.

2.1.4.2 Lokale Betäubung

Der praktische Nutzen von Techniken der Lokalanästhesie beim Zahnpatienten ist in der Veterinärmedizin gering, da der Anwendung meist eine ausreichende Sedierung oder Allgemeinanästhesie vorausgehen muß. Eine Indikation ist jedoch die Ergänzung einer Sedierung oder Allgemeinanästhesie durch eine Lokalanästhesie zur Erlangung einer ausreichenden Analgesie während des Eingriffes. Auch läßt sich eine mehrere Stunden andauernde postoperative Analgesie erzielen, die jedoch stets mit einer Anästhesie des entsprechenden Gebietes verbunden ist (Automutilation!).

Für die genannten Indikationen wird am wirkungsvollsten eine Leitungsanästhesie vorgenommen, während die Oberflächen- und Infiltrationsanästhesie nur begrenzt Anwendung findet. Die Auswahl des Präparates orientiert sich an der erwünschten Wirkungsstärke und -dauer: diese beträgt für die etwa gleichstark wirksamen Substanzen Lidocain (1%- oder 2%-ig) ungefähr 1−1,5 Stunden, für Mepivacain (1%-ig) ungefähr 1−3 Stunden. Im Vergleich zu diesen Substanzen besitzt Bupivacain (0,5%-ig) etwa die doppelte Stärke und auch eine Wirkungsdauer von bis zu 6 Stunden. Die Injektionsvolumina variieren nach der Größe des Tieres und liegen beim Hund zwischen 1−2 ml.

Zur Leitungsanästhesie am Oberkiefer wird der N. infraorbitalis aufgesucht. Eine Blockade proximal, direkt nach Abzweigung aus dem N. maxillaris in der Fossa pterygopalatina, anästhesiert den gesamten unilateralen Bereich des Gesichtsschädels einschließlich des harten und weichen Gaumens. Eine Blockade nach Austritt aus dem Infraorbitalkanal grenzt das Gebiet auf die Incisivi, Canini und Prämolaren sowie den Naseneingang und den kranialen Lefzenbereich ein. Der Zugang kann extraoral an der kranialen Injektionsstelle auch intraoral erfolgen.

Die Leitungsanästhesie des Unterkiefers kann am Foramen mandibulae erfolgen, wozu die Nadel entweder von der Maulhöhle aus oder von extraoral auf die Medialseite des Unterkieferastes in Richtung des Foramens geführt wird. Das anästhesierte Gebiet umfaßt unilateral den Unterkiefer, die Unterlippe und die sublinguale Mundhöhlenschleimhaut. Eine Anästhesie nur der Pars incisivi mandibulae wird durch Leitungsanästhesie des N. mentalis erzielt. Der Nerv tritt lateral im rostralen Drittel des Unterkiefers durch die palpierbaren Foramina mentalia aus.

2.1.4.3 Allgemeine Betäubung (Tab. 2.2)

Vor Einleitung jeder Form der Allgemeinanästhesie ist eine klinische Untersuchung zwingend vorzunehmen und der Patientenbesitzer über die Möglichkeit eines Narkoserisikos aufzuklären! Nur die konsequente Einhaltung dieses Grundsatzes schützt vor Mißerfolgen und Unannehmlichkeiten. Ferner ist zu überprüfen, ob sichergestellt ist, daß der Patient ausreichend auf die Narkose vorbereitet wurde. Eine Nahrungskarenz sollte bei Hund und Katze mindestens für 18 Stunden bestehen, bei Kaninchen und Meerschweinchen mindestens 12 Stunden.

Hund

Die Anforderungen an ein geeignetes Anästhesieverfahren zielen auf eine Ruhigstellung, möglichst antagonisierbare Ausschaltung des Bewußtseins sowie eine Herabsetzung des Tonus der Kaumuskulatur. Bei den meisten Behandlungen ist der Bedarf einer schmerzausschaltenden Wirkung gering. Im Laufe der Therapiemaßnahmen ist bei vielen Patienten wiederholt eine Ruhigstellung notwendig, weshalb die Belastungen für das Tier und den Patientenbesitzer gering gehalten werden sollen. Nicht selten ist es die oft unbegründete Sorge des Patientenbesitzers um die Narkosebelastung, die zur Ablehnung einer vorgeschlagenen Therapiemaßnahme führt! Aus diesem Grunde haben sich Narkoseverfahren in Kombination mit dem leicht antagonisierbaren L-Methadon bewährt. Nachteilig für eine Vielzahl von Zahnbehandlungen ist die hohe Geräuschempfindlichkeit bei der Verwendung als Monoanästhetikum. Es ist vorteilhaft, das Opiat mit Xylazin, Ketamin oder Diazepam oder mehreren dieser Substanzen zu kombinieren, um einen ruhigeren Narkoseverlauf bei nicht wesentlich beeinträchtigter Antagonisierbarkeit zu erreichen. Die Substanzen können mit Ausnahme von Diazepam in beliebiger Kombination in der Mischspritze aufgezogen und i.m. oder i.v. verabreicht werden. Meist ist wegen der Unruhe des Tieres eine i.m.-Applikation vorteilhaft, die nach der Einschlafphase und Legen eines intravenösen Zuganges entsprechend den Erfordernissen des Eingriffes an Tiefe und Zeitdauer der Narkose ergänzt wird. Die Dosierungen und Kombinationsmöglichkeiten können der Tabelle 2.2 entnommen werden. Wegen seiner leichten Antagonisierbarkeit können auch neuere Präparate wie z.B. das Medetomidine vorteilhaft eingesetzt werden. Es ist anzumerken, daß bei Antagonisie-

Tab. 2.2   Vorschläge zur Allgemeinbetäubung* für orale Eingriffe (bis zu einer mittleren Schmerzbelastung)

Hund

1) L-Methadon   +   Diazepam   Ketamin   Nachdosierung
    Polamivet®)   (Valium®)   (Ketavet®, Ketanest®)   von L-Methadon
    0,2−0,4 ml i.m., i.v.   0,13−0,25 mg i.m., i.v.   einzeln   5 mg i.m., i.v.   nach Wirkung!
    Wirkdauer: 20−30 min   Wirkdauer: 1−3 h   oder   20−30 min.
    Bemerkung: nicht als   Verwendung vorteilhaft, da die   +   kombi-   Xylazin
    Monoästhetikum   Geräuschempfindlichkeit und   niert   (Rompun®)
                   der Verbrauch an Narkotika   0,4−0,8 mg
                   reduziert wird!   Wirkdauer: 1−2 h

    Antidot:
    Naloxon (Narcanti®)   Nicht in Mischspritze aufziehen   Mischspritze möglich!

2) Medetomidine   Antidot:
    (Domitor®)   Atipamezole
    0,01−0,04 ml   (leichte Sedation)   (Antisedan®)
    bis 0,04−0,08 ml   (Sedation und leichte Analgesie)
    Wirkdauer: 30 min

3) bei Kontraindikationen von Opiaten
    Atropin   +   Thiamylal   Nachdosierung
    0,04 mg i.m., i.v.   nach   (Surital®)   von Thiamylal
    Wirkdauer: 1−1,5 h   15 min.   17,4 mg = 0,43 ml   nach Wirkung!
    +   einer 4%igen Lösung i.v.
    Azepromazin   Wirkdauer: 10−15 min
    (Vetranquil®)   Bemerkung: nicht antago-
    0,02−0,03 ml i.m., i.v.   nisierbar!
    Wirkdauer: 3−6 h

Katze

Atropin   +   Ketamin   Wirkdauer der
0,04 mg s.c., i.m.   (Ketanest®, Ketavet®)   Komination
Wirkdauer: 1−1,5 h   10−20 mg i.m.   30−45 min
                   +
                   Xylazin
                   (Rompun®)
                   2 mg i.m.

Kaninchen

Atropin   +   Diazepam   +   Ketamin
0,5−1,0 mg s.c., i.m.   (Valium®)   (Ketanest®, Ketavet®)   i.m., i.v.
(0,05−150 mg)   2 mg i.m.   25 mg i.m., i.v.   i.d. Mischspritze
                   getrennt   i.d. Mischspritze   Wirkdauer: 20−60 min.
                   injizieren!   +
                                       Xylazin
                                       (Rompun®)
                                       5 mg

                   oder   Fentanyl + Fluanison   i.m.
                   +   (Hypnorm®)   Wirkdauer: 60−120 min
                               0,5 ml

Meerschweinchen

Atropin   15 min später oder   +   Ketamin   +   Xylazin   Wirkdauer:
0,05 mg s.c., i.m.   simultan   (Ketanest®, Ketavet®)   (Rompun®)   60−90 min
                               20−40 mg i.m.   0,2 bis max. 5 mg i.m.

Maus und Ratte

Atropin   15 min später oder   +   Ketamin   +   Xylazin   Wirkdauer:
0,2 mg s.c.   simultan   (Ketanest®, Ketavet®)   (Rompun®)   90 min (Maus)
                               100 mg i.m.   15 mg i.m.   120 min (Ratte)

---

* Dosierungen pro kg Körpermasse; Wirkdauer = Wirkdauer der Monosubstanz

rung einer Anästhesie eventuell längere Zeit anhaltende schmerzhafte Zustände einer analgetischen Therapie bedürfen! Bestehen Kontraindikationen gegen den Einsatz von L-Methadon in speziellen Fällen, so greifen wir häufig unter Verzicht auf die Antagonisierbarkeit auf eine Kurzzeitbarbiturat-Narkose (Thiamylal) zurück. Eine Prämedikation wird in diesem Falle vorgenommen mit Atropin und Azepromazin.

Katze

Bei der Katze ist die bewährte Ketamin-Rompun-Narkose unter Verwendung von Atropin auch bei Eingriffen in der Maulhöhle ein Standardverfahren, so daß sich die Vorstellung anderer Möglichkeiten der Injektionsnarkose erübrigt.

Bei schweren, kieferchirurgischen Eingriffen ist sowohl beim Hund als auch bei der Katze eine Inhalationsnarkose nach trachealer Intubation vorteilhaft.

Kaninchen

Bei der Anästhesie des Kaninchens ist die hohe Streßanfälligkeit zu berücksichtigen, die zur Freisetzung biogener Amine mit kardiovaskulärer Wirkung führt. Ferner neigt das Kaninchen als Fluchttier zu unvorhersehbaren Abwehrreaktionen. Diese Gegebenheiten machen es erforderlich, daß beim Kaninchen einer Grundregel der Anästhesie besondere Beachtung geschenkt werden muß: Die Narkoseeinleitung muß weitgehend streßvermeidend in Ruhe, ohne Hektik mit der größtmöglichen technischen Perfektion des Handlings ausgeführt werden! Mißachtung dieser Grundregeln führt zu nicht mehr kontrollierbaren Problemen während der Narkose und ist unserer Erfahrung nach die häufigste Ursache für Mißerfolge.

Bei der Auswahl von Anästhesiemethoden ist eine Sedierung und vegetative Dämpfung unverzichtbar. Eine durch Atropin hervorgerufene Vagolyse bildet die Grundlage für alle weiteren Medikationen. Die Dosierungsvorschläge für Atropin können nur als Richtwert dienen, da Kaninchen individuell unterschiedlich mit Serumatropinesterasen ausgestattet sind. Entsprechende Empfehlungen variieren von 0,05 mg/kg KM bis zu 150 mg/kg KM! In der Routine hat sich bei uns eine Dosierung von 0,5–1,0 mg/kg KM i.m. und eine eventuelle Nachdosierung nach Wirkung gut bewährt. Generelle anästhesiologische Überlegungen sprechen für eine Verabrei-

chung 15 Minuten vor einer weiteren Narkoseeinleitung. Gründe der Praktikabilität und die nur einmal erforderliche Zwangshaltung des Kaninchens zur Injektion erlauben durchaus die intramuskuläre Verabreichung von Atropin zusammen mit einem Anästhetikum in der Mischspritze. Nach der Injektion sollte das Tier sofort an einen ruhigen, dunklen Ort verbracht werden. Für zahnmedizinische Eingriffe ist eine reine Sedierung des Tieres mit Atropin und Ketamin wegen der geringen Muskelrelaxation und der erhaltenen Schutzreflexe meist nicht ausreichend. Eine Kombination mit Xylazin und/oder Diazepam ist für eine ruhige Lagerung des Tieres erforderlich. Als Alternative ist in der Tabelle 2.2 die Narkose mittels Fentanyl-Fluanison/Diazepam angeführt. Die längere Wirkungsdauer von 60–120 Minuten wird für die meisten Eingriffe an der Maulhöhle nicht benötigt. Von Nachteil ist die merkliche Atemdepression und die nicht immer ausreichende Muskelrelaxation. Jedoch ist eine Antagonisierung möglich.

Meerschweinchen

Für die Ruhigstellung des Meerschweinchens im Rahmen zahnmedizinischer Eingriffe eignet sich die bewährte Kombination von Ketamin (20–40 mg/kg KM i.m.) und Xylazin. Bei geringer oder keiner Schmerzbelastung ist eine Dosierung von Xylazin in Höhe von 0,2 mg/kg KM ausreichend. Diese Dosierung bietet gute hämodynamische Stabilität und damit ein geringeres Narkoserisiko. Je nach Schmerzhaftigkeit des Eingriffes ist die Dosierung bis zu maximal 5 mg/kg KM zu erhöhen. Eine Prämedikation mit Atropin 0,05 mg/kg KM ist empfehlenswert 15 Minuten vor, jedoch spätestens mit der Narkoseeinleitung.

Ratte und Maus

Für die Allgemeinanästhesie bei der Ratte und bei der Maus haben sich zwei Injektionsnarkosen, nämlich Ketamin und Xylazin oder Fentanyl-Fluanison und Diazepam auch für Eingriffe im Oralbereich bewährt. Eine vegetative Dämpfung durch Verabreichung von Atropin vorab oder in Kombination ist anzuraten.

2.1.4.4 Postoperative Schmerztherapie

Länger anhaltende postoperative Schmerzzustände erfordern eine über die Narkose hinausreichende Analgesie. Zur Nachversorgung entsprechender kieferchirurgischer Eingriffe sind in der

Tabelle 2.3 für Hund und Katze einige Analgetika aufgeführt. Die Reihenfolge der Auflistung erfolgt nach analgetischer Wirksamkeit.

Im übrigen muß wegen der hier gebotenen Kürze auf die einschlägige Fachliteratur verwiesen werden.

Tab. 2.3 Vorschläge für die Schmerztherapie bei Hund und Katze

A Opioide Analgetika
Gemischte Morphin-Agonisten/-Antagonisten

Nebenwirkungen: wenig ausgeprägte respiratorische – und ZNS-Depression, geringgradige Obstipation

Substanz	Handelsname	Dosierung	Nachdosierung	Bemerkungen
Hund				
Dextropropoxyphen	Develin ret.®	50 mg/kg KM, oral	2−3 h	nur mittelgradige Schmerzzustände oder in Kombination mit NSAIDs
Piritramid	Dipidolor®	0,3 mg/kg KM, i.m. 0,1−0,2 mg/kg KM, i.v.	6−8 h	geringe emetische Wirkung 1−3%, geringe Toleranz und Abhängigkeitsentwicklung
Katze				
Buprenorphin	Temgesic®	0,005−0,01 mg/kg KM, s.c., i.m.	12 h	längste Wirkdauer Erbrechen häufig[1], Atemdepression selten[2]
Dextropropoxyphen	Develin ret.®	10,0 mg/kg KM, p.o. 2,2 mg/kg KM, i.m.*	4−5 h	

[1] als Antiemetika sind gleichzeitig verabreichte Neuroleptika wirksam
[2] nur begrenzt durch Naloxon antagonisierbar, besser: Doxapram (Dopram®) 1 mg/kg KM
* in der BRD nur in Tablettenform erhältlich

B Nichtopioide Analgetika
Nebenwirkungen: gastrointestinale Effekte

Substanz	Handelsname	Dosierung	Nachdosierung	Bemerkungen
Hund				
Azetylsalizylsäure	div.	10−20 mg/kg KM, p.o.	12 h	*
Phenylbutazon	div.	22 mg/kg KM, p.o., i.m., i.v.	8 h	*

Katze
Nebenwirkungen: Wegen der besonderen Speziesempfindlichkeit ist die Auswahl an nichtopioiden Analgetika begrenzt, und die Anwendung von NSAIDs bei der Katze nicht risikolos!

Substanz	Handelsname	Dosierung	Nachdosierung	Bemerkungen
Azetylsalizylsäure	div.	10 mg/kg KM, p.o.	24−48 h	60 mg/kg KM tödlich geringer analgetischer Effekt, Langzeittherapie kritisch

* antiinflammatorische und analgetische Wirkung vergleichbar

2.2 Korrektur am supragingivalen Zahnteil bei nachwachsenden Zähnen

Bei allen Haustieren, die wurzellose, also zeitlebens oder temporär *nachwachsende* Zähne besitzen und ihre Zähne bedingt durch die speziespezifische Kauarbeit abreiben, entstehen spezielle Zahnprobleme. Bei wurzellosen Zähnen kann man nicht zwischen Krone und Wurzel unterscheiden. Dies gilt für die Prämolaren und Molaren des Pferdes und der Wiederkäuer wie für die nagenden Incisivi und die kauenden Zähne des Kaninchens und des Meerschweinchens. Das Pferd war noch vor 50 Jahren der hauptsächlichste Zahnpatient des Tierarztes. Durch die Beliebtheit der Heimtiere Kaninchen, Meerschweinchen, Chinchilla, Hamster, Ratte und Maus beschäftigen nun diese Tiere zunehmend den Tierarzt mit Zahnkrankheiten.

Das Kaninchen besitzt hinter den oberen zwei Schneidezähnen zwei stiftartige weitere Zähnchen (Duplicidentata), ein Grund, weswegen es zu den Hasenartigen (Lagomorpha) gehört. Sowohl Nagezähne als auch Backenzähne wachsen zeitlebens. Der Nagezahn ist allseitig mit Schmelz belegt. Die übrigen genannten Heimtiere gehören zu den Nagetieren (Rodentia). Deren Nagezähne sind nur frontal – also labial – und lateral mit Schmelz belegt. Die distale und linguale Fläche besteht aus dem weicheren Dentin und Zement, welches sich rascher abnutzt. Hierdurch erhalten die

Zähne beim Nageakt einen scharfkantigen Schliff. Die Incisivi sitzen bei nagenden Tieren zum größten Teil (2/3) in der Alveole. Auch die Backenzähne von Kaninchen, Meerschweinchen und Chinchilla sind zeitlebens wachsende, wurzellose Zähne, die auch in der Alveole schmelzbedeckt sind. Die Kaufläche der Mahlzähne beim Meerschweinchen sind im Oberkiefer nach lingual und im Unterkiefer nach bukkal geneigt. Die übrigen nagenden Heimtiere haben plane Okklusionsflächen. Ratte, Maus und Hamster besitzen im Gebiß nur Molaren, die nicht nachwachsen und durch Abrieb immer kürzer werden.

Krankheiten des Zahnapparates bei den Heimtieren kündigen sich durch verändertes Freßverhalten, Verminderung und Verweigerung der Nahrungsaufnahme sowie Speichelfluß an und führen rasch zu Gewichtsverlust und Kachexie. Beim Kaninchen treten Zahnkrankheiten gewöhnlich zunehmend zwischen dem 1. bis 3. Lebensjahr auf, beim Meerschweinchen im 3. bis 4. Lebensjahr.

Es gibt eine Reihe von pathologisch-anatomischen Veränderungen und Ursachen, die den klinischen Symptomen zugrunde liegen:

– *Verkürzung des Oberkiefers (Brachygnathia superior)* (Oberkiefer-Incisivi wachsen in die Mundhöhle, die Unterkiefer-Schneidezähne aus dem Lippenspalt vor den Oberkiefer, Abb. 2.19).
– Verkürzung des Unterkiefers (Brachygenie, auch Mikrogenie, Abb. 2.20)

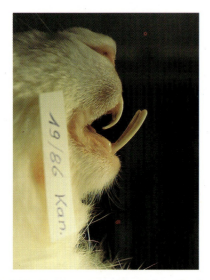

Abb. 2.19 Verkürzung des Oberkiefers (Brachygnathie, auch Mikrognathie) beim Kaninchen.

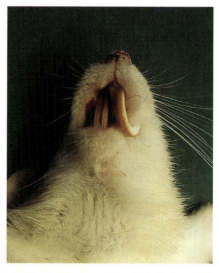

Abb. 2.20 Verkürzung des Unterkiefers (Brachygenie, auch Mikrogenie).

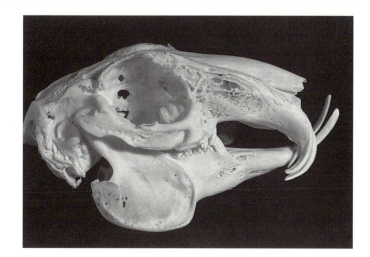

Abb. 2.21   Verformung des Oberkiefers beim Kaninchen mit Verhinderung des Abriebs der Incisivi (Campylognathie).

– *Malokklusion der Backenzähne*
  (Ausbildung von scharfen Kanten und Spitzen an den Backenzähnen, Unterkiefer lingual, Oberkiefer bukkal mit Schleimhautverletzungen, Speicheln: „slobbers").
– *Stufengebiß, Wellengebiß (Exsuperantia dentium)*
  Bei fehlerhafter Anlage oder Lage von Zähnen (Aberration errare = irren) infolge Zahnverlusten, mangelndem Antagonismus, ungleichmäßigem Abrieb einzelner Zähne wegen schmerzbedingter Verminderung des Kaudruckes und infolge Erkrankungen von Zähnen oder des Zahnhalteapparates.
– *Erbliche Kieferdeformationen (Abb. 2.21)*
– *Traumen*

Dabei muß beachtet werden, daß mit den zuerst imponierenden Veränderungen der Incisivi sehr oft auch Veränderungen der Backenzähne bei Kaninchen, Meerschweinchen und Chinchillas auftreten, zu deren Objektivierung eine Röntgenaufnahme nützlich sein kann. Aber auch korrekte Incisivi sollten nicht dazu verleiten, die Backenzähne nicht zu kontrollieren. Diese können die alleinige Ursache der Erkrankung des Tieres sein. Beim Kaninchen führen Erkrankungen der Backenzähne oft zu Abszeßbildungen, die mit ausgedehnten ostitischen und panostitischen, osteomyelitischen Prozessen verbunden sind. Diese Abszesse betreffen vorwiegend den Unterkiefer, kommen aber auch im Oberkiefer vor. Hier können sie in die Nasenhöhle oder in die Orbita vordringen. Bei eitrigem Nasenaus-

fluß oder eitriger Konjunktivitis, Keratokonjunktivitis oder Exophthalmus ist eine Kontrolle der Backenzähne unumgänglich. Da die Kaufläche der Mahlzähne beim Meerschweinchen im Oberkiefer nach lingual und im Unterkiefer nach bukkal geneigt sind, kommt es beim fehlerhaften Abrieb zu einer brückenartigen Annäherung der rechten und linken Kauzähne im Unterkiefer. Hierdurch wird die Funktion der Zunge und damit der Kauakt erheblich behindert (Abb. 2.22).

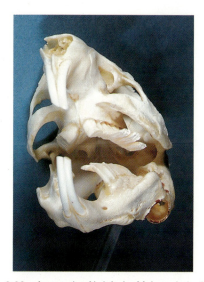

Abb. 2.22   Anormaler Abrieb der Molaren beim Meerschweinchen mit Unterkieferfraktur links.

2.2.1 Kürzen der Nagezähne

Mit dem Diamantschleifinstrument oder einfacher mit einer Ampullensäge wird eine Sollbruchstelle auf dem Incisivi eingefräst bzw. gesägt. Beim Abbrechen mit einer Zange kann eine Zahnfraktur bis in die Alveole produziert werden. Dies wird durch Anlegen der Sollbruchstelle vermieden. Diese Prozedur gelingt in der Regel ohne Anästhesie. Kontrolle alle 4 bis 5 Wochen!

Beim Kaninchen sind stets die Hinterextremitäten so zu halten, daß diese nicht nach hinten ausschlagen können. Es entstehen sonst Wirbelsäulenverletzungen mit irreparablen Lähmungen!

2.2.2 Behandlung der Backenzähne bei Hasenartigen und Nagern

(Anästhesie, Maulspreizer, Untersuchung mit dem Otoskop).

Die Beseitigung der scharfen Kanten, Spitzen und Exsuperantien gelingt mit einer Raspel oder mit einer Diamantwalze im geraden Handstück. Fütterungsberatung: nagefähige härtere Bestandteile! Kontrolle alle 4 bis 5 Monate! Besonders bei Kaninchen kommt es oft zu *Abszeßbildungen* mit Osteomyelitis, Ostitis und Panostitis im Kieferbereich. Solchen Abszedierungen liegen fast regelmäßig Zähne mit eitrig-periapikaler Parodontitis zugrunde. Diese sind häufig auf Zahnfrakturen der Incisivi, auch infolge unsachgemäßen Kürzens mit nachfolgender eitriger Pulpitis zurückzuführen, die in das periapikale Gewebe fortgeleitet wird (Abb. 2.23). Extraktion bzw. operative Entfernung des vereiterten Zahnes! Soweit erreichbar, chirurgische Kürettage des Zahnfaches und der Abszeßhöhlen! Beim Kaninchen Antibiotikatherapie! Beim Meerschwein-

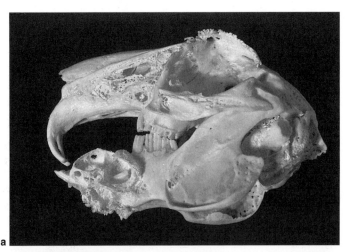

a

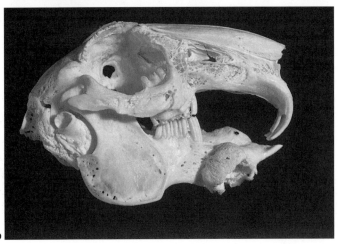

b

Abb. 2.23 Abszeßbildung beim Kaninchen
a) Periapikaler Abszeß an den Unterkiefer-Incisivi mit osteomyelitischen und ostitischen Folgen
b) Beidseitige periapikale Abszesse an den Unterkiefer-Incisivi mit Bildung von knöchernen Abszeßkapseln

chen muß stattdessen auf eine Sulfonamid-Therapie zurückgegriffen werden.

2.2.3 Exsuperantia dentium, Stufengebiß, Wellengebiß

Bei Zahnverlust wird der antagonistische Zahn im gegenüberliegenden Kiefer nicht abgerieben. Bei *nachwachsenden* Zähnen wächst der antagonistische Zahn in die Lücke, die durch den Zahnverlust entstanden ist, über das Niveau der Nachbarzähne hinaus. Solche herausragenden Zähne (Exsuperantia dentium) können die Gingiva des gegenüberliegenden Kiefers erreichen, verletzen und den Kieferknochen selbst beschädigen. Sind mehrere Zähne betroffen, entstehen sogenannte Stufen-, Treppen- oder Wellengebisse. Exsupe-

rantien können ohne Zahnverlust im gegenüberliegenden Kiefer entstehen. Der Abrieb eines Zahnes kann auch durch einen geringeren Kaudruck auf einzelne oder mehrere Zähne vermindert sein. Dies kann durch schmerzhafte Erkrankung von Zahn oder Zahnhalteapparat oder Kiefer bedingt werden. Exsuperantien kommen bei allen Tieren mit nachwachsenden Zähnen vor. Bei Schafen und Ziegen benötigt man zu deren Abschneiden eine starke Zahnschere, mit der die Exsuperantien auf das Niveau der Nachbarzähne gekürzt werden. Kontrollen in 4monatigen Abständen sind notwendig! Bei Schaf und Ziege (Abb. 2.24) kann diese dem Besitzer überlassen werden. Bei Meerschweinchen und Kaninchen ist die Inspektion der Maulhöhle schwieriger. Eine tierärztliche Kontrolle ist daher geraten.

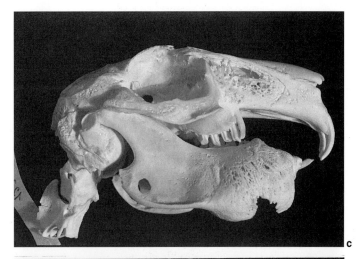

c

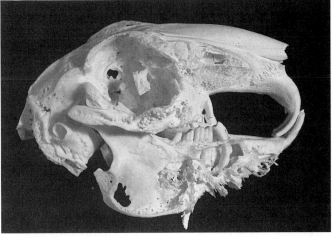

d

Abb. 2.23
c) Abszeßbildung, Osteomyelitis und Ostitis im Unterkiefer mit Verlust aller Mahlzähne
d) Abszeß im Bereich des ersten, stärker gekrümmten Prämolaren mit fortschreitender Osteomyelitis und reaktiver Ostitis.

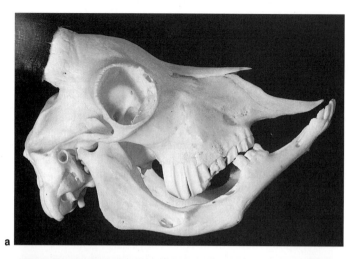

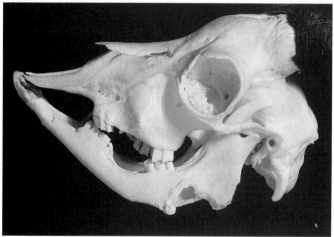

Abb. 2.24 Exsuperantia dentium bei der Ziege
a) oben: Wegen des Fehlens eines Prämolarens und aller Molaren im Unterkiefer sind die Molaren des Oberkiefers weit vorgewachsen
b) unten: Unterkieferusur, Osteomyelitis mit Abszedierung.

2.3 Entfernung von Zähnen oder Zahnteilen

Man unterscheidet zwischen der Zahnextraktion und der operativen Entfernung des Zahnes bzw. seiner Teile. Unter der Zahnextraktion versteht man die Herauslösung des Zahnes aus seiner Alveole. Bei der operativen Zahnentfernung wird der Zahn oder Teile vom Zahn nach Durchtrennung von Gingiva- und Knochengewebe aus der Alveole entfernt. Sie ist dann notwendig, wenn Zähne, Wurzeln und Wurzelreste mit gebräuchlichen Hebeln und Zangen über den Weg der Alveole nicht entfernt werden können.

Zahnentfernung wird aus zahlreichen zwingenden Gründen notwendig:

– bei Zahnüberzahl, wenn die überzähligen Zähne andere negativ beeinflussen oder die Okklusion gestört wird;

– bei persistierenden Milchzähnen, die die Entwicklung der bleibenden Zähne stören und/oder Malokklusion bedingen;

– bei retinierten und impaktierten Zähnen, weil sie eine Gefahr für Nachbarzähne (Druck auf Zahnwurzel) darstellen;

– bei Zähnen, resp. bei fehlgestellten Zähnen, die aus orthodontischen Gründen zur Erreichung einer ausreichenden Okklusion entfernt werden müssen u. U. auch, wenn sie gesund sind;

– bei Katzenzähnen mit subgingivalen, resorptiven Läsionen (Neck lesions);

– bei kariösen, toten oder bei chronisch eitrigen Zähnen, deren endodontische, konservierende oder prothetische Versorgung nicht indiziert ist;

- bei eitrigen oder gangränösen Pulpitiden;
- bei Parodontitis marginalis mit weitgehender Schädigung des Zahnhalteapparates, starkem horizontalen und vertikalen Abbau des alveolären Knochens (60%) und weitgehender Lokkerung des Zahnes;
- bei Parodontitis apicalis und follikulären Zysten, wenn Wurzelbehandlung oder Wurzelspitzenresektion bzw. Zystektomie nicht indiziert sind;
- bei stark luxierten Zähnen, bei denen eine Reimplantation oder Fixation nicht mehr möglich ist;
- bei frakturierten Zähnen, wenn die Erhaltung nicht mehr möglich ist;
- bei Kieferfrakturen, wenn der Zahn in der Frakturlinie liegt, weil periapikale Abszesse entstehen können und der Kieferbruch i.d.R. besser heilt, wenn der Zahn entfernt wird;
- bei Osteomyelitis oder Tumorbildung;
- und schließlich, wenn der Besitzer aus Kosten- oder anderen Gründen die Entfernung des Zahnes fordert, vorausgesetzt, daß dies mit tierschutzrechtlichen Bestimmungen vereinbar ist.

Vor jedem chirurgischen Eingriff sind Diagnose, Differentialdiagnose, Indikation und Prognose im Einzelfall zu bedenken. Der Besitzer ist hinreichend aufzuklären.

2.3.1 Zahnextraktion

Vor einer Zahnextraktion muß der Tierarzt sich über die anatomischen und topographischen Gegebenheiten im klaren sein. Er muß die Anzahl der Wurzeln eines jeden Zahnes kennen und bedenken, daß etwa zwei Drittel des Zahnes im Kiefer stecken und nur ein Drittel sichtbar ist.

Die Extraktion von Milchzähnen, von hochgradig luxierten Zähnen oder Zähnen bei fortgeschrittener Parodontitis ist in der Regel leicht. Oft bedarf deren Extraktion keiner Anästhesie. Dennoch gebietet die Extraktion von Milchzähnen besondere Vorsicht, weil diese Zähne wegen der bereits stattgehabten Resorption der Zahnwurzel sehr zerbrechlich sein können. Das gleiche gilt allgemein für die Zähne der Katze.

Der Zahn ist durch die ihn umschließende Gingiva am Zahnhals und einen Faserapparat einschließlich der Sharpeyschen Fasern in der knöchernen Alveole befestigt. Zu seiner Extraktion müssen diese Strukturen vom Zahn gelöst werden. Dies geschieht durch *keilende*, *hebelnde* oder *rotierende* Einwirkungen (Abb. 2.25). Man

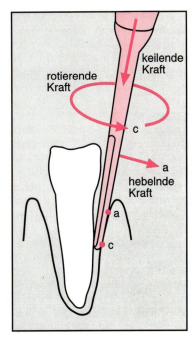

Abb. 2.25 Krafteinwirkungen auf den Zahn bei der Extraktion.

bedient sich hierbei des Hohlmeißelhebels nach Bein – kurz Beinscher Hebel genannt. Der Hebel besitzt eine distale Schneide, die zahnseitig benutzt, eine konkave Form hat. Der Griff wird beim Rechtshänder in die rechte Hand genommen, wobei der Zeigefinger sich auf die Zahnreihe stützt, um Verletzungen durch Abgleiten zu vermeiden. Der passende Beinsche Hebel wird mit der Konkavseite zum Zahn zwischen Krone und Gingiva eingeführt und rundum zur Lösung des am Zahn haftenden, gingivalen Epithelsaumes eingesetzt. Danach dringt er keilartig in den Parodontalspalt zwischen Wurzel- und Alveolarknochen zur Lösung der bindegewebigen Befestigung in der Alveole rundum den Zahn ein. Durch Drehung des Hebels in der Längsachse wird der Spalt geweitet und die Fasern luxiert. Vorsichtig werden nun hebelnde Kräfte entwickelt, indem man den knöchernen Alveolarrand als Unterstützungspunkt für den Hebel beansprucht. Besondere Vorsicht ist bei dem Einsatz des Hebels im Bereich des Caninus und der Prämolaren im Oberkieferbereich des Hundes geboten. Durch Druck nach nasal und palatinal kann eine Wurzel in die Nasenhöhle bzw. Nasennebenhöhle gestoßen werden. Im Unterkiefer kann man den Mandibularkanal verletzen. Starke Blutung! Je geduldiger man die keilenden und hebelnden Kräfte mit dem Beinschen Hebel bei gebotener Vorsicht einsetzt, desto leichter gelingt das Herausziehen des Zahnes mit der Zange. Diese darf erst angewandt werden, wenn der Zahn hinreichend locker ist. Mit der Zange werden nun durch rotierende Kräfte die letzten Verbindungen zwischen Zahn und Alveolarknochen zerrissen. Das geschieht durch zahlreiche, langsame, vorsichtige Drehbewegungen zur Längsachse des Zahnes, wobei man durch drückende und ziehende Kraft in Richtung der Zahnlängsachse prüft, wieweit der Zahn gelöst ist. Rotierende Zangenbewegungen bei Incisiven führen wegen der flachen Form der Zähne leicht zur Fraktur der Krone. Ist ein Zahn so nicht zu extrahieren, entschließt man sich besser frühzeitig zu einer operativen Entfernung. Bei der Auswahl und Anwendung der Zange ist es wichtig, darauf zu achten, daß die Zangenbranchen so tief apikal wie möglich die Zahnkrone ergreifen und daß die Zangenbranchen möglichst der Form des Zahnes entsprechen und ihm nicht nur punktförmig, sondern flächig aufliegen. Es droht sonst die Gefahr der Zersplitterung. Dennoch genügen zwei bis drei Zangen im Praxisbetrieb. Bei gelungener Extraktion kontrolliert man gewissenhaft, ob die extrahierten Wurzeln vollständig sind. Abgebrochene Wurzeln erfühlt man an den scharfen Kanten der Bruchstelle. Fernerhin überprüft man, ob etwa Splitter vom Alveolarknochen vorhanden sind, die entfernt werden müssen. Scharfe Knochenkanten am Alveolarknochen müssen abgefräst werden. Knochengewebe darf nirgendwo freiliegen. Gegebenenfalls muß es mit mobilisierter Gingiva überzogen und mit einer Situationsnaht fixiert werden. Bei größeren Alveolaröffnungen empfiehlt es sich, die Alveole mit mobilisierter Gingiva durch Naht zu verschließen, auch wenn eine Primärheilung nicht erwartet werden kann. Zur normalen Heilung gehört, daß sich die Alveole mit einem Blutkoagulum füllt. Bei stärkerer Blutung aus der Alveole kann man die Alveolarwunde mit einem Gazetupfer für einige Minuten geduldig komprimieren. Die Wunde verkleinert sich durch Kontraktion der Gingiva und durch Druck infolge der Schwellung und Hyperämie rasch. Der Blutpfropf wird überepithelisiert und organisiert. Innerhalb von ca. 4 Wochen ist die Alveole mit ungeordnetem, lockerem Knochengewebe gefüllt.

Die Extraktion von einwurzeligen Zähnen:

Die beschriebene Technik zur Extraktion findet in der Regel bei einwurzeligen Zähnen Anwendung. Dies gilt aber nicht für die Extraktion des einwurzeligen Caninus bei Hund, Katze oder Affe.

2.3.2 Entfernung des Caninus

Der Caninus ist der längste Zahn im Gebiß des Affen, des Hundes und der Katze. Er steckt bis zu mehreren Zentimetern in der knöchernen Alveole des Ober- oder Unterkiefers. Dazu hat er eine etwa sichelförmige Gestalt. Seine Nähe zur Nasenhöhle im Oberkiefer birgt die Gefahr ihrer Eröffnung mit der Komplikation einer oronasalen Fistel in sich, insbesondere bei kurznasigen Rassen. Im Unterkiefer füllt die canine Wurzel einen großen Teil des rostralen Unterkieferknochens aus, so daß das Knochengewebe dort dünn und spärlich ist. Die Extraktion dieses Zahnes führt leicht zu einer Fraktur des Unterkieferknochens. Gelegentlich kommt es zu einer Zusammenhangstrennung in der Unterkiefersymphyse.

2.3.2.1 Extraktion

Bei parodontalen Prozessen, die größere Teile der Wurzel betreffen, kann eine Extraktion des Caninus mit dem Beinschen Hebel und einer geeigneten Extraktionszange zum Erfolg führen. Auch bei traumatisch bedingter, hochgradiger Luxation des Caninus gelingt die Extraktion mit diesen Mitteln. Bei einem hinreichend intakten Halteapparat jedoch ist eine operative Entfernung des Caninus angezeigt.

2.3.2.2 Operative Entfernung

Zur Freilegung des Zahnes bildet man einen Gingiva-Lappen. Die Schnittführung im Oberkiefer ist in der Abb. 2.26 dargestellt. Entsprechend der Abbildung werden Gingiva und Mundschleimhaut vom Kieferknochen abgehoben und bis in die Höhe der Wurzelspitze mobilisiert. Die Lage des Caninus ist im *Oberkiefer* leicht durch die deutliche Aufwölbung des Kieferknochens über der Wurzel zu sehen und zu ertasten. Die Knochenlamelle über der Caninuswurzel wird hier mit Hilfe eines Meißels oder besser mit einem geeigneten Stahlbohrer oder einer Fräse im Winkelstück entlang des Umrisses der Wurzel bis auf das Zahngewebe durchtrennt und rese-

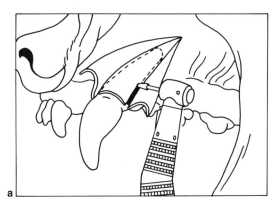

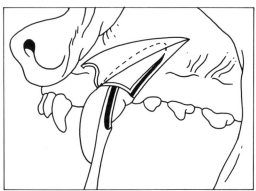

Abb. 2.26 Schnittführung bei der operativen Entfernung des Caninus beim Hund
a) Die Naht kommt über der leeren Alveole zu liegen!

b) Hier liegt die Naht neben der resezierten Knochenplatte *auf* dem Knochen: bessere Verklebung, Ernährung und Heilung!

ziert. Danach wird der Zahn in beschriebener Weise mit dem Beinschen Hebel gelockert und mit der Zange aus der Alveole gehoben. Dabei muß jede palatinal gerichtete Krafteinwirkung vermieden werden, damit nicht die dünne Knochenlamelle, die das Zahnfach von der Nasenhöhle trennt, durchbrochen wird. Im *Unterkiefer* ist die Lage des Caninus nicht oder sehr schwer zu ertasten. Es ist auf den Kinn-Nerv (N. mentalis) und die entsprechenden Gefäße (A. mentalis) zu achten, die aus dem in der Nähe der Wurzelspitze des Caninus liegenden Kinnloch (Foramen mentale) austreten. Der Unterkiefer-Caninus füllt fast das gesamte rostrale Ende des Unterkieferbeins aus. Daher besteht bei und nach Entfernung dieses großen Zahnes Frakturgefahr! Da die Caninusalveole sowohl im Oberkiefer als auch im Unterkiefer verhältnismäßig groß ist, empfiehlt es sich, die Gingiva zu mobilisieren und eine Naht mit resorbierbarem Nahtmaterial zu setzen. Die Naht liegt im Oberkiefer im Fall Abb. 2.26a über der Stelle, wo die laterale, alveoläre Knochenplatte reseziert worden ist. Bei der Abbildung 2.26b liegt die Naht dem Kieferknochen neben der Resektionsstelle auf. Hier kann die Gingiva bzw. Maulschleimhaut mit dem darunterliegenden Knochen verkleben. Die Wundlappen werden vom Periost her besser ernährt und die Wunde heilt so rascher.

2.3.2.3 Persistierender Caninus

Die Wurzeln von Milchzähnen sind in der Regel hinreichend resorbiert, wenn der bleibende Zahn durchbricht. Befindet sich ein Milchzahn zum

Zeitpunkt des Durchbruchs des bleibenden Zahnes noch an seinem Platz, wird er als persistierender Milchzahn bezeichnet. Ein persistierender Zahn soll sobald wie möglich extrahiert oder operativ entfernt werden, da er Durchbruch und Auswachsen des permanenten Zahnes stört oder stören kann. Persistierende Canini kommen meist symmetrisch vor (Abb. 2.27). Milchzähne können auch einzeln oder als ganze Zahnreihe (Incisivi) persistieren. Da Milchzahnpersistenz bei kleinen Hunderassen häufiger vorkommt, ist eine genetische Determinierung wahrscheinlich. In der Regel ist ein persistierender Zahn leicht zu extrahieren, weil seine Wurzel infolge Resorption kürzer und feiner ist. Jedoch besteht gerade wegen der Demineralisierung durch die resorpti-

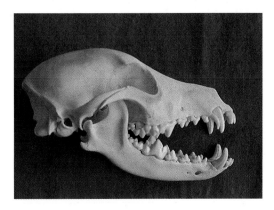

Abb. 2.27 Persistierender Caninus im Oberkiefer eines 11 Monate alten Cockerspaniels.

ven Prozesse Frakturgefahr. Daher ist sehr vorsichtige und geduldige Arbeit angezeigt. Keinesfalls darf man den Alveolarknochen des permanenten Zahnes beschädigen. Falls der Milchzahn sich der Extraktion widersetzt, entschließt man sich zur operativen Entfernung. Hierbei ist die gleiche Technik anzuwenden, wie oben für den permanenten Zahn beschrieben wurde.

2.3.2.4 Oronasale Fistel

Eine oronasale Fistel kann die Folge einer Extraktion oder operativen Entfernung des maxillaren Caninus sein. Auch durch traumatische Einwirkungen kann die dünne Knochenlamelle zwischen Kieferknochen und Nasenhöhle, sowie die epitheliale Auskleidung der Nasenhöhle durchstoßen werden. Schließlich können diese Knochenstrukturen durch vertikalen Knochenabbau so dünn werden, daß eine Verbindung zwischen Nasenhöhle und Mundhöhle über die Alveolarhöhle entsteht. Ist eine solche Verbindung entstanden, wächst sowohl von der Maulhöhle als auch von der Nasenhöhle Epithel in den Verbindungskanal, und es entsteht eine Fistel, durch die Futterteile in die Nase dringen können. Die Folge sind Reizerscheinungen mit Niesen sowie eine eitrige Rhinitis mit Nasenausfluß. Die oronasale Fistel kommt gelegentlich auch bei anderen Zähnen als dem Caninus vor. Sie ist häufiger bei kleinen Hunderassen mit schmalen Nasen und bei Hunderassen, die zur Parodontitis neigen wie Pudel, Yorkshire, Terrier.

Ist eine oronasale Verbindung während einer Extraktion entstanden und sofort festgestellt (Injektion in die Alveole – Abfluß durch die Nasenhöhle!), dann ist ein epithelialer Fistelkanal nicht ausgebildet. Eine Fistel besteht noch nicht. Es bedarf jedoch unbedingt der operativen Behandlung. Diese besteht in der Mobilisierung eines bukkalen Gingiva-Mundschleimhaut-Lappens in ausreichender Breite (Einfache Lappentechnik! Abb. 2.28). Dieser Lappen muß so lang sein, daß er spannungsfrei die Extraktionswunde vollständig bedeckt. Er wird mit der palatinalen Maulschleimhaut durch Naht vereinigt. Zuvor sind die Alveolarknochenränder auf scharfe Kanten zu prüfen, die gewissenhaft abgetragen und gerun-

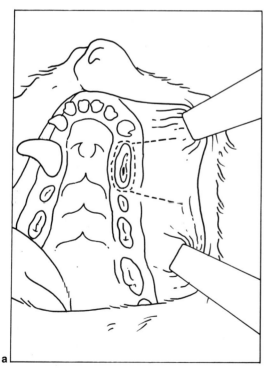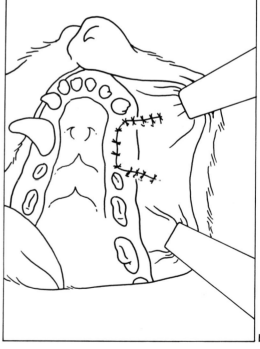

a

b

Abb. 2.28 a, b   Oronasale Fistel: einfache Lappentechnik.

det werden müssen. Diese Technik kann auch zur plastischen Deckung von oronasalen Verbindungen, die an anderen Zähnen entstanden sind, angewandt werden. Ist eine Fistel entstanden, dann muß der gereinigte und desinfizierte Fistelkanal kürettiert werden, um das Epithel zu entfernen. Der Fistelkanal soll sich mit Blutkoagulum füllen. Besteht eine Fistel längere Zeit und ist die Fistelöffnung groß, ist die sogenannte Doppellappen-Technik angezeigt, die wesentlich komplizierter ist (Abb. 2.29): Hierbei wird ein mukoperiostaler Lappen aus der palatinalen Maulschleimhaut gebildet, der über die Fistelöffnung genäht wird. Wichtig ist, daß dieser Lappen genügend Verbindung zur Maulschleimhaut behält, damit er gut ernährt wird und daß Epithel des oralen Fisteleinganges kürettiert und skarifiziert wird, weil die epitheliale Lappenfläche auf dem intakten Epithel sonst nicht aufheilt (Abb. 2.29a). Aus der bukkalen Schleimhaut wird nach der eben beschriebenen Prozedur ein zweiter Schleimhautlappen gebildet, der sowohl auf den Gaumendefekt als auch auf den über den oralen Fisteleingang liegenden, mukoperiostalen Lappen aus dem Gaumen genäht wird (Abb. 2.29b). Das submuköse Bindegewebe dieses Bukkallappens liegt im Abdeckungsbereich auf dem subgingivalen, submukösen Gewebe des Gaumenlappens. Das Epithel des Gaumenlappens vereinigt sich sodann mit dem Nasenepithel. Der buk-

kale Lappen stellt die Kontinuität der Maulschleimhaut wieder her. Die Lappen sollen eher reichlich als zu knapp präpariert werden, damit weder Zug noch Strangulation die Ernährung der Lappen negativ beeinträchtigen. Diese Operation bedarf der antibiotischen Vorbehandlung (3–5 Tage) und der antibiotischen Nachsorge (8–10 Tage).

2.3.3 Entfernung mehrwurzeliger Zähne

Mehrwürzelige Zähne können insbesondere, wenn eine Lockerung bereits vorliegt, mit Hebel und Zangen in der beschriebenen Weise extrahiert werden. Dazu wird der epitheliale Saum der Gingiva mit einem Skalpell oder mit dem Beinschen Hebel von dem Zahn getrennt. Es folgt der Einsatz des Beinschen Hebels als Keil und Hebel. Dabei dient die am Zahn umlaufende Schmelzfalte – das Cingulum – als Ansatzleiste für das Hebelarmende. Als Hebelunterstützungspunkt dienen der Alveolarknochenrand und die Nachbarzähne. Rotierende Bewegungen mit der Zange sind bei mehrwurzeligen Zähnen nicht möglich. Eine genaue Kenntnis von Zahl und Lage der Wurzeln sind Voraussetzung jeder Zahnentfernung (Tab. 2.4 s. Seite 63). Die Lage der Wurzeln in den Kiefern des Hundes zeigen die Abbildungen 2.30 und 2.31.

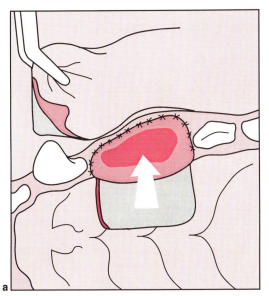
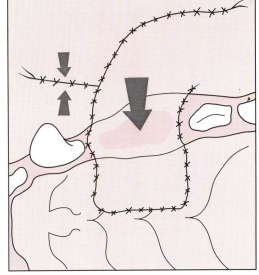

Abb. 2.29 a, b Oronasale Fistel: Doppel-Lappentechnik.

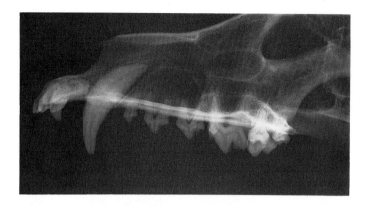

Abb. 2.30 Lage der Zahnwurzeln im Oberkiefer des Hundes.

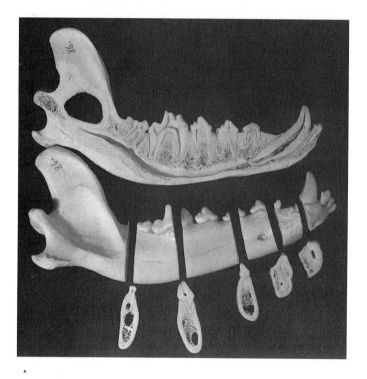

Abb. 2.31 Lage der Zahnwurzeln im Unterkiefer des Hundes.

2.3.3.1 Extraktion

Gelingt die Extraktion nicht, so muß der Zahn in zwei oder drei Teile zerlegt werden. Danach wird jede Wurzel einzeln, wie beim einwurzeligen Zahn, entfernt. Der meist extrahierte Zahn ist der dreiwurzelige P4 im Oberkiefer. Das Vorgehen ist folgendermaßen: Loslösung der Gingiva mit einem Skalpell oder dem Beinschen Hebel; Zerteilung des Zahnes gemäß Abb. 2.32 nach genauer Festlegung der Lage der Bifurkation; Lokkerung der einzelnen Zahnwurzeln mit dem He-

bel; Extraktion mit der Zange. Die Zerteilung des Zahnes geschieht besser mit einem diamantierten zylindrischen Bohrer als mit einer diamantierten Trennscheibe. Diese ist zu groß und für den Gebrauch in der Maulhöhle nicht ohne das Risiko der Weichteilverletzung beim Tier und der Finger des Operateurs. Wichtig! Die Trennung der Wurzeln muß unter Wasserkühlung geschehen, um das Gewebe vor Hitzeeinwirkung zu bewahren. Man überzeuge sich, daß die Zertrennung des Zahnes vollständig ist, indem jedes Teil bewegt wird. Eine unvollständige Zer-

Tab. 2.4 Anzahl der Wurzeln bei Hund und Katze

| | Hund | | Katze | |
	OK	UK	OK	UK
Incisivi	1	1	1	1
Canini	1	1	1	1
Prämolar 1	1	1	–	–
Prämolar 2	2	2	1	–
Prämolar 3	2	2	2	2
Prämolar 4	3	2	3	2
Molar 1	3	2	2	2
Molar 2	3	2	–	–
Molar 3	–	1	–	–

OK = Oberkiefer, UK = Unterkiefer

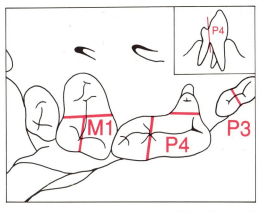

Abb. 2.32 Zerlegung des 3. und 4. Präemolaren und 1. Molaren im Oberkiefer des Hundes.

trennung kann im weiteren Verlauf des Hebelns zur Frakturierung führen. Gewöhnlich entfernt man den größten Zahnteil zuerst. Bei der Entfernung von Molaren des Oberkiefers lockert man zuerst die palatinale Wurzel unter Zuhilfenahme der bukkalen Teile als Hebeldrehpunkt. Die Extraktion beginnt jedoch mit den stärkeren, bukkalen Wurzeln, wobei der palatinale Teil als Unterstützungspunkt für den Hebel dient.

2.3.3.2 Operative Entfernung

Gelingt die Entfernung eines zwei- oder dreiwurzeligen Zahnes in der beschriebenen Weise nicht, müssen die Zahnwurzeln freigelegt werden. Zur Entfernung des 4. Prämolaren im Oberkiefer des Hundes wird ein dreieckiger, mukoperiostaler Lappen gebildet durch einen bukkalen Schnitt längs des Schmelzwulstes und einen schrägen Schnitt distal des Foramen orbitale, der vom apikalen Niveau des 4. Prämolaren zum Gingivasaum des 3. Prämolaren läuft (Abb. 2.33). Dabei soll die Schnittlinie nicht über der Zahnwurzel liegen. Die Entfernung des Zahnes wird erleichtert, wenn der bukkale Alveolarknochenrand (5 mm) reseziert wird, so daß die Bifurkation freiliegt. Der Zahn wird nun zerteilt und die Alveole entlang des Wurzelrandes aufgefräst. Es folgt das Aushebeln der Zahnteile. Nach Abschleifen der scharfen Alveolarknochenkanten erfolgt die Naht, wobei die Alveole plastisch gedeckt wird.

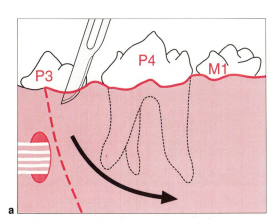
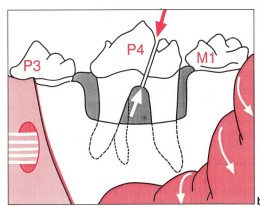

Abb. 2.33 a, b Operative Entfernung des 4. Prämolaren im Oberkiefer des Hundes.

Abb. 2.34 Hemisektion. ▶

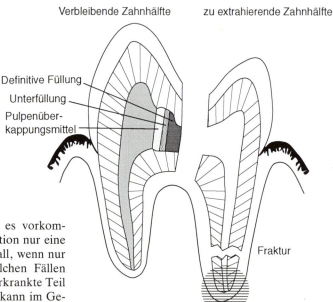

Verbleibende Zahnhälfte   zu extrahierende Zahnhälfte

Definitive Füllung

Unterfüllung

Pulpenüber-
kappungsmittel

Fraktur

2.3.3.3 Hemisektion

Bei mehrwurzeligen Zähnen kann es vorkommen, daß die Indikation zur Extraktion nur eine Wurzel betrifft. Dies ist z. B. der Fall, wenn nur eine Wurzel frakturiert ist. In solchen Fällen kann nach Teilung des Zahnes der erkrankte Teil extrahiert werden, der andere Teil kann im Gebiß verbleiben. Die Indikation zur Hemisektion spielt in der Humanmedizin eine größere Rolle zur Erhaltung von Zähnen für die Funktion als Brückenpfeiler. Nach Durchtrennung der bewurzelten Zahnteile muß nach Extraktion des krankhaft veränderten Zahnteils die durchtrennte Verbindung der Pulpakammer des verbleibenden Zahnes endodontisch versorgt werden: Vitalamputation, Überkappung, Unterfüllung, Füllung (Abb. 2.34).

2.3.3.4 Gesichtsfistel des Hundes

Bei Hunden aller Rassen im mittleren oder fortgeschrittenen Alter, selten bei der Katze, entstehen recht häufig im Bereiche des 4. Prämolaren und 1. Molaren unterhalb des mittleren Augenwinkels Abszeßeruptionen mit nachfolgender Fistelbildung. Solche kündigen sich durch eine starke Schwellung im Gesicht des Hundes, Oralschmerz, Futterverweigerung und oft auch durch Fieber an. Nach dem Abszeßausbruch bleibt eine meist 2 mm große Fistelöffnung, aus der weniger eitriger als blutig-seröser Sekretfluß erfolgt. Gelegentlich öffnet sich ein Abszeß bukkal in die Maulhöhle oder auch in die Konjunktivaltasche. Diese, für den Hund typische Zahnfistel geht fast immer vom Reißzahn aus. Ihre Ursache liegt in einer Pulpitis nach einer Zahnfraktur, die eine apikale Entzündung auslöst, in einer parodontalen Erkrankung oder einem Kiefertrauma. Häufig ist ein bei der Extraktion abgebrochener, in der Alveole verbliebener Wurzelrest die Ursache

der Fistel. Da die Entzündungsprozesse meist von dem 4. Prämolaren (P4) ausgehen, entleeren sich die Abszesse und Fisteln in der Regel durch das Oberkieferbein nach außen (Abb. 2.35). Die bukkalen Wurzeln des 4. Prämolaren werden duch den Orbitalkanal weit von dem Nasenhöhlensystem ferngehalten. Dieses System wird eher von der kleinen, rostralen, palatinalen Wurzel des P4 und von der distalen Wurzel des P3 erreicht, wie Knochensägeschnitte parallel zur Medianebene zeigen (Abb. 2.36).

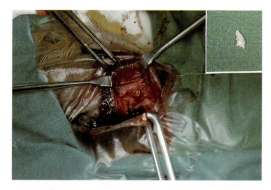

Abb. 2.35 Gesichtsfistel bei einem Dackel infolge eines Wurzelrestes (links oben!) nach operativer Entfernung des P4.

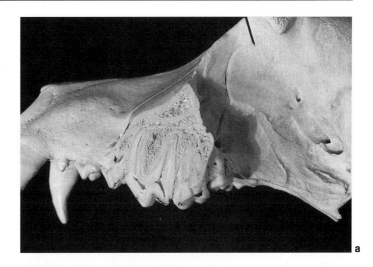

a

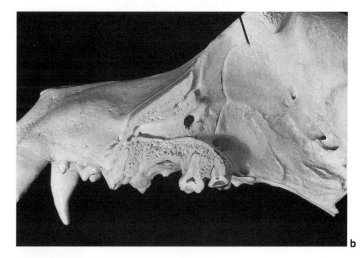

b

Abb. 2.36 Topographische Verhältnisse im Bereich von P3, P4, M1
und M2 im Oberkiefer des Hundes
(parallele Sägerschnitte!):
a) äußerer Schnitt: bukkalen Wurzeln von P3, P4, M1
b) mittlerer Schnitt: Infraorbitalkanal, distale Wurzel von P3, palatinale Wurzel von P4, M1, bukkale
Wurzeln von M2
c) innerer Schnitt: Die „Kieferhöhle"
ist geöffnet; Blick auf Lamina externa des Siebbeins; rostral Öffnung
zur Nasenhöhle; nur die distale Wurzel von P3 und die palatinale Wurzel
von P4 (leere Alveole) gelangt dicht
an die „Kieferhöhle"!

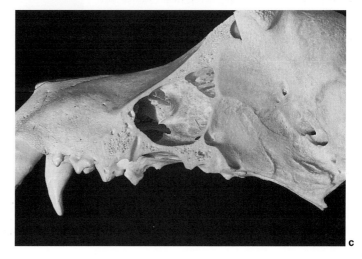

c

Die „Kieferhöhle" des Hundes liegt abweichend von den Verhältnissen bei anderen Haustieren nicht zwischen der kompakten Außen- und Innenplatte des Oberkieferknochens und seiner Nachbarknochen. Vielmehr wird sie durch den nach lateral außen ausgebuchteten Kieferknochen und zum Teil durch das Tränen- und Gaumenbein gebildet. Nasenhöhlenwärts ist sie durch die sehr dünne Lamina externa des Siebbeines begrenzt. Der Katze fehlt die Kieferhöhle, dem Hund die Gaumenhöhle.

Die Behandlung der Fistel richtet sich nach den festgestellten, ursächlich erkrankten Zähnen oder Wurzeln. Bei gelockerten Zähnen empfiehlt sich die Extraktion, die allein zur Heilung führen kann. Sitzt der verursachende Zahn – meist der 4. Prämolar – sehr fest, muß gegebenenfalls eine endodontische Behandlung und eine Wurzelspitzenresektion erfolgen. Wurzelreste müssen extrahiert werden. Bei einer oralen Fistel via Alveole – Processus maxillaris („Kieferhöhle") – Nasenhöhle ist eine operative Eröffnung des Höhlensystems, Kürettage des Fistelkanales und plastische Deckung angezeigt.

2.3.4 Retinierte Zähne

Vor einem Eingriff bei retinierten Zähnen ist es notwendig, sich röntgenologisch über den retinierten Zahn und seine Umgebung zu informieren. Man unterscheidet zwischen einer vollkommenen Retention, wenn der Zahn nicht durchgebrochen ist und noch ganz in der knöchernen Alveole oder unter der Gingiva liegt und einer unvollkommenen Retention, bei der der Zahn zwar bereits durchgebrochen, der Eruptionsprozeß jedoch zum Stillstand gekommen ist. Wichtig ist die Beurteilung der Apex des Zahnes im Röntgenbild. Ist das Foramen apicis weit geöffnet, eine „Wurzelspitze" also noch nicht gebildet, ist noch Aussicht, daß der Zahn aus der Alveole herauswächst. Hierzu kann operative Hilfe geleistet werden, indem das Epithel über der Eruptionsstelle reseziert und der Alveolarknochen soweit aufgefräst wird, daß die Öffnung dem Durchmesser des Zahnes entspricht. Danach wird mit einem Hebel der Halteapparat vorsichtig gedehnt. Die Luxation kann eine Weiterentwicklung des Zahnes provozieren.

2.3.5 Impaktierte Zähne

Zähne, deren Durchbruch blockiert ist und praktisch nicht mehr erwartet werden kann, sollen entfernt werden.

Gelegentlich ist ein Caninus öfter im Unterkiefer impaktiert und verlagert. Klinisch fehlt dieser Zahn. Die Impaktion ist dann ziemlich sicher. Der Zahn ist röntgenologisch im UK meist lingual von den Wurzeln der ersten 3 Prämolaren impaktiert. Bei der operativen Entfernung im Unterkiefer muß man das Risiko einer Unterkieferfraktur bedenken. Der Zugang ist von lingual. Durch das Röntgenbild orientiert, sucht man einen Zugang zur Krone des Zahnes, indem man die Kompakta des Kieferknochens aufmeißelt oder wegfräst (Abb. 2.37). Es empfiehlt sich, streng aseptisch zu arbeiten, um das aufgemeißelte und aufgehebelte, aber möglichst noch einseitig in periostaler Verbindung belassene Kortikalisdeckstück wieder zu reimplantieren. Dadurch wird die Stabilität des Unterkieferastes in kürzester Zeit wieder gewährleistet. Ist die Krone des impaktierten Zahnes in Sicht, wird dieser vorsichtig mit dem Beinschen Hebel luxiert und mit einer geeigneten Extraktionszange extrahiert. Das Kortikalisstück läßt sich reponieren und fixieren. Es folgt ein dichter Verschluß mit Knopfnähten. Bei an anderer Stelle impaktierten Zähnen wird entsprechend den Gegebenheiten in ähnlicher Weise verfahren.

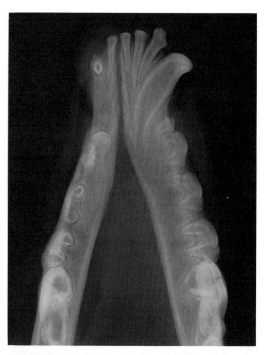

Abb. 2.37 Impaktierter Caninus im Unterkiefer des Hundes.

2.3.6 Wurzelspitzenresektion

Indikation für die Wurzelspitzenresektion ist eine chronisch apikale Parodontitis mit ·der Ausbildung eines Wurzelgranuloms oder einer radikulären Zyste. Das Wurzelgranulom erscheint röntgenologisch in der Regel kontrastscharf, aber unregelmäßig begrenzt. Die Zyste erweist sich im Röntgenbild als eine runde oder ovale, manchmal recht umfangreiche, scharf begrenzte Aufhellung. Akut eitrige Prozesse erscheinen unscharf und unregelmäßig begrenzt. Weitere Indikationen stellen Frakturen im Bereich des apikalen Wurzeldrittels dar. Ursachen für apikale Entzündungsprozesse sind oft Fehler bei der Wurzelbehandlung, bedingt durch unvollständige Füllung der Zahnwurzel, Überfüllung, Perforation der Wurzelspitze, abgebrochene Wurzelbehandlungsinstrumente. Auch Hindernisse bei der Wurzelbehandlung und Füllung wegen gekrümmter Wurzelkanäle stellen eine Indikation für die Wurzelspitzenresektion dar. Bei instrumenteller Verletzung des Wurzelkanales ist die Wurzelspitzenresektion angezeigt. Ziel der Wurzelspitzenresektion ist es, krankhaft verändertes Gewebe einschließlich der Zahnwurzelspitze mit seinen deltaförmigen Pulpakanalverzweigungen zu entfernen und einen bakteriendichten Wurzelkanalabschluß zu erreichen. Eine Röntgenaufnahme ist erforderlich. Akute Entzündungsprozesse zwingen zum Abwarten bis zum Abklingen. Voraussetzung einer Wurzelspitzenresektion ist eine Wurzelkanalbehandlung. In der Veterinärmedizin wird man diese in der Regel unmittelbar vor der Wurzelspitzenresektion durchführen, wenn nicht eine Wurzelfüllung oder eine Stiftkrone bereits vorhanden ist, um eine Anästhesie zu sparen. Die Wurzelspitzenresektion wird beim Hund in erster Linie an den Canini, auch am P4 im Oberkiefer und am M1 im Unterkiefer notwendig. Der Grund für die apikale Erkrankung der Canini liegt in der Krümmung und der damit bedingten Schwierigkeit, eine exakte Füllung bis zur Apex einzubringen und in dem ausgedehnten Pulpakanaldelta, welches der Grund für persistierende Infektionen sein kann. Zugang zur Spitze der Oberkiefer-Canini findet man, indem man den Zahn durch die bukkale Schleimhaut palpiert. Nach einem quer zur Zahnachse, an der Grenze zum apikalen Drittel bukkal (intraoral) gelegenen Schnitt wird ein Periostschleimhautlappen zur Zahnspitze abpräpariert. Der Lappen muß nach allgemeinen chirurgischen Regeln so gebildet werden, daß gute Lappenernährung, Übersicht und Operationsmöglichkeiten gegeben sind und daß die Naht auf feste Knochenunterlage zu liegen kommt. Die Spitze wird nun unter Sicht und palpatorisch geortet und der Alveolarknochen in Form eines Triangels gefenstert. Die Fensterung soll groß genug sein, um das veränderte Gewebe bequem entfernen zu können. Die Wurzelspitze (etwa 5 mm) wird mit einem schrägen Querschnitt reseziert, so daß die Öffnung des Wurzelkanales vom Operateur gut eingesehen werden kann (Abb. 2.38a). Es folgt die Kürettage des krankhaften Gewebes und Austamponie-

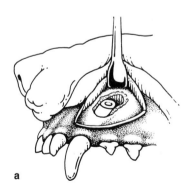
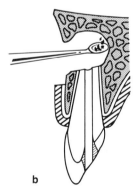
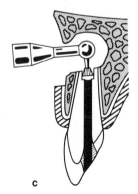

Abb. 2.38 Wurzelresektion am Caninus beim Hund
a) Schnittführung und Resektion;
b) Zustand nach Entfernung der Wurzelspitze und des veränderten Gewebes. Es folgt orthograde Wurzelkanalbehandlung und Füllung;
c) Retrograde Wurzelfüllung falls die koronale Wurzelfüllung nicht dicht abschließt oder nicht möglich ist (z. B. Wurzelstift).

rung zum Zwecke der „retrograden" Versorgung der Wurzelspitze, indem eine 2−3 mm tiefe Retentionsform im Wurzelkanal geschaffen wird. Amalgam wird eingebracht und kondensiert (Abb. 2.38). Die Entfernung der Tamponade, Spülung mit physiologischer Kochsalzlösung und Naht schließen sich an.

Der Zugang zum Unterkiefer-Caninus ist durch einen Schnitt durch die äußere Haut ventro-lateral zum Verlauf des Kieferastes möglich. Die Spitze des Zahnes liegt in der Regel ventromedial im Unterkieferast und reicht bis in die Höhe des kleinen mittleren Foramen mentale. Die Operationsmethode ist wie beschrieben. Immer wiederkehrende Schwellungen und Abszedierungen in der Infraorbitalgegend erfordern oft die endodontische Behandlung der rostralen und caudalen Wurzel des 4. Prämolaren und deren Wurzelspitzenresektion. Die palatinale Wurzel sollte extrahiert werden.

2.3.7 Komplikationen bei der Entfernung von Zähnen und deren Therapie

Fraktur der Krone

Ursachen: Nicht genügende Lockerung des Zahnes, ungeeignete Extraktionszange; mangelnde Vorsicht bei der Extraktion von Incisivi (Rotation!); persistierende Milchzähne; Katzenzähne.

Therapie: Exstirpation der verbliebenen Wurzel mit Hebel, wenn noch möglich Zange; Wurzelspitzenhebel; darüber hinaus Osteotomie mit Lappentechnik.

Fraktur der Wurzel, retinierte Wurzelspitze

Ursachen: Wurzel-Ankylose, zarte und gekrümmte Wurzeln; mangelhafte Lockerung; zu früher und zu kraftvoller Einsatz der Extraktionszange. Siehe oben!

Therapie: (Zahnmaterial ist weiß, härter als Knochensubstanz und blutet nicht!) Versuch der Extraktion unter Sicht (Licht!) mit Beinschen Hebel, Wurzelheber.

Bei zwei- und dreiwurzeligen Zähnen: Ausbohren der knöchernen Zwischenwurzelsepten. Hierdurch wird ein größerer Raum geschaffen, um die Wurzelspitze zu separieren.

Pulverisierung der Wurzelspitze: Angezeigt bei fragilem Wurzelgewebe oder wenn andere Methoden versagen; effektive Technik bei der Katze!

Der Wurzelrest wird mit Hilfe des Bohrers pulverisiert. Achten auf Bohrgefühl und Bohrgeräusch! Vorsicht: Nasenhöhle!

Fraktur des Processus alveolaris (des Alveolarknochens)

Ursachen: Verminderte Festigkeit des Knochens durch resorptive Vorgänge (Parodontitis); forcierte Kraft bei der Extraktion; Trauma.

Therapie:: Bei Traumen sind Frakturstücke zu belassen. Sie wachsen ein; Entfernung der Frakturstücke bei infiziertem Gewebe; Beseitigung von scharfen Kanten.

Perforation der Nasen- und Nasennebenhöhle

Ursachen: Beschädigung des Oberkieferknochens (Parodontitis) mit Eröffnung der Nasen- oder Nasennebenhöhle; Perforation bei Extraktion von Caninus und Prämolaren durch zu starke, auf die palatinale Alveolarfläche gerichtete Kraft.

Therapie: Plastische Deckung; einfache Lappen- oder Doppellappentechnik!

Fraktur des Unterkieferknochens

Ursachen: Operative Entfernung des Caninus, des impaktierten Caninus im Unterkiefer (alte, kleine Hunde, Katzen); parodontale Schädigung des Kieferknochens; mangelnde digitale Unterstützung und Kontrolle während operativer Entfernung.

Therapie: Siehe S. 76.

Blutung

Ursachen: Die Blutung nach der Entfernung eines Zahnes ist physiologisch.; Spülung der Alveole ist kontraindiziert, wenn nicht Gewebeteile oder Zahnteile (Pulverisation) ausgespült werden müssen oder bei Infektion von Zahn- und Halteapparat (periapikaler Abszeß); die Alveole soll Blutkoagulum enthalten.

Blutung: fortdauernder Abfluß von Blut.

Nachblutung: Einsetzen einer Blutung nach Tagen.

Therapie: Druckpresse mit Gaze; evtl. Tamponade; Kauterisation, Gefäßligatur; Kontrolle von Nähten, insbesondere, wenn Naht über geöffneter Alveole liegt; kalte Kompressen (gleichzeitig gegen Anschwellung); Koagulationsmittel (Gelfoam, Upjohn Company).

Bei Nachblutungen: An Krankheiten mit erhöhter Blutungsneigung denken: Hämophilie, Thrombopenie, Lebererkrankungen, Vitamin-C-Mangel!

Infektion

Ursachen: Ausgedehnte parodontale Prozesse, periapikale Abszesse, mangelhafte Hygiene, Sekundär-Osteomyelitis.

Therapie: Antibiotika, operative Behandlung der Osteomyelitis nach antibiotischer Vorbereitung.

Hängende Zunge

Ursachen: Entfernung beider Canini im Unterkiefer.

Therapie: Möglichst Vermeidung der Entfernung; keine alternative Therapie; Aufklärung des Besitzers! Implantate?

2.4 Verletzung der Zähne und des Zahnhalteapparates

2.4.1 Zahnluxation

Unter Zahnluxation versteht man die unvollständige oder vollständige gewaltsame Zerreißung der Zahnbefestigung in der Alveole. Sie kommt beim Hund nicht selten vor z. B. infolge des Apportierens von langen Ästen. Dabei werden außerordentliche Hebelkräfte frei, die sich meist auf die Canini auswirken. Bei der *unvollständigen Luxation* ist die bindegewebige Befestigung des Zahnes teilweise zerrissen, der Zahn daher

gelockert und mitunter in seiner Stellung verändert (Extrusion, Subluxation), so daß es zu Okklusionsschwierigkeiten kommen kann. Die den Zahn durch das Foramen apicis versorgenden Gefäße und Nerven werden hierbei in Mitleidenschaft gezogen, mit der möglichen Folge einer Abreißung und Pulpanekrose. Gerade deshalb bedarf ein Zahn, der infolge äußerer Gewalt schmerzhaft, aber noch nicht gelockert wurde, einer längeren Nachkontrolle. Zahnluxationen sind oft mit Frakturen des Alveolarknochens und des Zahnes (Röntgen!) verbunden. Wirken die traumatisierenden Kräfte in Richtung der Zahnlängsachse, wird der Zahn in die Alveole hineingetrieben (Intrusion).

Therapie: Ziel der Therapie ist es, den Zahn, wenn Dislokation vorliegt, zu reponieren und durch einen Schienenverband zu stabilisieren. Dieser wird durch beidseitig an je zwei Zähnen befestigten Achterschlingen mit Dentaldraht gebildet. Die Drahtschlingen werden mittels Ätztechnik mit Composit-Kunststoff gesichert. Eine Pulpaschädigung soll erst später nach negativem Vitalitätstest endodontisch behandelt werden, weil die Möglichkeit besteht, daß der Zahn vital bleibt.

Bei der *vollständigen Luxation* ist der Zahn vollständig aus seiner Alveole gelöst. Gelegentlich ist er nur noch an Gingivagewebe befestigt. Dieser Zahn ist verloren. Bei jungen Hunden und erhaltener Alveole kann eine Replantation versucht werden (Abb. 2.39).

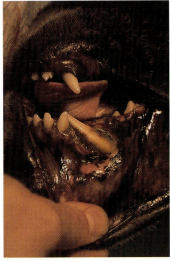 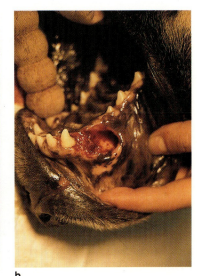

Abb. 2.39 Vollständig luxierter Zahn bei einem Schäferhund
a) luxierter Caninus
b) Zustand nach Extraktion.

a   b

2.4.2 Replantation

Die Replantation des Zahnes hat nur Aussicht auf Erfolg, wenn sie innerhalb einer Stunde vorgenommen werden kann. Der Zahn ist bis dahin vor Austrocknung zu schützen (feuchtes, reines Taschentuch, Aufbewahrung in physiologischer Kochsalz- oder Ringer-Lösung, notfalls auch in abgekochter Milch). Er ist mit physiologischer Kochsalzlösung zu reinigen. Keine Desinfektion! Dagegen ist ein Eintauchen in eine isotone Antibiotikalösung zu empfehlen. Der Zahn wird regelrecht in die Alveole eingebracht. Es folgt ein Schienenverband, der jede Bewegung des Zahnes verhindern soll. Möglich ist auch eine transdentale Fixation. Schutz durch Antibiotikagaben für 10–12 Tage! Eine endodontische Versorgung muß später erfolgen. Da Gefäße und Nerven zerrissen sind, ist der Zahn avital. Er kann aber wieder vital werden!

2.4.3 Fraktur des Alveolarknochens

Bei Frakturen des Alveolarknochens ist das therapeutische Ziel, die Einheilung der Frakturstükke zu erreichen. Die in periostaler Verbindung stehenden Knochenstücke heilen in der Regel ein. Nur vollständig gelöste Knochensplitter werden entfernt. Die Zähne im Frakturstück – auch beschädigte – werden vorläufig belassen, um keine weitere Traumatisierung zu veranlassen. Zur Immobilisierung der Fraktur erfolgt eine Schienung (Draht-, Kunststoffschiene). Umfangreiche Verletzungen des knöchernen alveolaren Halteapparates der Zähne müssen unter Umständen mit Platten oder Schrauben fixiert werden. Bei Alveolarknochenbrüchen im Oberkiefer ist immer eine oronasale Durchgängigkeit auszuschlie-

ßen. Prophylaktische Antibiotikabehandlung über 1 bis 2 Wochen! Um die Einheilung der Knochenfragmente nicht zu stören, soll eine Wurzelbehandlung erst nach der Bruchheilung in 4 bis 6 Wochen erfolgen, wenn nicht akute Pulpaentzündungen früher dazu zwingen. Traumatische Pulpaschädigungen durch die Fraktur wie Kompression, Mangeldurchblutung, Abriß zeigen sich in einer Grauverfärbung des Zahnes. Eine apikale Parodontitis infolge des Traumas muß durch Röntgenkontrolle ausgeschlossen werden.

2.4.4 Abnormer Abrieb (Abrasion)

Ursachen für einen anomalen Abrieb der bleibenden Zähne beim Hund sind Malokklusion, Angewohnheiten wie Käfigbeißen oder Zähneknirschen, Abrieb durch harte Materialien (Steine). Solche Angewohnheiten können bereits bei jungen Hunden zu einem ungewöhnlich raschen Abrieb aller Zähne im Gebiß führen (Abb. 2.40). Abgenutzte Zähne bei alten Hunden sind gewöhnlich nicht behandlungswürdig, auch wenn die Spur des Pulpakanales erkennbar ist. Bei diesen Tieren ist die Okklusionsfläche durch Tertiärdentin so stark verdichtet, daß nachteilige Folgen nicht zu befürchten sind. Bei jungen Hunden muß einem raschen Abrieb durch orthopädische Maßnahmen begegnet werden. Bei einem Abrieb des gesamten Gebisses kann man den Prozeß stoppen, indem man alle vier Canini mit möglichst hohen Stahlmantelkronen versieht, so daß eine Okklusion der Prämolaren und Molaren bis zum Niveau der abgeriebenen Okklusionsflächen nicht mehr möglich ist. Bei Käfigbeißern wird die distale Caninusfläche übermäßig abgerieben, so daß in extremen Fällen Frakturgefahr besteht. Diese Defekte sollten ebenfalls durch eine Stahlmantelkrone behandelt werden.

2.4.5 Zahnfraktur

Zahnfrakturen geschehen beim Hund infolge des Kaudruckes bei Aufbiß auf harte Gegenstände wie Steine, trockenes, hartes Holz, aber auch durch Scherkräfte beim Apportieren und bei der Ausbildungsarbeit. Eine sehr häufige Ursache ist das Steinfangen. Hunde fangen gern spielerisch Tennisbälle. Wird ein Stein in ebensolcher Größe geworfen, fängt der Hund ihn in gleicher Weise. Dabei entstehen zum Teil üble Trümmerbrüche. Die Frakturen betreffen vor allem die Canini, aber auch Incisivi und den 4. Prämolaren im

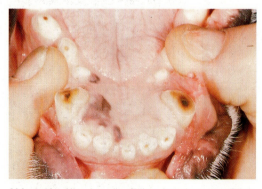

Abb. 2.40 Abrasion aller Zähne bei einem zweijährigen Bullterrier durch „Zähneknirschen".

Oberkiefer und den 1. Molaren im Unterkiefer. Frakturen sind überdies die Folge unzweckmäßiger Kraftanwendung bei der Extraktion. Besonders gefährdet sind junge Hunde, die noch einen weiten Pulpakanal besitzen und bei denen die Dentinschicht noch dünn ist. Man unterscheidet die extraalveoläre von der alveolären Zahnfraktur. Bei der extraalveolären Zahnfraktur – also bei der Fraktur der Krone – kann die Fraktur (Abb. 2.41)

1. nur den Zahnschmelz,
2. den Zahnschmelz und die Dentinschicht,
3. beide Hartsubstanzschichten mit Eröffnung der Pulpa

Abb. 2.41 Zahnfrakturen beim Hund:
a) Absprengung des Zahnschmelzes am Caninus OK; Dentin liegt frei.
b) Absprengungsfraktur mit Eröffnung des Pulpakanals und akuter Pulpitis (Rotfärbung des Caninus OK)
c) Fraktur des Caninus mit Eröffnung der Pulpahöhle im OK
d) Trümmerfraktur der Kronen von I1 und I2 im OK
e) Fraktur der Krone von I3 im OK mit Eröffnung der Pulpahöhle
f) Extra- und intraalveolare Fraktur der distalen, bukkalen Wurzel von P3 und P4 im UK.

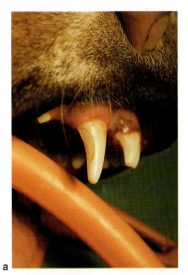
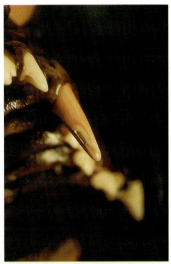
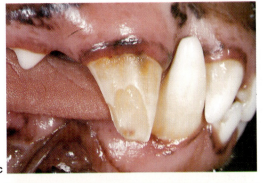
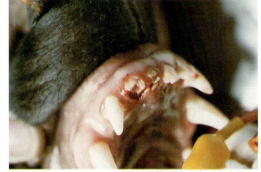
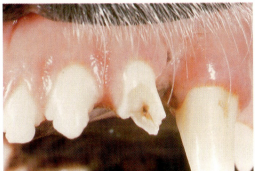
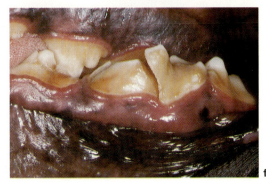

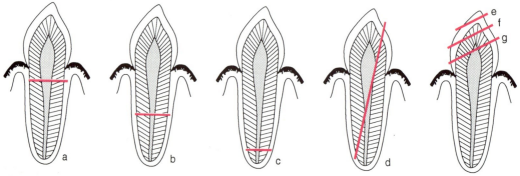

Abb. 2.42   Einteilung der Zahnfrakturen
Intraalveoläre Frakturen (Wurzelfrakturen)

a) Frakturlinie dicht unterhalb der Krone
b) Frakturlinie in der Wurzelmitte
c) Frakturlinie in Wurzelspitzennähe
Intra- und extraalveoläre Fraktur (Längsfraktur)
d) Frakturlinie längs der Zahnachse durch Krone und Wurzel

Extraalveoläre Frakturen (Kronenfrakturen)
e) Schmelzfraktur
f) Schmelzdentinfraktur
g) Schmelzdentinfraktur mit Eröffnung der Pulpahöhle.

betreffen. Die Frakturlinie (Abb. 2.42) kann schräg oder horizontal quer verlaufen. Bei der intraalveolären Zahnfraktur kann die Frakturlinie apikal, in der Mitte der Wurzel oder unterhalb der Zahnkrone liegen. Die Fraktur kann auch den Zahn in der Richtung der Zahnlängsachse teilen, wobei die Frakturlinie gerade oder schräg, sowohl durch den extraalveolären als auch durch den intraalveolären Teil des Zahnes läuft. Diagnostisch ist zu bedenken, daß Schmerz beim Hund infolge Fraktur eines Zahnes, die nur den Schmelz oder das Dentin betrifft, kaum beobachtet wird. Selbst Kronenfrakturen mit Eröffnung des Pulpakanales werden oft nur zufällig entdeckt. Wichtig ist auch, daß eine Fraktur sich nur dann im Röntgenbild darstellt, wenn die Röntgenstrahlen den Bruchspalt direkt passieren können. Die Therapie von Frakturen zielt stets darauf ab, die Pulpa so weit als möglich zu erhalten. Von ihr gehen die reparatorischen Prozesse aus. Von ihr wird die Bildung des Sekundärdentins vermittelt, welches die Verdichtung, Verkittung und Verzapfung der Frakturteile bedingt. Im Bereich des Schmelzes gibt es keinerlei reparatorische Prozesse. Im Bereich des Zementes wird Osteozement gebildet. Insbesondere bei jungen Tieren ist der Erhalt der Pulpa unerläßlich.

Bedenke: Zahnschmelz ist avitales Material. Das Dentin ist lebendes Gewebe. Seine Offenlegung ist als Wunde zu betrachten. Die Eröffnung des Pulpakanales ist in der Regel ein schmerzhaf-

tes, für den Zahn gefährliches und unter Umständen folgenreiches Ereignis.

In der Tabelle 2.5 sind die Therapiemöglichkeiten bei Zahnfrakturen bei Hund und Katze zusammengestellt.

2.4.6 Kürzung der Canini

Die Canini sind wirkungsvolle, bisweilen gefährliche Waffen des Hundes. Dies gilt auch für die mächtigen Eckzähne der Affen, die gelegentlich in unmittelbarer Nähe zum Menschen gehalten werden. Aus diesen Gründen verlangen Patientenbesitzer in seltenen Fällen, die Canini zu kürzen. Dieser Eingriff wird auch von Schäfern gewünscht, um empfindliche Verletzungen der Schafe durch die Canini von Hütehunden zu unterbinden. Die Kürzung eines Zahnes kann zur Beseitigung einer Malokklusion tierärztlich angezeigt sein. Oft traumatisiert der Caninus des Unterkiefers bei lingualer Fehlstellung den harten Gaumen.

Das deutsche Tierschutzgesetz vom 18.08.1986 verbietet grundsätzlich das vollständige oder teilweise Amputieren von Körperteilen... eines Wirbeltieres. Das Verbot gilt nicht, wenn der Eingriff im Einzelfall nach tierärztlicher Indikation geboten ist oder der Eingriff im Einzelfall für die vorgesehene Nutzung des Tieres unerläßlich ist und tierärztliche Bedenken nicht entgegenstehen. Jeder Eingriff zur Entwaffnung (engl. Sprachgebrauch: disarming) von Hund, Affe oder eines anderen Tieres setzt eine gewissenhafte Prüfung vor-

Tab. 2.5   Therapiemöglichkeiten bei Zahnfrakturen bei Hund und Katze

Klassifizierung der Fraktur	
Fraktur des Zahnschmelzes (extraalveolär)	Abschleifen der scharfen Schmelzkanten, um Verletzung von Zunge und Maulschleimhaut zu verhindern. Vorsicht bei jungen Hunden (unter 1 Jahr), vermehrte Gefahr einer Pulpabeteiligung. **Katze:** Oft Pulpabeteiligung mit Pulpitis oder Pulpanekrose und apikale Abszeßbildung.
Die Fraktur betrifft Zahnschmelz und Dentin (extraalveolär)	Wenn die Frakturlinie nahe zum Pulpakanal liegt: indirekte Überkappung; Aufbau des Zahnes mit Composit oder Glasionomer, Ätztechnik; Parapulpärstifte: Überkronung. Bei Verdacht der Pulpainfektion bei pulpanaher Fraktur (durchscheinende Pulpa!), u. U. endodontische Versorgung (Vitalamputation). **Katze:** Wurzelkanalbehandlung, Glasionomerverschluß.
Die Fraktur betrifft Zahnschmelz und Dentin mit Pulpakanalöffnung (extraalveolär)	Bei *jungen* Hunden (unter 18 Monaten) muß die Therapie unbedingt auf Erhalt der Pulpa ausgerichtet sein. Bei punktförmiger, ganz frischer Pulpakanalöffnung: direkte Überkappung; bei weitlumiger Eröffnung des Pulpakanals: Vitalamputation versuchen, auch wenn die Verletzung 10–12 Tage zurückliegt. Röntgenkontrolle des Pulpazustandes! in folgenden Monaten. Bei Frakturen, die älter als 10–12 Tage alt sind, folgt die Pulpaexstirpation, Wurzelkanalbehandlung, Aufbau des Zahnes und Restaurierung der Krone. Bei *älteren* Hunden mit voll ausgebildeten Wurzeln, breiter Dentinschicht und engem Wurzelkanal kann man sich eher, schon nach 2–3 Tagen, in denen eine direkte Pulpaüberkappung angezeigt ist, entschließen, eine Wurzelbehandlung durchzuführen mit nachfolgender Schienung des Zahnes (Schrauben, Anker) oder Kunststoffaufbau und Überkronung. Komplikationen – Parodontitis, Pulpanekrose, traumatische – unvollständige Luxation, apikale Prozesse rechtfertigen die Extraktion. **Katze:** Wurzelkanalbehandlung, Glasionomerverschluß.
Wurzelfrakturen Frakturen im apikalen Bereich des Zahnes (intraalveolär)	Wurzelspitzenresektion mit retrograder Füllung und Wurzelkanalbehandlung nach Pulpaexstirpation. **Katze:** Extraktion, außer Canini!
Fraktur in der Mitte der Wurzel (intraalveolär)	Extraktion! (Es kann eine Wurzelkanalbehandlung mit Schienung des Zahnes durch eine durch alle Teile des Zahnes reichende Schraube versucht werden.) Ruhigstellung des Zahnes durch Schienenverband! **Katze:** Extraktion!
Fraktur unterhalb der Krone (intraalveolär)	Wurzelkanalbehandlung; Schienung des Restzahnes durch Schrauben oder Anker; Überkronung. **Katze:** Extraktion, außer Canini!
Längsfraktur (intra- und extraalveolär)	Extraktion!

aus, ob er im Einzelfall mit dem Tierschutzgesetz vereinbar ist.

Die Operation muß unter sterilen Kautelen vorgenommen werden. Der Caninus wird mit einer diamantierten Trennscheibe unter Wasserkühlung gekürzt. Es folgt die Vitalamputation der gesunden Pulpa mit einem sterilen, scharfen, runden Stahlbohrer 8−10 mm tief. Kühlung mit steriler Kochsalzlösung! Nach Stillstand der Blutung wird die Pulpa mit Kalziumhydroxid überschichtet. Nach Präparation einer Retentionsform wird der Zahn mit Unterfüllung und Füllung verschlossen. Bei einer Röntgenkontrolle, etwa nach 6 Monaten p.o., ist bei jungen Hunden (bis 2−3 Jahre) zu beurteilen, ob die Dentinschicht dicker und das Foramen apicis enger geworden ist. Bei älteren Hunden sind apikale Prozesse auszuschließen. Liegen pathologische Veränderungen vor, wird eine Wurzelkanal-Behandlung erforderlich. Die Schnittfläche durch den Zahn wird poliert und das freiliegende Dentin versiegelt. Wegen der Amputation der Pulpa werden die unter der Amputationsfläche liegenden Dentinschichten avital. Das Dentin ist eine modifizierte Knochensubstanz und bietet äußeren Einflüssen keineswegs den gleichen Widerstand wie der Zahnschmelz. Deshalb sollte der Zahnstumpf korrekterweise mit einer Stahl- oder Stahlkeramik-Krone ummantelt werden.

2.5 Fraktur der zahntragenden Knochen

2.5.1 Allgemeines

2.5.1.1 Ursachen von Kieferfrakturen

Ursachen von Kieferfrakturen, insbesondere im städtischen Bereich, sind in der Regel beim Hund Autounfälle, Kämpfe von Tieren untereinander (Raufereien), Mißhandlungen oder auch unsachgemäße Extraktion. Bei Katzen treten Frakturen oder Luxationen besonders des Unterkiefers meist nach Fensterstürzen auf. Gelegentlich kann die Lokalisation einer Fraktur im Bereich der Pars molaris oder des Ramus mandibulae trotz eindeutiger Symptome schwierig sein. Regelmäßig sind Röntgenaufnahmen in zwei Ebenen, gegebenenfalls mit schräger Projektion, bei Kieferfrakturverdacht anzufertigen. Aufgrund der Schmerzen ist die Lagerung des Patienten zur röntgenologischen Untersuchung oft schwierig

oder gar unmöglich. In solchen Fällen sollte die Untersuchung in Narkose komplettiert werden, sobald die Vorbereitung zur operativen Versorgung abgeschlossen ist. Am häufigsten sind Unterkieferfrakturen. Es folgen kombinierte Ober- und Unterkieferfrakturen. Seltener sind reine Oberkieferfrakturen. Bei verletzten Patienten ist auf zusätzliche Verletzungen von Schädel (Commotio cerebri), Wirbelsäule, Becken, Extremitäten und inneren Organen zu untersuchen.

2.5.1.2 Symptome

Adspektiv können bei Kieferbrüchen Dislokation von Kieferteilen, wie Schiefstellung, Herabhängen von rostralen Unterkieferpartien oder unvollständiger Kieferschluß festgestellt werden. Die Tiere zeigen vermehrten Speichelfluß, veränderte Nahrungsaufnahme oder -verweigerung und Schmerz, insbesondere beim Versuch, das Maul zu öffnen. Bei näherer Adspektion kann man sodann Blutungen, Zusammenhangstrennungen der Gingiva und gegebenenfalls einen offenen Frakturspalt finden. Die vorsichtige Palpation erbringt durch Lokalisation des Schmerzes und durch Feststellung von abnormer Beweglichkeit erste Hinweise über die Art der Fraktur. Die Krepitation ist ein sicheres Zeichen für das Vorliegen eines Bruches.

2.5.1.3 Provisorische Versorgung

Ziel einer provisorischen Versorgung ist die Replazierung und Ruhigstellung der frakturierten Kieferteile. Dies gelingt durch einen Verband mit breitem und starkem Heftpflaster oder unelastischem Baumwollgewebe. Man führt den breiten Verbandsstreifen von der Schnauze unter dem Auge und Ohr über den Nacken zur anderen Seite zurück. Durch ein ebenso breites Band wird die Schnauze zirkulär umbunden, wodurch die Nackenschlinge fixiert wird. Der Verband erlaubt, einen 0,5 bis 1 cm breiten Mundspalt zu öffnen, um flüssige Nahrung aufzunehmen. Um eine Verklebung von Heftpflaster mit dem Haarkleid zu vermeiden, kann man die nicht klebende Seite auf das Fell legen und die nächste Heftpflasterlage Klebeseite auf Klebeseite aufkleben. Dieser Verband kann auch als konservative Behandlungsmethode bei Unterkieferfrakturen genutzt werden. Er muß sodann 4 bis 8 Wochen getragen werden. Der Besitzer kann ihn wie ein Halfter über die Ohren abstreifen und wieder aufsetzen (Abb. 2.43). Dieser Verband eignet

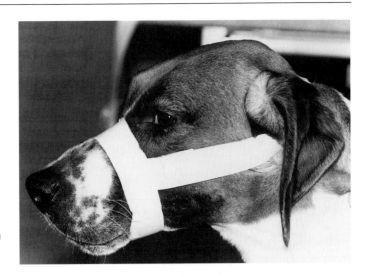

Abb. 2.43 Verband zur vorläufigen oder konservativen Behandlung eines Kieferbruches.

sich wenig bei kurzschnauzigen Hunden. Auch bei nervösen Hunden entstehen Schwierigkeiten. Er eignet sich zur Therapie für junge Hunde, denen man wegen des Knochenwachstums und der Beeinträchtigung der Zahnkeime ungern Schrauben oder Platten verpaßt.

2.5.2 Frakturen des Oberkiefers

Frakturen im Bereich des Oberkiefers können vor allem das Zwischenkieferbein (Os incisivum), das Oberkieferbein (Maxilla) einschließlich seines Gaumenfortsatzes (Processus palatinus maxillae) und das Nasenbein (Os nasale) betreffen. Die meisten Frakturen im Bereich des Oberkiefers verursachen keine wesentlichen Dislokationen. Sie heilen meist schnell, ohne chirurgisches Eingreifen mit konservativer Behandlung. Kompliziert wird die chirurgische Behandlung bei Malokklusion, Deformation der Schnauze, oronasaler Verbindung und Behinderung des Luftstroms durch die Nase. Die Behandlung zielt in solchen Fällen auf die Reposition der knöchernen Frakturteile und deren Fixation mit Draht oder Pins. Oberkieferfrakturen bedingen meist Blutungen aus der Nase.

2.5.2.1 Querfraktur des Oberkiefers

Querfrakturen im Oberkiefer liegen gewöhnlich im Bereich der vorderen Prämolaren. Sie sind an einer abnormalen Beweglichkeit des rostralen Kieferteils zu erkennen.

Intraorale Drahtschiene

Eine Stabilisierung erreicht man durch eine intraorale Drahtschiene. Ein starker Stahldraht wird entsprechend dem palatinalen Zahnbogen so bereitet, daß er im Bereich der Prämolaren über dem Zahnfleischrand, im Incisivibereich oberhalb der lingualen Schmelzfalte der Incisivi zu liegen kommt. Im Bereich der Canini kann er zur Kronenspitze hin aufgebogen werden, um hier eine Anheftung mittels Ätztechnik und Kunststoff anzubringen. Die Befestigung der Schiene kann weiterhin durch Cerclagen an mehreren Zähnen erfolgen, die zusätzlich durch Ätztechnik und Kunststoff gesichert werden. *Fahrenkrug* empfiehlt, das Drahtende am 2. oder 3. Praemolaren durch ein Bohrloch in der Bifurkation von palatinal nach bukkal zu führen, um so eine Fixation der beiden Drahtenden zu bewirken. Die Drahtschiene kann auch durch eine Acryl-Kunststoff-Einlage verstärkt werden. Die Drahtschiene muß mindestens 4 Wochen getragen werden (Abb. 2.44).

Möglich ist auch eine Achter-Drahtcerclage, die den Caninus mit dem 2. Prämolaren verbindet, wenn die Frakturstelle auf der Höhe der ersten Prämolaren liegt. Auch ein Pin zwischen 2. und 3. Prämolaren kann der Befestigung dienen.

2.5.2.2 Längsfraktur des Oberkiefers

Sie ist an einer abnormen Beweglichkeit der Canini zueinander zu erkennen. Eine Drahtligatur

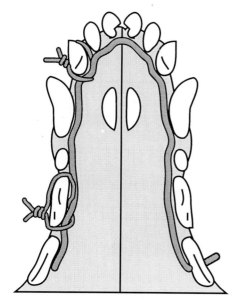

Abb. 2.44 Oberkieferbruch: Drahtschienung des Oberkieferzahnbogens.

von Canini zu Canini und über die labialen Incisivi-Flächen erbringt eine genügende Festigkeit. Die Drahtligatur kann durch Kunststoff und Ätztechnik gesichert werden.

2.5.3 Frakturen des Unterkiefers

Voraussetzung für die Therapie eines Unterkieferbruches ist eine gründliche röntgenologische Orientierung. Das Behandlungskonzept berücksichtigt die Frakturlinie und die Dislokation der Knochenteile, Abwinkelung und Bruchspaltöffnung. Am gebogenen Unterkieferknochen greifen erhebliche Muskelkräfte an, die bei der Einrichtung des Bruches beachtet werden müssen. Sie können eine Dislokation der Bruchstücke bedingen.

2.5.3.1 Unterkiefer-Symphysenfraktur

Beide Mandibulaäste sind in Form einer Synchondrosis median miteinander verbunden. Die knöcherne Durchbauung der Sutura intermandibularis erfolgt beim Hund im Alter von 2 bis 4 Jahren, nicht selten jedoch wesentlich später. Die Sprengung der Verbindung in der Sutura intermandibularis wird auf eine starke, ruckartig auf die Pars incisiva einer Seite wirkende Kraft zurückgeführt. Die meisten Patienten mit einer Fraktur einer Symphyse sind 6 Jahre und älter

und betreffen oft kleinwüchsige Hunderassen. Als spezielle Symptome findet man neben einem inzisalen Frakturspalt eine Verschieblichkeit mit oder ohne Krepitationsgeräusche durch Bewegung der Canini.

Folgende Therapiemöglichkeiten bestehen:

Fixierung durch Drahtcerclage um die Canini beim Hund.

Bei stärker divergierenden Canini sind mehrfache Achterligaturen anzulegen. Diese Achterligaturen sind durch Kunststoff (autopolymerisierenden Kunststoff) zu sichern. Die Cerclage kann auch vom Caninus einer Seite über den Incisivi-Bogen zum anderen Caninus geführt werden.

Die Schienung der Mandibulahälften mit einer Cerclage um den Zahnhals der Canini wird in der Literatur als unzureichend bezeichnet. Wird die exzentrisch angelegte Cerclage ausreichend fest angezogen, so kann der Frakturspalt ventral klaffen. Es muß dann mit einer Heilung mit enger stehenden Zahnreihen gerechnet werden. Häufiger hat die Instabilität das rezidivierende Klaffen des Frakturspaltes bei Belastung der Cerclage beim Kieferschluß und daraus resultierend die Lockerung der Cerclage zur Folge.

Subkutane Drahtcerclage

Im Falle eines Caninussteilstandes kann eine perimandibuläre subkutane Fixierung mit einer Drahtcerclage erforderlich werden (Abb. 2.45).

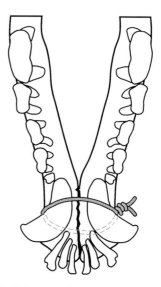

Abb. 2.45 Unterkiefer-Symphysenbruch: Subkutane Cerclage um die Pars incisiva.

Es wird mit einer gebogenen Nadel der angeschweißte Schienungsdraht in Höhe des kaudalen Randes des Caninus durch die Schleimhaut gestochen und an der ventralen Fläche der Pars incisiva entlang bis zur anderen Unterkieferseite geführt (perkutan und subkutan), um den Caninus geschlungen und wieder zurück zum anderen Caninus geführt. Distal des Caninus ist das Drahtende wieder aus der vestibulären Umschlagfalte herauszuziehen und mit dem Drahtanfang zu verdrehen. Mit einem quer durch die Pars incisiva gedrillten Bohrdraht und nachfolgender extrakutaner Cerclage ist die Stabilität der Adaptation zu verbessern. Diesem Vorteil stehen die erhebliche und anhaltend schmerzhafte Traumatisierung der Weichteile sowie die Gefährdung der Zahnwurzeln bzw. der Zahnanlagen durch den Bohrdraht gegenüber (siehe Abb. 2.31!).

Kirschner-Drähte

Ist eine Cerclage nicht möglich, dann können transversale Kirschner-Drähte angezeigt sein. Zur Spickung werden zwei Kirschner-Drähte mit einem Durchmesser von 1,2 mm (Katze) verwendet. Die Spickdrähte werden entweder mit einer kleinen Preßluft-Bohrmaschine mit Schlüsselbohrfutter oder mit einem 45°C-Winkelbohrkopf, der an einen Druckluftmotor angekoppelt ist, unter Verwendung einer Gewebeschutzhülse, eingebracht. Die Katze wird in Rückenlage gebracht. Der Bereich zwischen den Unterkieferkörpern wird rasiert, gesäubert und desinfiziert. Eventuelle Wunden im Mundhöhlenbereich werden versorgt. Die Unterkieferkörper werden in ihre physiologische Position gebracht und fixiert. Anschließend erfolgt zur Wahrung der Sterilität ein Handschuhwechsel. Das Operationsfeld, also in erster Linie der Bereich vom Unterkiefer bis zum Hals, wird abgedeckt. Der Zugang von außen erfolgt durch einen Medianschnitt, der ca. 1 cm kaudal der Unterkiefersymphyse beginnt

und rostral des Kehlkopfes endet. Von hier aus werden die beiden Unterkieferknochen freipräpariert. Nachdem die spätere Position der Spickdrähte unter Berücksichtigung der Lage der Wurzeln festgelegt worden ist, werden die Kirschner-Drähte unter Verwendung der Gewebeschutzhülse jeweils durch beide Kieferkörper transversal eingebracht. Es empfiehlt sich, eine Parallelspickung mit zwei Drähten durchzuführen. Wie sich letztendlich jedoch gezeigt hat, weist eine Kreuzspickung die höhere Stabilität auf. Die Enden der Spicker werden mit der Gewebeschutzhülse nach rostral umgebogen und, falls nötig, eingekürzt. Zu beachten ist hierbei, daß dicht am Knochen umgebogen wird, um eine Lockerung zu verhindern. Anschließend folgen Bedeckungsnaht und Wundverschluß. Eine antibiotische Behandlung ist empfehlenswert. Nach 3 bis 5 Tagen, in denen die Katzen künstlich ernährt werden, können sie bereits weiches Futter zu sich nehmen. Das Ziehen der Fäden erfolgt 9 Tage nach dem Eingriff. Die Spicker müssen nicht unbedingt entfernt werden.

Zugschraube

Dazu wird die Schleimhaut abgehoben und dann eine Zugschraube transversal direkt distal des Caninus, aber mesial des mittleren Foramen mentale eingeführt (Abb. 2.46). Diese Methode bewirkt eine optimale Stabilität. Vergegenwärtigt man sich die genaue Lage der Wurzeln im rostralen Unterkieferbereich, so ergibt sich die Möglichkeit für einen transversalen Durchstoß nur distal des Caninus ventral der Wurzeln von P_1 und P_2 und dorso-ventral zum mittleren Foramen mentale. Bei manchen großen Hunden bietet eher die dicke und robuste Kompakta rostral vom Caninus in weitem Abstand der Incisivi-Wurzeln die Möglichkeit für einen transversalen Durchstoß ohne Schaden für Wurzeln, Nerven und Gefäße.

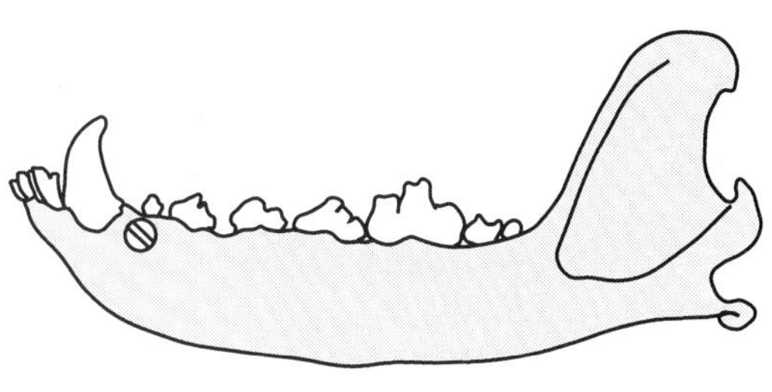

Abb. 2.46 Unterkiefer-Symphysenbruch: Transversale Zugschraube.

Transversale Nagelung und zusätzliche Zuggurtung

Eine Alternative zur Zugschraube ist die Transfixation des Unterkiefers mit einem Nagel. Dieser kann entweder als alleinige Fixationsmethode oder zur Verbesserung der Stabilität zusätzlich mit einer Zuggurtung unter den Incisivi verwendet werden (Abb. 2.47). Der transversale Nagel muß transapikal zu den Incisivi-Wurzeln in der dicken Kompakta der rostralen Unterkieferäste liegen.

Fraktur der Unterkiefersymphyse beim Zwergkaninchen

Das Vorgehen besteht zunächst im Einfräsen von Kerben in beide Incisivi, lateral unmittelbar oberhalb der Gingiva mit einem diamantierten Schleifkörper. Die Kerben dienen zur Retention der nachfolgenden Ligatur um die Zähne. Es eignen sich nur relativ breite Zähne wie bei Kaninchen oder größeren Zoonagern zu diesem Vorgehen. Beim Meerschweinchen ist zu befürchten, daß die schmalen Schneidezähne abbrechen, wenn sie angeschliffen werden, so daß bei diesem Tier einer subkutanen Ligatur um die Pars incisivi des Unterkiefers der Vorzug gegeben werden muß.

2.5.3.2 Frakturen des Unterkieferkörpers (Corpus mandibularis, Unterkieferbasis)

Symptome: Die Distalverlagerung des Unterkiefers ist im Gegensatz zur Luxation des Kiefergelenkes nicht dauerhaft reponierbar. Durch den Zug der Muskulatur bedingt, erfolgt Rückverlagerung sofort nach Beendigung der Reposition. Krepitation ist oft, aber nicht immer feststellbar.

Verschraubung der frakturierten Teile des Unterkieferkörpers mit Kompressionsplatten

Die Verwendung einer Platte an der lateralen Unterkieferfläche nahe dem ventralen Rand ist für vertikale Frakturen des Unterkieferkörpers die zufriedenstellendste Fixationsmethode (Abb.2.48). Um eine fehlerhafte Okklusion zu vermeiden, sollte die Platte möglichst exakt den Knochenkonturen adaptiert werden. Der Zugang zur Fraktur erfolgt über einen Hautschnitt, der über der ventralen Partie des Unterkieferkörpers gelegt wird. Um an den Knochen zu gelangen, wird der Gesichtshautmuskel eingeschnitten und nach dorsal verlagert. Beim Anlegen der Platte ist die Lage des Mandibularkanals und der Zahnwurzeln sorgsam zu beachten (siehe Abb. 2.31!)

Bei im Bruchspalt liegenden Zähnen wurden die ernährenden Gefäße und Nerven in der Regel zerrissen. Daher sind diese Zähne zu entfernen, wenn diese Zahnentfernung nicht ein zusätzliches erhebliches Trauma darstellt und/oder eine weitere Dislokation der frakturierten Kieferanteile zu befürchten ist. Insbesondere sind die Zähne zu entfernen, die luxiert, wurzelgefüllt, frakturiert sind oder deren Parodont deutlich geschädigt ist. Will man einen festsitzenden Zahn belassen, ist für antibiotischen Schutz Sorge zu tragen.

Durch die Verschraubung werden bei jungen Welpen die im Knochen befindlichen Zahnkeime geschädigt und das Knochenwachstum durch die Verplattung behindert. Daher kommt eine Platte nicht in Betracht. Es besteht bei Welpen die Möglichkeit der intermaxillären Schienung oder aber auch der Immobilisation des Unterkiefers durch Anlegen einer Klebebandschlinge um die Schnauze des Tieres.

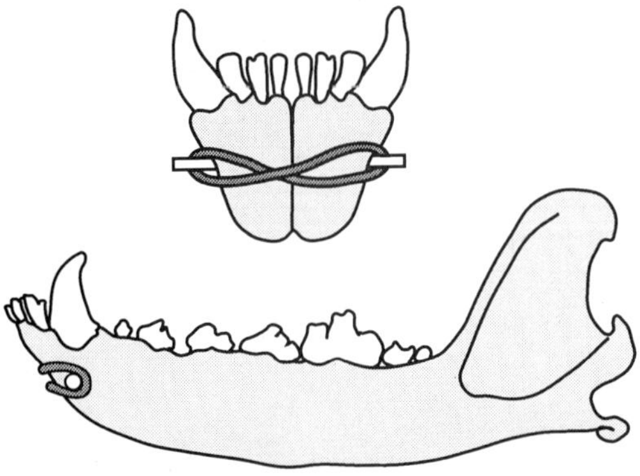

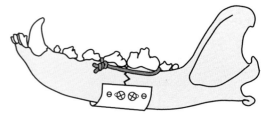

Abb. 2.47 Unterkiefer-Symphysenbruch: Transversale Nagelung und zusätzliche Zuggurtung.

Abb. 2.48 Plattenosteosynthese am Unterkieferkörper.

Zu empfehlen ist das Druckschrauben-Osteo-synthese-System nach *Luhr,* bei dem infolge von exzentrisch-ovalen Löchern in den Platten und der konischen Schrauben eine hervorragende Annäherung der Bruchenden zueinander bewirkt wird. Da es durch Muskelzug trotz Plattung im Alveolarfortsatz-Bereich zu einer Bruchspalter-weiterung kommen kann, ist die Platten-Osteo-synthese durch eine Schienung der Zähne über der Platte mit Drahtligaturen abzusichern.

Transmandibuläre Nagelung

Die transmandibuläre Nagelung ist eine effektive Fixationsmethode. Der Kirschner-Draht oder Steinmann-Pin wird hinter der Frakturlinie in horizontaler Richtung eingebohrt und im rechten Winkel zur Medianebene durch die Kortikalis-schichten beider Unterkieferäste geführt (Abb. 2.49). Der transmandibuläre Nagel oder Bohr-draht darf nicht das weiche Zungengewebe und die Mundschleimhaut durchstoßen.

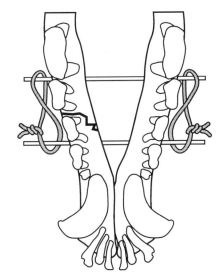

Abb. 2.49 Transversale Nagelung bei Unterkiefer-körper-Fraktur.

Extrakutane Schienung

Die transmandibuläre Nagelung kann im Prinzip zur Anbringung einer extrakutanen Schiene die-nen zur Fixierung von unilateralen und/oder bila-teralen Frakturen des Unter- oder Oberkiefers. Als Brücke dient der Kirschner-Ehmer-Fixator für Extremitäten oder nach *Becker* eine extraku-tane Kunststoffbrücke. Diese Methode ist ange-zeigt bei Splitterbrüchen, schwierigen Brüchen, bilateralen Brüchen oder bei Verlust von Unter-kieferknochen (Abb. 2.49). Es gibt verschiedene Systeme mit Schrauben, Splints oder Pins für die extrakutane Osteosynthese.

Zugschrauben-Osteosynthese

Die Zugschrauben-Osteosynthese, die zur Stabi-lisierung des Unterkieferkörpers gelegentlich empfohlen wird, ist kaum ohne erhebliche Ver-letzung des Mandibularkanals und der Zahn-wurzeln durchzuführen.

Drahtnaht, Drahtligaturen, Cerclagen

Die Verwendung von orthopädischem Draht bei der Therapie von Kieferbrüchen ist vielseitig. Draht kann eingesetzt werden zur Verbindung von Zähnen, um eine Schiene herzustellen. Draht kann direkt im Knochen zur Nahtverbin-dung von Frakturfragmenten benutzt werden. Schließlich kann er subkutan zur Fixierung von Frakturteilen um den Unterkieferknochen gelegt

werden. Drahtnähte und Cerclagen können al-lein oder in Verbindung mit anderen chirur-gischen Maßnahmen wie Platten, Pins, Splints, Schrauben angewandt werden. Um Drahtschlin-gen um den Zahn vor Abgleiten zu sichern, kann man ihn rostral und distal mit einer flachen Ker-be versehen, die man mit einem diamantierten Schleifkörper schafft. Dies ist nicht notwendig, wenn man die Drahtschlingen mit Hilfe der Ätz-technik und Composite am Zahn anheftet. Drei Drahtligatur-Methoden sind gebräuchlich (Abb. 2.50):

Drahtligatur nach *Ivy:* Sie wird bei Ligaturen des Ober- oder Unterkiefers zur Schienung bei Frakturen benutzt. Breitere Anwendung erfährt die mehrschleifige Drahtligatur nach *Stout.* Die Ridson-Technik dient der Schienung rostraler Unterkieferbrüche. Die Abb. 2.51 zeigt, in wel-cher Weise Drahtligaturen um die Zähne mit Einsatz von Splints oder Schrauben oder in bzw. um den Knochen zur Fixierung von Frakturen gebraucht werden können. Folgende Konzepte für die Therapie von Frakturen des Unterkiefer-körpers kommen in Betracht:

Vertikale Fraktur: Druckschrauben-Osteosyn-these nach *Luhr* und Drahtligatur nach *Ivy.*

Schrägfraktur mit ventro-rostralem Bruchli-nienverlauf: (Günstig, da Muskelzug Druckspalt schließt!) Intraossale Drahtligatur und Drahtliga-tur nach *Stout.*

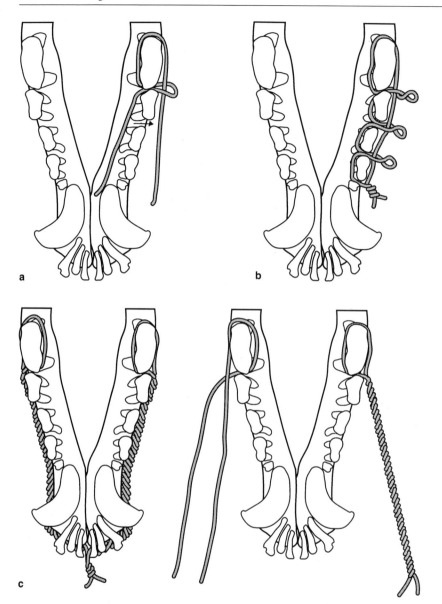

Abb. 2.50 Drahtligaturentechniken
a) Ivy loop wiring
b) Stout multiple loop wiring
c) Ridson wiring.

Schrägfraktur mit ventro-distalem Bruchlinien-verlauf: (Ungünstig, Zug der Muskulatur nach ventral und distal, Klaffen des Bruchspalts!) Intraossale Ligatur doppelt und Drahtligatur nach *Stout* mit Acryl-Brücke.

Intermaxilläre Frakturschienung

Ein anderes Verfahren, die intermaxilläre Frakturschienung, dient dazu, den Oberkiefer als Schiene zu benutzen und somit die Fraktur im

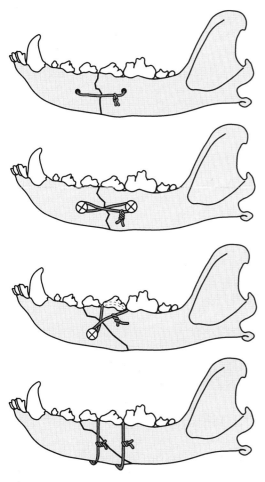

Abb. 2.51   Drahtligaturen bei Unterkieferfrakturen.

Unterkiefer zu fixieren. Hierfür sind eine Reihe von Verfahren beschrieben worden wie die elastische Fixation, Drahtnähte zwischen Ober- und Unterkiefer und nicht zuletzt der am Anfang des Kapitels beschriebene Verband. Insbesondere bei Katzen und kleineren Hunderassen eignet sich das Verfahren der Parapulpärstift-Composite-Brücke.

Verfahren der Parapulpärstift-Composite-Brücke nach Zetner

Nach Reinigung und Desinfektion der Mundhöhle mit eventuellem Vernähen von Schleimhautwunden mit resorbierbarem Nahtmaterial wird die Fraktur durch vorsichtigen, aber kräftigen Zug am Caninus reponiert. Bis zur endgültigen Fixation wird der Kiefer in geschlossener Stellung gehalten. Vor dem Bohren der parapulpä-

ren Kanäle muß der Schmelz mit einem kleinen Rosenbohrer angekörnt bzw. perforiert werden. Dazu teilt man den Caninus in der Längsrichtung gedanklich in drei Teile und bohrt im vorderen oder hinteren Drittel, um später nicht die Pulpa zu verletzen. Dann werden sowohl in den Oberkiefer-, wie auch in den Unterkiefer-Caninus an dieser markierten Stelle mit einem genormten Spiralbohrer parapulpär Kanäle mit 600 Umdrehungen pro Minute bei Wasserkühlung gebohrt. Der Bohrer darf dabei nicht verkantet werden, sonst würde der Kanal zu weit werden, so daß das Gewinde nicht mehr geschnitten werden kann. Beidhändige Bohrerführung und exakter zentrischer Vorschub können diesen häufigsten Fehler vermeiden. Wird das mittlere Drittel des Caninus angebohrt, so trifft man die Pulpa. In diesem Fall muß man den Parapulpärstift mit Kalziumhydroxid bedecken und später nach Entfernung der Brücke eine Wurzelbehandlung durchführen. Weiter ist bei der Präparation der parapulpären Kanäle darauf zu achten, daß der Caninus nur angebohrt, aber nicht durchbohrt werden darf, weil der Parapulpärstift sonst keinen festen, rotationsstabilen Sitz mehr hat. In die luftgetrockneten Kanäle werden nun die Parapulpärstifte manuell eingedreht, bis sie durch festen Sitz den Boden des Kanals erreicht haben. Mit einem Biegeinstrument werden die Stifte vorsichtig zueinander gebogen. Besondere Vorsicht ist bei der Verwendung von Titanstiften geboten, weil diese relativ leicht abbrechen. Sollte der Stift beim Biegen abbrechen, kann er dennoch belassen werden, weil auch ein in der Größe reduzierter Parapulpärstift noch Composite verankern kann. Es wird dann autopolymerisierendes oder vorzugsweise lichthärtendes Composite um die Stifte auf die Caninusoberfläche appliziert. Mit einem Spatel wird der Kunststoff modelliert. Nach der Härtung werden Kanten oder marginale Überschüsse abgefräst und der Kunststoff poliert. Nachdem auch die zweite Seite mit derselben Fixation versehen wurde, wird der Besitzer über die flüssige oder halbflüssige Ernährung oder die Wangentasche aufgeklärt. Ist dies nicht möglich, muß der Patient mit Infusionen während der Heilungszeit versorgt werden. Die Abheilungsdauer ist vom Alter des Patienten abhängig und beträgt 7 bis 21 Tage. Zur Entfernung wird die Kunststoffbrücke mit einem rotierenden Instrument dünn geschliffen, worauf der restliche Kunststoff mit einer Zange leicht abgelöst werden kann. Die Parapulpärstifte werden bis zur Zahnoberfläche abgeschliffen und poliert. Als kosmetisch empfehlenswerte Alternative können die Stifte herausgedreht und die verbliebenen Kanäle mit Composite gefüllt werden.

Ein Problem bei der Parapulpärstift-Composite-Brücke ist die Ernährung. Zur postoperativen Ernährung kommen die meisten Tierbesitzer mit der Fütterung über die Wangentasche gut zurecht. Einerseits gibt es aber Katzen, welche die Futteraufnahme durch die Wangentasche verweigern, andererseits sind manche Tierbesitzer nicht in der Lage, diese Art der flüssigen Ernährung konsequent und verläßlich über 2 bis 3 Wochen hinweg durchzuführen. In diesen Fällen muß die Katze entweder in einer Klinik stationär behandelt werden, oder der Tierbesitzer stellt den Patienten jeden Tag in der Praxis des Tierarztes zwecks parenteraler Verabreichung der notwendigen Ernährung vor. Geschieht dies nicht, wird die Katze in kurzer Zeit dehydrieren und deutliche Symptome der Kachexie aufweisen. Hinsichtlich der Röntgendiagnostik besteht das Problem, daß Frakturen bei Katzen oft weder klinisch noch radiologisch manifest werden. Bei der Diagnostik sollte das Hauptaugenmerk daher auf den Ausschluß der einfachen Kiefergelenkluxation liegen, welche durch die Reposition mit der bekannten Rotationsmethode ohne operativen Eingriff geheilt werden kann. Jeder nach einem durchgeführten Repositionsversuch verbleibenden Kieferasymmetrie liegt eine Fraktur zugrunde. Wenn im oralen Abschnitt keine abnorme Beweglichkeit zu erkennen ist, so ist die Fraktur im Bereich des Ramus mandibulae oder des Processus condylaris mandibulae anzunehmen.

2.5.3.3 Frakturen des aufsteigenden Astes des Unterkiefers

Der Unterkieferast ist gut durch Muskulatur geschützt. Bei nur geringer Verlagerung der Fragmente können Frakturen in dieser Region konservativ behandelt werden. Dennoch wurden Plattenfixationen beschrieben. Über dem Kieferwinkel wird zunächst ein Hautschnitt gelegt. Entlang der kaudalen Partie des Ramus wird dann das Periost mit dem hier ansetzenden Musculus masseter angeschnitten, um den Unterkieferast freizulegen. Zur Fixation der Fraktur sind die SIF-Fingerplatten mit 2,0 mm oder 2,7 mm starken Kortikalisschrauben am ehesten geeignet.

2.5.4 Luxation des Kiefergelenkes

Die einzige Erkrankung, die nach Traumen differentialdiagnostisch in Betracht kommt, ist die Luxation eines oder beider Kiefergelenke. Abgesehen von der radiologischen Diagnostik kann dabei in den meisten Fällen eine Verschiebung des Unterkiefers nach oral oder distal und eine elastische Kiefersperre konstatiert werden. Die alleinige Kiefergelenkluxation kann mit einem schnappenden Geräusch reponiert werden. Die Kiefer verbleiben in orthognather Stellung. Die Kieferfraktur – auch in Kombination mit Kiefer-

luxation – ist durch Reposition meist nicht zu heilen und disloziert in die verlagerte Stellung zurück. Eine offene Kiefersperre als Resultat einer Luxation im Mandibulotemporalgelenk kommt beim Hund zwar vor, ist aber selten. Durch eine traumatische Überextension des Kiefergelenkes kann es zur Vor- und Aufwärtsverschiebung des Processus condylaris kommen. Die Luxation wird im allgemeinen manuell reponiert. Dazu wird als Hebel ein Holzstab von 1 bis 3 cm Durchmesser in Höhe der Reißzähne quer durch den Fang gesteckt und dann der Versuch gemacht, die Kiefer zu schließen. Durch dieses Verfahren wird der Processus coronoideus zunächst nach ventral und dann nach dorsal bewegt und kann so mit dem Gelenkkopf wieder in die Gelenkpfanne hineingleiten.

2.6 Geschwülste des Zahngewebes

Zahngeschwülste entstehen aus Zahngewebe oder zahnsubstanzbildenden Zellen des Keimgewebes oder dessen Resten. Es handelt sich also um odontogene Gewebsbildungen. Sie sind bei Tieren relativ selten.

2.6.1 Ameloblastom

Ameloblastome sind die häufigsten Neubildungen unter den dentalen Geschwülsten. Das Ameloblastom oder auch Adamantinom ist eine echte epitheliale Geschwulst, ausgehend von Zellen des schmelzbildenden Organs, nämlich von den Ameloblasten (amel = enamel = Schmelz). Epithelreste des schmelzbildenden Organs bleiben als sog. Malassezsche Zellen auch nach der Zahnentwicklung erhalten. Während der Zahnentwicklung differenzieren sich die Ameloblasten als Innenschicht des ektodermalen, kappenförmigen Schmelzorgans und bilden den Zahnschmelz. Dieser wird auf das Dentin geschichtet, welches die mesodermalen Odontoblasten der Zahnpapille aufbauen (Kapitel 1.1.1). Die Ameloblasten bestehen aus palisadenförmig angeordneten, zylindrischen Epithelzellen. Je nach Reife findet man in dem aus solchen Epithelsträngen bestehenden Geschwulstgewebe Schmelzeinschlüsse. Keratinisierung und hyaline Ablagerungen werden gesehen. Durch Gewebseinschmelzung entstehen ein- oder vielkammerige Zysten. Klinisch imponiert die Neubildung durch langsames Wachstum im allmählich aufgetriebenen Kieferknochen, dessen Kortikalisschicht hauchdünn und perforiert werden kann. Der Prozeß ist schmerzlos. Metastasen werden nicht gebildet. Rezidive sind häufig. Bösartige Entartung kann vorkommen. Gewöhnlich ist der Unterkiefer erkrankt. Es gibt keine Bevorzugung bezüglich Hunderasse und Geschlecht. Die Therapie besteht in der radikalen Exzision. Eine präoperative Punktion der Zysten ist empfehlenswert. Betroffene Zähne werden extrahiert!

2.6.2 Odontom

Odontome sind beim Hund sehr selten. Diese Geschwulst besteht meist aus allen drei Zahnhartsubstanzen — Schmelz, Dentin, Zement — und je nach dem Reifegrad der Geschwulst aus den hartgewebsbildenden Geweben. Dies erklärt, daß diese einmal weich, ein anderes Mal hart und konglomerativ erscheint. Es können ganze oder teilentwickelte Zähne und Zysten in die Geschwulst integriert sein. Sie kann als Fehlbildung einer Zahnanlage, als teratoide Bildung bezeichnet werden, die kein unbeschränktes Wachstum zeigt. Odontome stehen, wenn sie eine Fehlbildung eines Zahnkeimes oder Zahnes darstellen, am regelrechten Platz in der Zahnreihe. Ansonsten werden sie an jedweder Stelle der Kiefer oder sogar außerhalb dieser gefunden. Therapie: Operative Entfernung.

2.6.3 Zementom

Die Ursache des Zementoms ist eine Vermehrung des Zahnsäckchen-Gewebes. Es entwickelt sich aus einem unverkalktem Gewebe zu einem knochenharten, verkalktem Zementgewebe. Die seltene, langsam wachsende Zementgeschwulst bildet sich an der Wurzelspitze und kann im unreifen Stadium mit einem apikalen Granulom verwechselt werden. Zementome wachsen, solange der Zahn nicht durchgebrochen ist. Sie sind absolut gutartig.

2.7 Apparative Ausrüstung und Instrumente

2.7.1 Apparative Ausrüstung

Zur zahnärztlichen Ausrüstung ist ein Motor notwendig, der über ein Hand- oder Winkelstück Bohrkörper antreibt. Für einfache Ansprüche genügen Motoren, die im zahntechnischen Labor

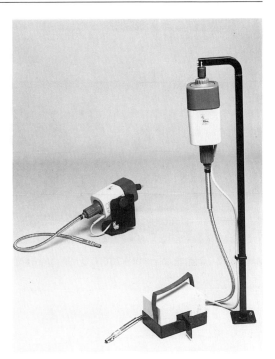

Abb. 2.52 Dentaltechnikmotor mit Fußbedienung.

eingesetzt werden. Diese sind stufenlos über ein Fußpedal regelbar bis zu 20.000 U/Min. Die Motoren kann man auf einen Infusionsständer anhängen (Abb. 2.52). Andere Geräte sind Tischgeräte, die bei Tourenzahlen bis zu 25.000 U/Min. einen Vorwärts- und Rückwärtslauf besitzen, vorteilhaft bei Wurzelfüllungen (Abb. 2.53). Hohen Ansprüchen entsprechen luftgetriebene Dentalturbinen mit wesentlich höherer Umdrehungszahl (bis zu 450.000 U/Min.). Sie erfordern Übung und Erfahrung und sind in der Hand eines Ungeübten eher gefährlich. Sie ermöglichen ein schnelles Arbeiten. Turbinen müssen mit Wasserkühlung im Handstück ausgestattet sein. Sie produzieren einen Wassernebel, der das Vehikel für Keime sein kann. Für Praxen mit höherem Aufkommen an Zahnpatienten stehen sogenannte Veterinär-Dental-Center (Abb. 2.54) zur Verfügung (Preis 2.000 bis 4.000 $, Henry Schein Inc., Washington; Burnus Veterinary Dental Supply Inc., New York). Diese Geräte sind ausgestattet mit Turbine und Motor und entsprechenden Hand- und Winkelstücken, mit Luftkompressor, Wasserspülung z.T. mit Kühlung, Ultraschallgerät und Elektrokauter bzw. Elektrotom. Letztgenanntes Gerät ist in einer moder-

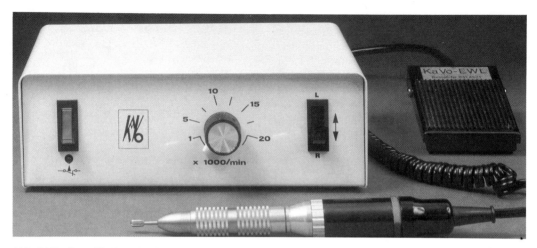

Abb. 2.53   Dentaltischgerät – 20 000 U/Min.; Vorwärts- und Rückwärtslauf und Fußbedienung.

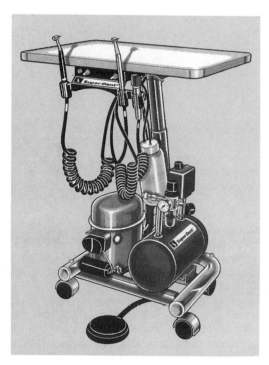

Abb. 2.54   Veterinär-Dental-Center.

Säubern und Trocknen kann man am einfachsten aus einer Druckflasche mit Reduzierventil entnehmen.

Hand- und Winkelstücke, Turbinen (Abb. 2.55)

Handstücke: Handstücke sind gerade. Sie dienen vorwiegend dem Zahntechniker. Diese haben Bohrer mit langen, in das Handstück einzuführenden Schäften. Im Gegensatz zu den Technikerhandstücken besitzen Handstücke für die Hand des Mediziners ein Kühlungssystem. Sie werden für chirurgische Eingriffe verwendet.

Winkelstücke (Abb. 2.56): Sie sind für die Hand des Mediziners bestimmt. Entsprechend ihrem Namen sind sie gewinkelt. Das Winkelstück hat am Arbeitsende einen herausnehmbaren Bohrkopf. Der Bohrkopf dient der Einspannung von Bohrern und Schleifkörpern. Diese haben an ihrem im Bohrkopf befindlichen Ende eine Arretierungsnut, in welche ein Riegel einrastet, der mit einem Schub-, Schwenk- oder Druckregelmechanismus betätigt wird. Hand- und Winkelstücke sind für bestimmte Drehzahlbereiche und Übersetzungen ausgelegt. Dies ist an einer genormten Farbkodierung zu erkennen, z. B.

2 grüne Ringe = Drehzahlbereich 500–5.000, Übertragung 7,4:1

1 grüner Ring = Drehzahlbereich 1.500–15.000, Übertragung 2,7:1

1 blauer Ring = Drehzahlbereich 4.000–40.000, Übertragung 1:1

nen Praxis vorhanden und kann in der Zahnheilkunde eingesetzt werden. Wasserkühlung ist bei Handstücken mit geringer Umdrehungszahl im einfachsten Fall mit einer großlumigen Injektionsspritze durchzuführen, wenn stärkere Erhitzung der Gewebe zu befürchten ist. Luft zum

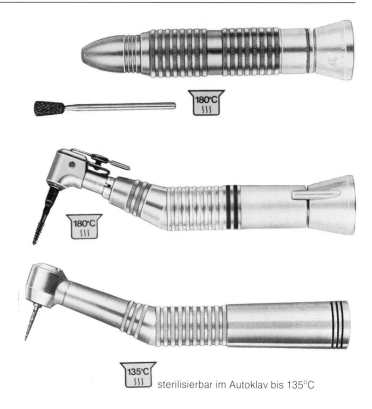

Abb. 2.55 Handstück, Winkelstück, Turbine.

sterilisierbar im Autoklav bis 135°C

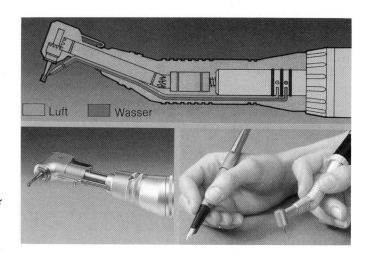

Luft   Wasser

Abb. 2.56 Winkelstück mit Wasser und Luftkühlung. Voraussetzung für ein gefühlvolles und ermüdungsfreies Handhaben ist der richtige Griff!

1 roter Ring = Drehzahlbereich 8.000–80.000, Übertragung 1:2
2 rote Ringe = Drehzahlbereich 12.000–120.000, Übertragung 1:3

3 rote Ringe = Drehzahlbereich 16.000–160.000, Übertragung 1:4

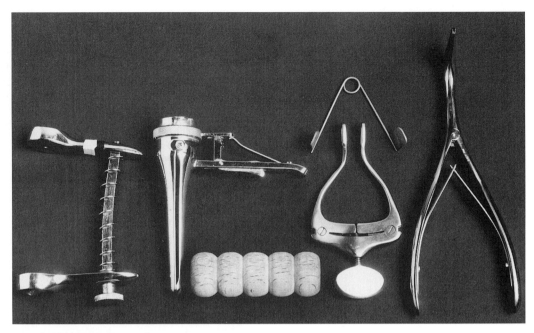

Abb. 2.57 Instrumente zur Öffnung des Maules für die Untersuchung und Behandlung (von links nach rechts: Maulspreizer (Hund), Ohrtrichter des Otoskops (Nagetier); Holztubus (Hund); Maul- und Backenspreizer (Nager).

Die Winkelstücke sind zur Kühlung mit innen oder außen verlaufenden Wasser- und Luftzuführungen ausgestattet. Wasser und Luft können getrennt oder gemischt als Spray an den Bohrer geführt werden. Winkelstücke sind bei 180°C Heißluft-sterilisierbar.

Turbinen sind luftgetriebene Instrumente, die gewinkelt und für Tourenzahlen zwischen 300.000 bis 450.000 U/Min. ausgelegt sind. Sie haben 1 bis 3 Düsen zur Spraykühlung und arbeiten bei einem Antriebsdruck von 2,1 bis 2,4 bar. Die Sterilisierung erfolgt bei 135°C im Autoklav.

Schleifkörper: Man unterscheidet u. a. Schleifkörper, Stahlbohrer sowie chirurgische Bohrer und Fräsen. Diamantierte Schleifkörper dienen der Abtragung von Schmelz und gesundem Dentin. Erkranktes, erweichtes Dentin ist mit Stahlbohrern, z. B. Rosenbohrern zu bearbeiten.

Chirurgische Stahlbohrer oder Fräsen, z. B. Lindemann-Fräse, werden in der Chirurgie des Knochens eingesetzt (Fa. Hager und Meisinger GmbH, Düsseldorf; Brassler, Hameln/Westf.).

2.7.2 Instrumente

2.7.2.1 Maulöffnung (Abb. 2.57)

Instrumente zur Maulöffnung sind in der Abbildung dargestellt.

2.7.2.2 Zahnextraktion und operative Zahnentfernung (Abb. 2.58)

Die folgenden Abbildungen zeigen Instrumente zur Zahnextraktion und operativen Zahnentfernung.

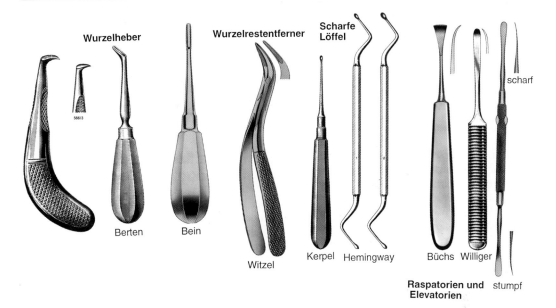

Wurzelheber

566/3

Berten   Bein

Wurzelrestentferner

Witzel

Scharfe Löffel

Kerpel   Hemingway

scharf

Büchs   Williger

Raspatorien und   stumpf
Elevatorien

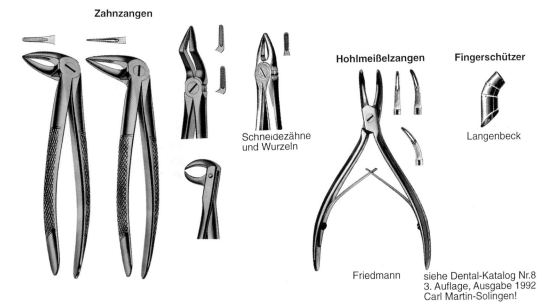

Zahnzangen

Schneidezähne
und Wurzeln

Hohlmeißelzangen

Fingerschützer

Langenbeck

Friedmann

siehe Dental-Katalog Nr.8
3. Auflage, Ausgabe 1992
Carl Martin-Solingen!

Abb. 2.58   Instrumente für die Zahnentfernung.

3 Parodontologie

Die Parodontologie ist die Lehre von den entzündlichen und nicht entzündlichen Erkrankungen (Parodontopathien) des Zahnhalteapparates (Periodontium, Parodontium, Parodont). Unter Parodontopathien versteht man alle Krankheiten des Zahnhalteapparates mit Ausnahme der nach Pulpaerkrankungen entstandenen Parodontitis apicalis. Da Parodontopathien bei kleinen Haustieren, insbesondere bei Hund und Katze sehr häufig vorkommen, ist dieses Teilgebiet der Zahnheilkunde für den Tierarzt von großer Bedeutung.

3.1 Klassifizierung der Parodontopathien

Der Zahnhalteapparat besteht aus dem Alveolarknochen, dem Wurzelzement, dem Desmodont (*desmos [griech.] = Band, Wurzelhaut) – Sharpeysche Fasern, die einerseits im Wurzelzement und andererseits im Alveolarknochen ankern –* sowie aus den den Zahn zur Maulhöhle umschließenden und abdichtenden Gingivastrukturen insbesondere aus dem Saumepithel (Abb. 3.1).

Man unterscheidet die freie Gingiva von der befestigten. Die freie Gingiva ist ein schmaler Gewebsstreifen,

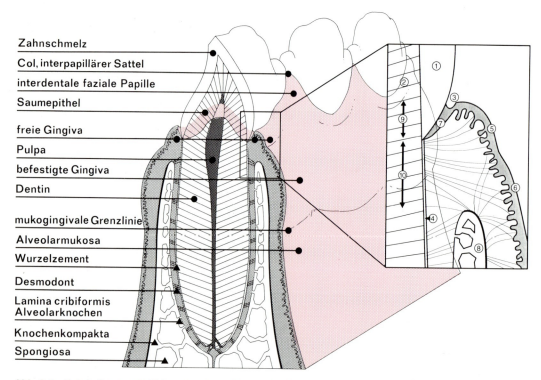

Zahnschmelz

Col, interpapillärer Sattel

interdentale faziale Papille

Saumepithel

freie Gingiva

Pulpa

befestigte Gingiva

Dentin

mukogingivale Grenzlinie

Alveolarmukosa

Wurzelzement

Desmodont

Lamina cribiformis
Alveolarknochen

Knochenkompakta

Spongiosa

Abb. 3.1 Zahnhalteapparat. Zahnschmelz (1), Dentin (2), Sulcus gingivae (3), Wurzelzement (4), freie Gingiva (5), befestigte Gingiva (6), Saumepithel (7), Alveolarknochen (8), bindegewebige Anheftung (9), epitheliale Anheftung (10).

der der Kontur des Zahnhalses und der Schmelz-Zement-Grenze girlandenförmig folgt. Sie besitzt einen Papillarkörper und trägt ein verhornendes Epithel. Wurzelwärts folgt ihr die derbe, unverschieblich befestigte Gingiva. Sie hat ebenfalls ein verhornendes Epithel mit einem kräftigen Papillarkörper. Ihre Festigkeit rührt von der straffen bindegewebigen Befestigung im supraalveolären Zement und im Periost des Alveolarfortsatzes. Die Grenze zwischen der freien Gingiva und der befestigten Gingiva – auch attached Gingiva genannt – bildet die sogenannte gingivale Furche. Sie markiert etwa die Schmelz-Zement-Grenze am Zahn. Die befestigte Gingiva geht in die nicht verhornende Mundschleimhaut, Alveolarmukosa bzw. Zungengrundmukosa über. Die Übergangslinie wird mukogingivale Grenzlinie genannt (Abb. 3.2). Von großer Bedeutung für die Pathogenese parodontaler Krankheiten ist das Saumepithel. Es liegt im Bereich der freien Gingiva, von außen nicht sichtbar als Manschette, die den Zahnhals ringförmig umgibt. Sie hat keinen epithelialen Papillarkörper. Das Saumepithel besorgt die innige Anhaftung am Zahnschmelz. Kronenwärts des Saumepithels befindet sich zwischen Zahnoberfläche und Gingiva ein kleiner Spalt – der Sulcus gingivae. Das den Sulcus auskleidende Sulcusepithel setzt sich in der freien Gingiva fort. Im Saumepithel findet man stets phagozytierende Zellen, die in Richtung Sulcus wandern. Das Saumepithel unterliegt einer ständigen, regenerativen Zellerneuerung. So kommt ein nach außen gerichteter Zellfluß in Richtung Sulcusboden zustande, der bei entzündlichen Reizen erheblich zunimmt (Sulcus Fluid). Neben der zellulären Abwehr wirken auch humorale, immunbiologische Abwehrmechanismen.

3.1.1 Gingivitis

Als Gingivitis bezeichnet man Entzündungen, die zwischen Saumband und mukogingivaler Grenzlinie lokalisiert sind. Jenseits der mukogin-

givalen Grenzlinie verlaufende entzündliche Prozesse werden als Stomatitis bezeichnet. Der Begriff Stomatitis wird auch als übergeordneter, die Gingivitis einschließender Begriff gebraucht.

Als Ursache einer Gingivitis kommen alle möglichen Entzündungsreize in Frage wie mechanische (Bruch, Verletzung), thermische (Verbrühung, heißgelaufene Bohrer!), chemische (Verätzungen), infektiöse (allgemeine oder örtliche Infektion). Eine Reihe von Faktoren können eine Gingivitis begünstigen: Fehlstellung von Zähnen, mangelhafte Hygiene, in der Fütterung liegende Faktoren (Zucker!), Mangelernährung (Vitamin C- und A-Mangel), Gifte, mangelhafter Maulschluß mit Austrocknung der Maulhöhle, hormonelle Zustände bzw. Störungen. In den meisten Fällen liegen jedoch Plaque- und Zahnsteinbildung und deren Auswirkung einer Gingivitis zugrunde.

3.1.1.1 Akute Gingivitis

Die akute Gingivitis kann am Anfang oder im Verlaufe eines chronischen, parodontalen Prozesses erscheinen. Sie ist gekennzeichnet durch eine Hyperämie der freien Gingiva. Es zeigt sich ein girlandenartiger, roter Saum entlang der Schmelz-Zement-Grenze, der im Bereich der Incisivi am meisten in das Auge fällt. Diese Entzündung wird auch als Red-line-Gingivitis bezeichnet (Abb. 3.3). Es besteht Blutungsneigung und Schmerz. Der Rötung folgt eine Schwellung infolge Ödematisierung. Diese kann sodann die befestigte Gingiva ergreifen, die deutlich anschwillt (Abb. 3.4). Diese Schwellung kann länger anhalten und in einen chronischen Verlauf einmünden, wenn die Ursachen nicht beseitigt

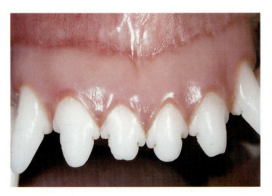

Abb. 3.2 Gingiva normal.

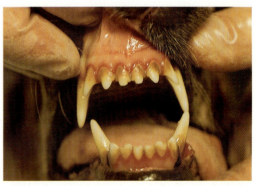

Abb. 3.3 Akute Gingivitis – Red-line-Gingivitis.

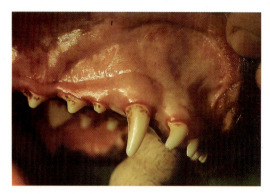

Abb. 3.4 Akute Gingivitis – Schwellung der befestigten Gingiva.

werden. Ebenso kann die akute Gingivitis zum geschwürigen Zerfall der marginalen Gingiva und der Interdentalpapillen führen. Die akute Gingivitis ist in der Regel reversibel.

3.1.1.2 Akute, nekrotisierende, ulzerierende Gingivitis

Diese in der Humanmedizin unter der Kurzbezeichnung „ANUG" bekannte Plaut-Vincentsche Erkrankung wird auf das Fusobacterium fusiformis und Borrelia vincentii zurückgeführt. Diese Keime gehören zur normalen Mundflora des Menschen. Unter bestimmten Umständen vermehren sie sich erheblich. In der Veterinärmedizin ist diese Krankheit beschrieben worden vor allem bei Beagle, Foxhounds und Dackelhunden.

Wir haben die akute, nekrotisierende und ulzerierende Gingivitis in einer Foxhoundzucht beob-

achtet. Das klinische Bild entsprach zunächst dem humanmedizinischen. Bei 6 bis 18 Monate alten Foxhounds traten im Unterkiefer und bedeutend stärker im Oberkiefer, hauptsächlich am P4 und M1, in zweiter Linie am P3 und M2 hochakute Gingivitiserscheinungen in Form einer Red-line-Gingivitis mit Entzündung der Interdentalpapillen auf, die rasch zu ulzerativen und nekrotisierenden Prozessen übergingen. Dann erschien die Gingiva wie ausgestanzt (Abb. 3.5). Zahnwurzeln wurden freigelegt. Die Prozesse führten zu massiver Osteomyelitis, wobei Sequester (Abb. 3.6) mit mehreren Zähnen entstanden und ganze Kieferpartien verlorengingen. Gelegentlich entstanden Abklatschgeschwüre an der bukkalen Schleimhaut. Die Futteraufnahme war bei fortgeschrittener Erkrankung wesentlich behindert, der Ernährungszustand dann schlecht. Oft speichelten die Hunde. Immer bestand Foetor ex ore. Fusobakterien und Borrelien konnten in großer Zahl festgestellt werden. In fortgeschrittenen Stadien war das Allgemeinbefinden der Hunde gestört. Es bestand Fieber. Trotz radikalem, chirurgischen Eingreifens gab es immer wieder Rezidive. Unsere Beobachtungen rechtfertigen den Verdacht, daß erblich determinierte, lokale Defekte der Immunabwehr bei der Entstehung und beim Fortgang der Krankheit eine Rolle spielen. Die Therapie beginnt mit einer vorsichtigen supra- und subgingivalen Kürettage und Spülungen der Maulhöhle mit physiologischer Kochsalzlösung und einer systemischen Antibiotika-Therapie, die 3−4 Wochen vor einer weitergehenden chirurgischen Behandlung (Sequestrotomie, Gingivektomie, Zahnextraktion) durchgeführt werden muß. Diese um-

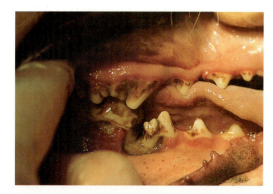

Abb. 3.5 Akute, nekrotisierende, ulzerierende Gingivitis (ANUG). Defekt der Gingiva wie ausgestanzt.

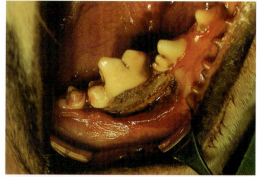

Abb. 3.6 Akute, nekrotisierende, ulzerierende Gingivitis (ANUG). Sequesterbildung.

faßt die Beseitigung erkrankten Gewebes und plastische Rekonstruktion. Die systemische Antibiotika-Therapie muß fortgesetzt werden. Sie kann durch Gaben von Vitamin-C und Vitamin-B-Komplex unterstützt werden. Die akute, nekrotisierende, ulzerierende Gingivitis ist eigentlich nur im Anfangsstadium eine Gingivitis. Sie erfaßt sodann nicht nur alle Teile des Zahnhalteapparates, sondern auch die Kieferknochen und endet oft in einer nekrotisierenden Osteomyelitis und Panostitis. Aus diesem Grunde wäre sie ebenso der Parodontitis marginalis profunda und der Stomatitis zuzuordnen.

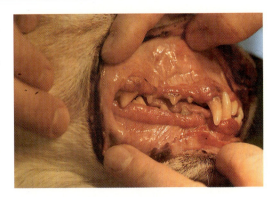

Abb. 3.7 Chronisch-hyperplastische Gingivitis.

3.1.1.3 Chronisch-hyperplastische Gingivitis

Diese Form der Gingivitis ist gekennzeichnet durch eine hochgradige Umfangsvermehrung der freien und befestigten Gingiva. Durch die Schwellung erscheint die Zahnkrone in einem Krater versenkt. Hierdurch entstehen sogenannte Pseudotaschen. Die Gingiva erscheint matt und wie die Oberfläche einer Orange. Die Veränderungen beruhen auf einer Proliferation des Epithelgewebes und Bindegewebes (Abb. 3.7 und 3.8).

3.1.1.4 Epulis granulomatosa

Diese auch als Zahnfleischpolyp bezeichnete Bildung wird als Ergebnis einer entzündlichen, bindegewebigen Überschußreaktion interpretiert. Es handelt sich um einzelne oder auch multiple, epithelbedeckte Knoten, die dem Alveolarknochen aufsitzen und vorwiegend an der marginalen Gingiva erscheinen (Abb. 3.9). Die Bildung besteht aus unspezifischem Granulationsgewebe mit Plasmazellen, Lymphozyten und Granulozyten.

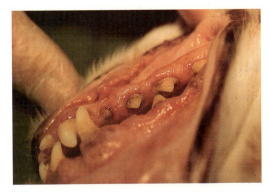

Abb. 3.8 Chronisch-hyperplastische Gingivitis.

3.1.2 Parodontitis, Periodontitis

Als Parodontitis, Periodontitis bezeichnet man alle entzündlichen Erkrankungen des Zahnhalteapparates.

Die Gingiva im Bereich des gingivalen Sulkus und das Saumepithel gehören funtionell zum Periodontium und spielen bei der Pathogenese der Entzündung der zahnumgebenden Gewebe eine besonders wichtige Rolle. Diese, den Zahn gegen die Maulhöhle abdichtenden Strukturen bezeichnet man als marginales Parodont. Die bindegewebige Verbindung zwischen Zahnzement und Alveolarknochen, die Wurzelhaut oder das Desmodont sowie Zahnzement und Alveolarknochen bil-

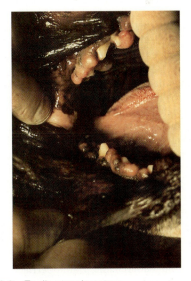

Abb. 3.9 Epulis granulomatosa.

den das Periodontium. Bei Equiden werden zum Periodontium nicht nur die eigentliche Wurzelhaut an den stummelförmigen Wurzeln, sondern auch die Bindestrukturen um den im Zahnfach sitzenden Zahnkörper gezählt. Im allgemeinen Sprachgebrauch ist die Unterscheidung in Parodont und Periodontium nicht mehr gebräuchlich. Üblich sind indessen allgemein die Begriffe Parodont, Parodontitis und Parodontologie.

Die entzündlichen Erkrankungen des Zahnhalteapparates werden in der Regel durch die Wirkung von Mikroorganismen bedingt. Sie können vom gingivalen Rand einer Parodontitis marginalis oder von einer Pulpitis her eine Parodontitis (Periodontitis) apicalis hervorrufen, die jedoch nicht in der Parodontologie abgehandelt wird. Die Entzündung kann lokal beschränkt sein (Parodontitis localis) oder sich auf das ganze Parodont ausbreiten (Parodontitis totalis).

3.1.2.1 Plaque

Die Maulhöhle enthält eine tierspezies-unterschiedliche Mischflora von zahlreichen Mikroorganismen, nämlich aerobe und anaerobe, grampositive und gramnegative Bakterien wie Streptokokken, Staphylokokken, Milchsäurebakterien, Korynebakterien, Actinomyces, Kolibakterien u. a., Sproß-, Hefe- und Schimmelpilze. Diese Mikroorganismen befinden sich ideal in einem Gleichgewicht. Schutzvorrichtungen der Maulhöhle, der reinigende Fluß des antibakteriell wirkenden Speichels, die Abschilferung der verhornenden Gingivaepithelien, der Sulcus-Fluß mit desquamierten Epithelzellen, phagozytierenden Zellen und humoralen Abwehrstoffen sorgen für die Aufrechterhaltung des Gleichgewichtes. Bei Störung dieses Gleichgewichtes kommt es zur ungleichgewichtigen Vermehrung von Mikroorganismen. Beim gesunden Hund sind mehr als ein Drittel der Keime aerob, ein Drittel fakultativ anaerob und ein knappes Drittel anaerob. Bei einer Gingivitis gehören drei Viertel der Keime zu den Anaerobiern und nur noch wenig mehr als ein Zehntel sind aerob. Bei einer Parodontitis sinkt der aerobe Keimprozentsatz auf etwa 2%. Eine Dominanz der anaeroben Flora kennzeichnet die parodontale Erkrankung, wobei eine initiale, starke Vermehrung der sauerstoffverbrauchenden Aerobier das Milieu für die anaeroben Keime bereitet.

Bestimmte Bakterien sind in der Lage, Säuren zu produzieren, die den Zahnschmelz demineralisieren und dadurch die Zahnoberfläche rauh machen. Andere Mikroorganismen produzieren klebrige Polysaccharide, die die Anheftung von Bakterien auf der Zahnoberfläche fördern. Enzym- und Toxin-bildende Bakterien sorgen für zell-, gewebsschädigende und eiweißzersetzende Wirkungen. Diese Bakterien, eingelagert in eine Polysaccharid-Proteinmatrix und gemengt mit Speichelmuzinen, Nahrungsresten und abgeschilferten Epithelzellen, bilden einen zähen, auf der Zahnoberfläche haftenden Belag. Diesen Zahnbelag bezeichnet man als Plaque. Er ist wiederum Nahrungsgrundlage für die sich rasch vermehrenden Bakterien und verhindert, daß der Speichel seine remineralisierende Aufgabe am Zahnschmelz erfüllen kann, und behindert die Selbstreinigungsmechanismen in der Maulhöhle. Futterreste (Food debris) allein bedingen keine Plaque. Sie haften nicht und können ausgespült werden, wenn sie nicht in Fissuren, Nischen oder Taschen gefangen gehalten werden (Food impaction). Impaktierte Futterteile können instrumentell beseitigt werden. Bevorzugte Anhaftungsstellen für Plaque sind die Zahnzwischenräume, insbesondere bei Eng- und Fehlstellungen, Zahnfissuren, die Schmelz-Zement-Grenze, der Sulcus gingivae, Randspalten bei mangelhaften oder alten Füllungen, rauhe Zahnoberflächen. Auch Trockenheit im Maul, z. B. durch Maulatmung, fördert die Plaquebildung und Plaqueanheftung, weil die Beläge klebriger und fester werden. Die Plaque läßt sich durch Farbstoffe oder fluoreszierende Substanzen und Ultraviolettlicht feststellen.

3.1.2.2 Zahnstein

Der Speichel enthält die Mineralien Natrium, Kalium, Kalzium, Magnesium und Zink in Form von Phosphaten, Karbonaten, Sulfaten, Chloriden und Fluoriden. Durch Mineralisation der Plaque entsteht Zahnstein, der bei den verschiedenen Tierspezies unterschiedliche Zusammensetzung aufweist. Während der Zahnstein des Pferdes zum größten Teil Kalziumkarbonat enthält, besteht der Zahnstein des Hundes hauptsächlich aus Kalziumphosphat. Beim Hund sitzt der Zahnstein an den Canini, an den oberen mehr als an den unteren, sowie vor allem bukkal am P3, P4 und M1 des Oberkiefers, wo der Ductus parotideus in die Maulhöhle mündet (Abb. 3.10). Bei fortschreitender Zahnsteinbildung findet man den Zahnstein auch auf den palatinalen und lingualen Zahnflächen. Die Erfahrung lehrt, daß gewisse Hunderassen wie Pudel, Spitze, Terrier, Dackel häufiger an Zahn-

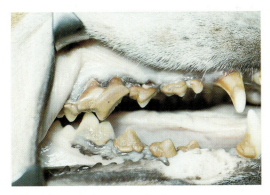

Abb. 3.10 Zahnstein beim Hund.

steinbelägen leiden. Der Zahnstein haftet über der Gingiva (supragingival) oder, für das Auge verborgen, unterhalb der Gingiva (subgingival). Er hat eine gelbe bis dunkelbraune Farbe. Subgingival ist er infolge Hämosideringehalts graubraun und rauher. Der Sulcus gingivae ist eine Nische, die der Anheftung von Plaque und Zahnstein besonders dienlich ist. Von hier aus wird erst das Saumband, sodann das Desmodont geschädigt. Der Zerstörungsprozeß schreitet in Richtung Zahnwurzel vorwärts. Zahnstein führt so zur Parodontitis.

3.1.2.3 Pathogenese

Lokale, funktionelle und auch innere Ursachen liegen Erkrankungen des Zahnhalteapparates zugrunde. Gewöhnlich beginnt die Parodontitis von der Maulhöhle aus (Parodontitis marginalis). Das hierbei zuerst betroffene Gewebe sind die gingivalen Teile des parodontalen Gewebes. Mechanische, chemische, toxische und bakterielle Einwirkungen führen zu einer Schädigung dieser gingivalen Strukturen und lösen reaktiv eine Entzündung aus. Diese Entzündung bleibt lokal beschränkt und führt in der Regel nicht zu wesentlichen, allgemeinen Beeinträchtigungen des betroffenen Tieres. Eine generalisierte Erkrankung folgt in der Regel nicht. Plaque- und Zahnsteinbildungen liefern am häufigsten die initialen Reize für die Entstehung einer Parodontitis.

Bei der gesunden parodontalen Gingiva haftet das Saumepithel innig an der Schmelzoberfläche des Zahnes. Zwischen dem Zahn und der marginalen Umschlagstelle der Gingiva besteht nur ein flacher Sulcus gingivae. Wenige polymorphkernige Leukozyten aus den subepithelialen Kapillaren durchwandern das Saumepithel zum Sulcus

hin (Abb. 3.11). Diese und abschilfernde Saumepithelien bilden den Sulcus-Fluid.

Bei einwirkenden Reizen, zunehmender Plaque und deren Wirkung werden die Permeabilität der Gefäße und die Blutfülle gesteigert. Gefäße sprossen. Die Granulozytenemigration wird intensiviert. Lymphoide Zellen erscheinen in relativ großer Zahl. Nur vereinzelt finden sich Plasmazellen. Die Zellen wandern zum sich leicht vertiefenden Sulcus und bilden einen Wall gegen eindringende Noxen. Der Sulcus-Fluid ist gesteigert und enthält Serumproteine. Immunglobuline können nachgewiesen werden. Der Bindegewebsanteil der Gingiva ist relativ vermindert. Beim Hund spielen sich diese Prozesse weit mehr koronal, marginal und superficial ab als beim Menschen. Diese frühen Zeichen einer Gingivitis führen bei Fortbestand oder Verstärkung des Reizes zu einer immer stärkeren Proliferation des Saumepithels. Die Zellemigration und mit ihr der Sulcus-Fluid nehmen zu. Neben Monozyten, Lymphozyten und Makrophagen dominieren zunehmend Plasmazellen. Der Immunglobulin-Gehalt (IgG und IgA) im Gingivagewebe ist entsprechend gesteigert. Durch die Schädigung des Saumepithels wird die Anheftung am Zahnschmelz in Richtung auf die Schmelz-Zement-Grenze gelockert. Es entsteht eine gingivale Tasche, in der Plaque-Bakterien, insbesondere auch anaerobe, vermehrt Unterschlupf finden und sich ungestört vermehren können. Gleichzeitig setzt eine Proliferation der basalen Saumepithelzellen ein. Die vom Zement zur freien und befestigten Gingiva verlaufenden Bindegewebsfasern sind jedoch noch in Funktion. Damit besteht noch kein bindegewebiger Anheftungsverlust (bindegewebiger Attachmentverlust). Diese pathologischen Veränderungen betreffen die Gingiva und sind als Gingivitis zu bezeichnen. Da die betroffenen Gingivateile als marginales Parodont zum Parodont gehören, müssen sie auch der Parodontitis zugeordnet werden.

Die Mikroorganismen in dem vertieften Sulcus entfalten eine toxisch gewebsschädigende, enzymatisch-gewebsauflösende Wirkung. Die exsudativen Prozesse steigern sich. Es besteht Plasmazelldominanz. Die Gewebszerstörung bedingt eine starke Emigration von phagozytierenden Granulozyten, so daß es teilweise zu eitriger Exsudation kommt. Schübe bakterieller Vermehrung bedingen Mikro- oder Makroabszesse. Es zeigen sich reparative Reaktionen in Form von fibrösem Bindegewebsersatz (Narbengewebe). Im Verlaufe dieser Prozesse wird das Saumepi-

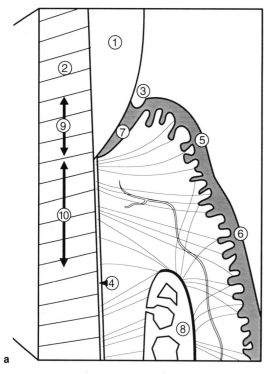

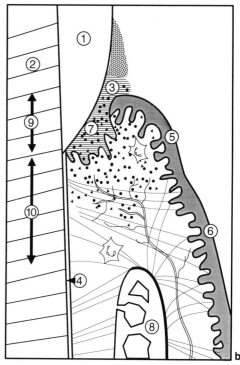

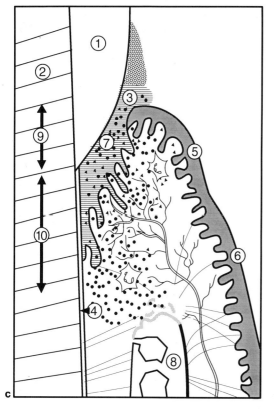

Zahnschmelz (1)
Dentin (2)
Sulcus gingivae (3)
Wurzelzement (4)
Freie Gingiva (5)
Befestigte Gingiva (6)
Saumepithel (7)
Alveolarknochen (8)
Epitheliale Anheftung (9)
Bindegewebige Anheftung (10)
● Lymphozyten, Granulozyten

Abb. 3.11 a–c   Pathogenese der Gingivitis und Parodontitis.

Abb. 3.11 a   Normale Gingiva.

Abb. 3.11 b   Gingivitis.

Abb. 3.11 c   Parodontitis.

thel zahnseitig zerstört, so daß die Anheftung am Schmelz gänzlich verlorengeht (epithelialer Attachmentverlust). Von den Basalzellen der von der Zahnoberfläche abgelösten Saumepithelschicht wachsen Epithelzapfen in die Gingiva. Die parodontale Tasche wird epithelisiert. Die Gewebszerstörung erfaßt nun auch die bindegewebigen Gingivastrukturen, was zu einem binde-gewebigen Attachmentverlust und auch zum Freilegen der Wurzel führt. Schließlich greift der Prozeß auf die Alveolarknochen und das Desmodont über. Hierbei können supraalveoläre, parodontale Taschen (Abb. 3.12) bei horizontalem Alveolarknochenabbau (Abb. 3.13) oder infraalveoläre Taschen bei vertikalem Knochenabbau (Abb. 3.14) entstehen. Neben Immunglobulinen

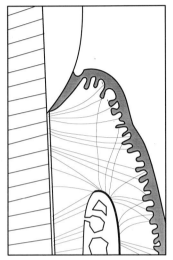

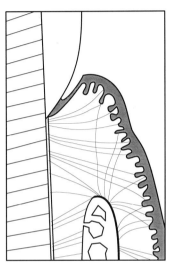

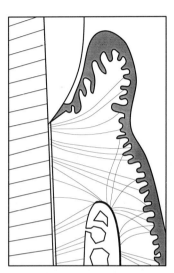

a Normale Gingiva mit Sulcus gingivae. Dieser ist weniger als 1 mm tief. Die Sonde vermag jedoch tiefer einzudringen.

b Gingivale Tasche. Bei der Gingivitis löst sich der koronale Teil des Saumepithels vom Zahn (epithelialer Attachmentverlust).

c Pseudotasche. Durch Schwellung der Gingiva kann zusätzlich eine Pseudotasche entstehen.

d Supraalveoläre, parodontale Tasche. Die bindegewebige Anheftung ist verloren gegangen (bindegewebiger Attachmentverlust). Beginnender Abbau des Alveolarknochens.

e Infraalveoläre, parodontale Tasche. Zusätzlich Knochentasche!

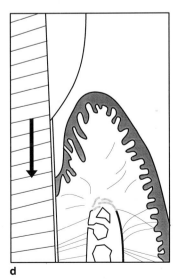

Abb. 3.12a–e Vergleichende Darstellung der Taschenbildung: normale Gingiva, gingivale, Pseudo-, supraalveoläre, parodontale und infraalveoläre, parodontale Tasche.

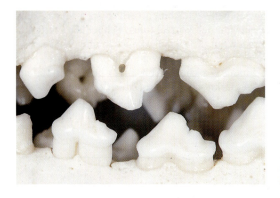

Abb. 3.13 Parodontitis beim Hund. Horizontaler Knochenabbau.

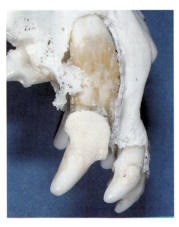

Abb. 3.14 Parodontitis beim Hund. Vertikaler Knochenabbau.

erscheinen Komplement- und Antikörper-Antigenkomplexe. Die Parodontitis ist manifest und nimmt ihren Lauf.

3.1.2.4 Differenzierung – Nomenklatur

Zur Gingivitis werden jene parodontalen entzündlichen Prozesse gerechnet, bei denen zwar schon eine Sulcusvertiefung oder eine gingivale Tasche festgestellt werden kann, die Saumepithelanheftung jedoch noch teilweise (epithelialer Attachmentverlust) intakt und ein bindegewebiger Attachmentverlust nicht erkennbar ist. Interdental kann sich bereits horizontaler Knochenabbau manifestieren. Die Parodontitis ist gekennzeichnet durch

– die Bildung supraalveolärer oder infraalveolärer, parodontaler (echter) Taschen
– den Verlust des bindegewebigen Attachments
– den Abbau des Alveolarknochens, horizontal und vertikal.

Nach dem Schweregrad unterscheidet man die Parodontitis marginalis superficialis von der Parodontitis marginalis profunda. Die Tabelle 3.1 soll über die pathohistologischen und klinischen Befunde bei gesundem Parodont, Gingivitis und Parodontitis informieren.

3.1.3 Parodontose

Zur Parodontose zählen alle nicht entzündlichen, chronisch-atrophischen Erkrankungen des Parodonts. Sie betrifft einzelne Zähne, Gruppen von Zähnen oder das ganze Gebiß. Das Wesen der Erkrankung ist eine Atrophie des Alveolarknochens, dem eine Retraktion des Zahnfleisches folgt. Klinisch imponiert die Erkrankung durch ein Zurückweichen des Zahnfleisches mit Freilegung von Wurzelzement, wobei die Interdentalpapillen zögernd nachfolgen. Hierdurch wird der girlandenförmige Verlauf des Zahnfleischrandes stärker betont. Die Zähne erscheinen immer „länger". Der Prozeß ist schmerzfrei. Entzündungszeichen fehlen ebenso wie Blutungsneigung und Zahnfleischtaschen. Der Knochenabbau erfolgt hauptsächlich horizontal, die Zahnlockerung daher erst spät. Der Prozeß kann mit einer

Tab. 3.1 Klinische und histologische Befunde bei Gingivitis und Parodontitis im Vergleich zur gesunden Gingiva

	gesunde Gingiva	Gingivitis	Parodontitis marginalis superficialis	Parodontitis marginalis profunda
Gingiva	rosarot	freie und befestigte Gingiva und Interdentalpapillen gerötet, ödematös, umfangsvermehrt, schmerzhaft, Blutungsneigung	freie und befestigte Gingiva und Interdentalpapillen gerötet, ödematös, umfangsvermehrt, schmerzhaft, Blutungsneigung	freie und befestigte Gingiva und Interdentalpapillen gerötet, ödematös, umfangsvermehrt, schmerzhaft, Blutungsneigung
Saumepithel	Saumepithel festanhaftend, ohne basale Zapfen	koronale Proliferation des Saumepithels, später basale Epithelzapfen, koronaler Verlust des epithelialen Attachments	völliger Verlust des epithelialen Attachments	völliger Verlust des epithelialen Attachments
Taschenbildung	Sulcus gingivae, weniger als 2 mm, keine Taschenbildung	Sulcus zur gingivalen Tasche vertieft; bei starker Gingivaschwellung auch Pseudotasche	Bildung von supraalveolären, parodontalen Taschen (Sondierungstiefe 2−5 mm) Umbau des Saumepithels in Taschenepithel	Infraalveoläre, parodontale Taschen (Sondierungstiefe mehr als 5 mm)
Gefäße	normaler, subepithelialer Plexus	Gefäße geweitet, Blutfülle, Vaskulitis, Austritt von Serumproteinen	Gefäße geweitet, Blutfülle, Vaskulitis, Austritt von Serumproteinen	Gefäße geweitet, Blutfülle, Vaskulitis, Austritt von Serumproteinen
Zellige Infiltration	einzelne Granulozyten einzelne Lymphozyten und Plasmazellen	Granulozyten und vorwiegend am Sulcusboden, später zunehmend Plasmazellendominanz tief im Gingivagewebe; zunehmend Immunglobulin, Komplement und Antigen-Antikörper-Komplexe im Gewebe	Fortsetzung und Verstärkung der Prozesse; Eiter, Blut aus Zahnfleischtaschen, entzündliche bindegewebige Reaktion	Weiterschreiten der Prozesse; gehäuft Ulzerationen
Fibroblasten kollagene Fasern	normale Fibroblasten, dichte Bündel von Kollagenfasern	Fibroblastenschädigung, Verlust an kollagenen Fasern; kein Verlust des bindegewebigen Attachments	Fortschreiten der Prozesse; bindegewebiges Attachment um 25−30% der Wurzellänge reduziert	Zerstörung der gingivalen Kollagenfasern; bindegewebiges Attachment um mehr als 30% der Wurzellänge reduziert
Alveolarknochen	ohne Veränderungen	Übergreifen auf Knochengewebe des Alveolarfortsatzes, besonders interdental; horizontaler Knochenabbau, Zahnlockerung	horizontaler und vertikaler Knochenabbau; vertikale Knocheneinbrüche, gesteigerte Zahnlockerung	horizontaler und vertikaler Knochenabbau; vertikale Knocheneinbrüche, gesteigerte Zahnlockerung; Zahnwanderung
Plaque Zahnstein Keime	wenig Plaque mit ⅓ anaeroben Keimen	Plaque und Zahnstein zunehmend supra- und subgingival; Keimzahl vermehrt; ¾ anaerobe Keime, Keime subgingival zunehmend gramnegativ/ anaerob	anaerobe Keime; Zahnstein und Konkremente subgingival und supraalveolär	anaerobe Keime; Eindringen von Zahnstein in das Zahnfach – intraalveolär

Parodontitis gleichzeitig oder zeitweise verbunden sein. Eine generalisierte Parodontose ist im bestimmten Umfang als Altersatrophie physiologisch. Die Parodontose ist bei Tieren selten. Als Therapie bei Parodontose im Incisivi-Bereich empfiehlt sich das Anbringen einer Kunststoffverbindung mit Hilfe der Ätz-Technik. Durch die Ruhigstellung wird der Ausfall der Zähne erheblich hinausgeschoben.

3.2 Diagnose und Therapie der Parodontitis

Die Therapie von Parodontopathien setzt eine gewissenhafte Untersuchung, Diagnose und die Erstellung eines Therapieplanes voraus.

3.2.1 Diagnose

3.2.1.1 Vorbericht

Der Vorbericht bezieht sich neben der Feststellung der üblichen Daten wie Rasse, Alter, Geschlecht, Trächtigkeit auf Besitzerbeobachtungen – Hygienemaßnahmen des Besitzers und das Futter. Es ist wichtig zu erfahren, was und vor allem wann der Besitzer Veränderungen an den Zähnen und in der Maulhöhle überhaupt festgestellt hat. Die Fragen richten sich auf Schmerzen, Schwellungen, Fistelungen, Speichelfluß, Zahnstein, Blutungen, Zahnfleisch, Maulgeruch, Zahnlockerung, Zahnverlust, bereits erfolgte Behandlungen und deren Zeitpunkt. Die regelmäßige Anwendung hygienischer Maßnahmen zur Gesunderhaltung der Maulhöhle beim Tier ist nicht üblich und, abgesehen von regelmäßigen Kontrollen, nicht unbedingt angezeigt. Dagegen werden vom Besitzer gern regelmäßig Vitamine oder Fluor-Präparate in nicht vertretbaren Dosierungen verabfolgt. Desinfektionsmittel und Zahnpasten werden angewandt, die durchaus gewebsschädigende Wirkungen haben können. Zu harte Bürsten beim Reinigen und Putzen der Zähne können eine Retraktion des Zahnfleisches zur Folge haben. Sehr wichtig ist die Frage nach der Diät. Weiches Futter fördert die Plaque-Bildung. Auf die Bedeutung des Zuckers für die Bildung von Plaque wurde hingewiesen. Die Fütterung von Knochen kann eine mechanische Putzwirkung haben. Es empfiehlt sich, die Angaben des Besitzers sowie alle nachfolgenden Befunddaten zahnbezogen in ein Befundblatt aufzunehmen.

3.2.1.2 Befunderhebung

Die Untersuchung des Gebisses erfolgt durch

- Adspektion
- Palpation und Sondierung
- Röntgenstrahlen.

Bei der *Adspektion* wird neben dem allgemeinen Zustand des Gebisses (Durchbruch, Wechsel, Zahnstellung, Zahnverlust, Abnutzung u. a.) jeder Zahn, das Zahnfleisch und die Mundschleimhaut untersucht. Dabei beginnt man regelmäßig auf der rechten Oberkieferseite, setzt die Untersuchung auf der linken Oberkieferseite fort. Sodann erfolgt die Adspektion auf der linken und endet auf der rechten Unterkieferseite distal. Die Adspektion erfaßt Zahnfehlstellungen, Veränderungen der Zahnhartsubstanzen, freigelegte Wurzeln, supragingivale Zahnsteinbeläge, Rötungen, Schwellungen, Auflagerungen, Verletzungen, Retraktion, Ulzeration von Gingiva, Interdentalpapillen und Mundschleimhaut, Abszedierungen, Fistelungen, Geschwülste, Fremdkörper. Die Adspektion kann durch die Darstellung der Plaque, durch Farbstoffe oder durch im Violettlicht fluoreszierende Stoffe wesentlich unterstützt werden (Broxotest, Dis-Plaque, Plakelite, Fuchsin, Eosin). Bei der Adspektion wird der Maulgeruch wahrgenommen, der gewöhnlich ein Zeichen einer Parodontitis ist. Er muß unterschieden werden vom Maulgeruch, der durch eine Systemerkrankung verursacht wird.

Der Adspektion folgt die *Palpation,* die mit den Fingern und/oder mit Instrumenten durchgeführt wird. Sie wird verbunden mit einer groben Säuberung des Gebisses von Futterresten, Haaren, Sekreten. Diese Untersuchung stellt den eventuellen Lockerungsgrad der Zähne fest und sucht die Länge der freiliegenden Wurzeln als Zeichen eines Alveolarknochenverlustes zu bestimmen. Der erste und zweite Unterkiefer Prämolar sind beim Hund durch Knochenabbau zuerst und zumeist betroffen, gefolgt vom P3, P4 und M1. Hier wird die Bifurkation der Zahnwurzel deswegen zuerst freigelegt, weil diese schon beim gesunden Zahn dem gingivalen Sulkus nahe liegt und rasch zu einem Schlupfwinkel für Plaque werden kann. Es folgt die Untersuchung mit der Sonde. Die *Sonde* (Abb. 3.22) ist das wichtigste Instrument bei der Untersuchung parodontaler Erkrankungen zur Feststellung des Attachmentverlustes und des Alveolarknochenabbaues. Die Sonde wird parallel zur Zahnachse in den Sulcus gingivae eingeführt, bis ein Widerstand spürbar wird. An einer Millimeter-Skala am Untersuchungsende der Sonde kann die Tiefe des Sulcus, der gingivalen bzw. supraalveolären oder infraalveolären Tasche abgelesen werden. Bei der Sondenuntersuchung rund um jeden Zahn muß ein besonderes Augenmerk auf die interproximalen Partien und die Furkationen der Zahnwurzeln gelenkt werden. Palpatorisch wird weiterhin geprüft, ob eitriger Sulcus-Fluid, Abszedierungen oder Fistelungen bestehen. In Fällen, in denen ein Verdacht auf horizontalen oder vertikalen Alveolarknochenabbau besteht, ist eine *Röntgenaufnahme* indiziert. Sie versetzt einen in die Lage, apikale und marginale Prozesse voneinander zu unterscheiden und extensive, strukturelle Veränderungen im Knochen zu erkennen. Sie erlaubt in Verbindung mit der übrigen klinischen Untersuchung die Beurteilung, inwieweit die Zahnwurzel noch vom alveolären Knochengewebe umgeben und gehalten wird.

3.2.1.3 Behandlungsplan

Die Behandlung richtet sich nach der Art und dem Grad der parodontalen Schädigung. Schon allein, weil parodontale Behandlungen oft sehr zeitaufwendig sind, muß eine exakte Vorplanung erfolgen.

3.2.2 Therapie der Parodontitis (Abb. 3.15)

3.2.2.1 Vorbereitung

Alle parodontalen Maßnahmen sind darauf gerichtet, eine klinisch entzündungsfreie Gingiva in eine möglichst breite Anlagerung an den Zahn zu bringen. Der Idealfall ist die Wiederherstellung einer epithelialen und bindegewebigen Gingiva-Zahnverbindung mit einer physiologischen Sulcustiefe. Hierzu stehen nicht-chirurgische und chirurgische Verfahren zur Verfügung. Zu den nicht-chirurgischen Verfahren gehören die Zahnsteinentfernung mittels Scaler (engl. = Fischabschupper), Küretten oder meißelförmige Instrumente und die Glättung der Wurzeln (root planing). Die chirurgisch, parodontalen Eingriffe sind die Kürettage, Gingivektomie, Gingivoplastik, Lappenoperationen, die Frenektomie und die Osteoplastik. Chirurgische Eingriffe sollten bei florider Entzündung des parodontalen Apparates nicht durchgeführt werden, denn es besteht bei der Blutfülle und gesteigerten Gefäßpermeabilität im entzündeten Gewebe die Gefahr der Ausbreitung der Entzündung und sogar der hämatogenen Aussaat. Aber auch die nicht-chirur-

gischen Therapiemaßnahmen sollten erst nach planmäßiger Verbesserung der Hygiene in der Mundhöhle vorgenommen werden, damit die Gefahr für das Tier und den behandelnden Tierarzt minimiert wird.

Hierzu kann das Lokalchemotherapeutikum Chlorhexidin-glucoronat eingesetzt werden. Der Besitzer wird dabei motiviert, täglich einmal das Gebiß mit einer Zahnbürste zu reinigen und wenn möglich mehrmals täglich zu spülen. Chlorhexidine können dabei in einer 2%igen Zubereitung mit der Zahnbürste angewendet werden. Trimethoprim und die Antibiotika Spiramycin, Selektomycin und Clindamycin erreichen, systemisch angewandt, im Speichel hohe Konzentrationen (siehe 3.3.3). Die Vorbehandlung sollte 7 Tage dauern. Für die parodontale Sanierung eines Gebisses ist genügend Zeit vorzusehen.

3.2.2.2 Plaque- und Zahnsteinentfernung

Die initiale Behandlung der parodontalen Therapie ist die Entfernung von Plaque und Zahnstein. Es gibt zahlreiche Instrumente, die für das „Abschuppen" (Scaling) des Zahnsteins zur Verfügung stehen. Bei starker Zahnsteinanlagerung ist eine Allgemeinnarkose unumgänglich. Sie ist die Voraussetzung für eine gründliche Zahnsteinentfernung. Unvermeidliche Blutungen können durch Betupfen mit Wasserstoffsuperoxid behandelt werden. Schonend gestaltet sich die Zahnsteinentfernung mit Hilfe des Ultraschalls. Ultraschallvermittelte Schwingungen werden auf eine Metallspitze am Handstück des Ultraschallgerätes übertragen, die die Zahnsteinbeläge von ihrer Unterlage absprengen. Wichtig ist eine konstante Wasserspülung, die die Hitze ableitet. Es muß Sorge getragen werden, daß das Kühlwasser vom Tier nicht aspiriert wird. Diese Gefahr besteht kaum bei Einsatz des Endotrachealtubus. Um eine Schädigung des Zahnschmelzes zu vermeiden, soll der Ultraschall-Scaler auf der Zahnoberfläche ständig hin- und herbewegt werden. Der Operateur sollte zum Schutz vor Aufnahme der in die Umgebung gesprühten Keime unbedingt Mundschutz tragen. Die Nachteile des Ultraschallgerätes sind bei dem Luftturbinen-Scaler eliminiert. Dieses Gerät arbeitet mit einer preßluftgetriebenen Turbine im Handstück, die oszillierende Schwingungen auf den Metall-Scaler produziert. Eine Überhitzung ist nicht mehr zu befürchten, die Wasserkühlung entfällt. Nach der Entfernung des Zahnsteins bleibt eine rauhe Zahnoberfläche zurück. Diese würde eine ra-

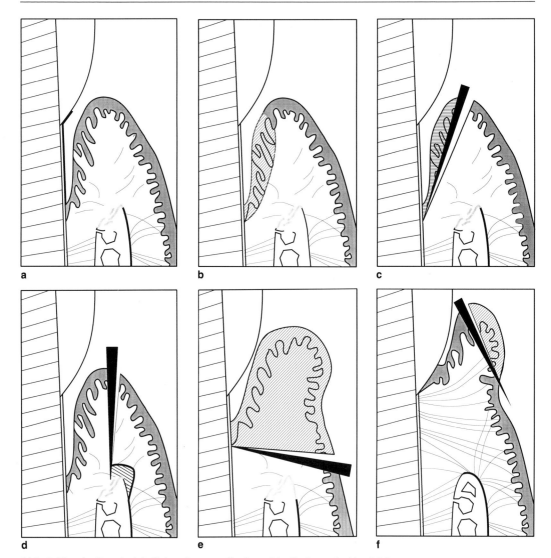

Abb. 3.15a–f Parodontale Behandlungsmethoden mit Indikationen im Vergleich.
(Erläuterungen auf Nebenseite).

sche, erneute Plaque- und Zahnsteinanlagerung begünstigen. Daher bedarf es einer gründlichen Politur der Zahnoberfläche. Hierzu dienen Polierpasten, die mit besonderen kelchförmig rotierenden Polierinstrumenten sowie kleinen Bürstchen auf der Zahnoberfläche angewandt werden. Die Neubildung von Zahnstein kann wesentlich verzögert werden, wenn der Besitzer zu einer täglichen Maulhygiene zu motivieren ist. Spezielle Zahnbürsten und Zahnpasten sind im Handel erhältlich. Aber auch Spülungen vermindern den Keimgehalt in der Maulhöhle für Stunden erheblich. Hierfür eigenen sich Wasserstrahlgeräte.

3.2.2.3 Wurzelglättung

Reicht die Zahnstein- bzw. Konkrementbildung unter die Schmelz-Zement-Grenze, so ist es notwendig, das erweichte, bakteriell besiedelte Zement abzuschaben und die freiliegenden Wurzeloberflächen mit speziellen Instrumenten zu glätten (root planing) (Abb. 3.15a). Ziel dieser Behandlung ist es, für die Neuanheftung von Bindegewebsfasern hygienisch akzeptable Flächen zu schaffen (Reattachment). Diese Wurzelglättung erfordert Sorgfalt und Geschicklichkeit, weil sie subgingival ohne Sicht erfolgt. Besonders beach-

Abb. 3.15 Parodontale Behandlungsmethoden und deren Indikationen im Vergleich

	Abb. 3.15a	Abb. 3.15b	Abb. 3.15c	Abb. 3.15d	Abb. 3.15e	Abb. 3.15f
Behandlungsmethode	subgingivales Scaling Wurzelglättung	Gingivale Kürettage (verdeckt)	Gingivale Kürettage (offen) interne Gingivektomie	Lappenoperation	Gingivektomie (externe)	Gingivoplastik
Indikation	subgingivaler Plaque- und Zahnsteinansatz; (Pseudotasche; gingivale Tasche); supraalveoläre, parodontale Tasche	supraalveoläre parodontale Tasche	supraalveoläre parodontale Tasche	tiefe infraalveoläre parodontale Tasche	nicht zu tiefe supraalveoläre parodontale Tasche	Gingivahyperplasie ohne nennenswerte Taschenbildung
Verfahren	Entfernen von Plaque und Zahnstein und erkranktem Zement, Abschaben, Glätten zur Schaffung hygienisch akzeptabler Wiederanheftungsflächen am Zahn	Zuerst Scaling und Wurzelglättung; dann Kürettage des Taschenepithels und erkrankten Gewebes	paramarginaler Schnitt in Richtung tiefsten Taschenpunkt; Abheben der Gingiva; Scaling mit Wurzelglättung, Interdentalnähte	vertikale und paramarginale Schnitte bis zum Alveolarknochen, Zurückklappen des Mukoperiostlappens; Scaling, Wurzelglättung Osteoplastik, evtl. Implantat, Interdentalnaht	Schrägschnitt von befestigter Gingiva zum Taschenboden; Scaling, Wurzelglättung	Schaffung einer normalen Gingivaform. Schnittführung; vom Margo zur befestigten Gingiva horizontal
Vorteil	wenig blutig, geringer Gewebsverlust	Zahn- und innere Zahnfleischflächen saniert für Neuanheftung	glatte Schnittfläche. Entfernen von Taschenepithel und erkranktem Gewebe; glatte Wundflächen zur Anheftung; beschränkte Sicht	offenes Operationsfeld; gute Sicht	gute Sicht; radikale Taschenbeseitigung	Wiederherstellung einer normalen Gingiva
Nachteil	keine Sicht – subgingival!	Gewebsverlust, Schrumpfung; blutig	geringere Schrumpfung; weniger blutig	starker Gewebsverlust; Schrumpfung; blutig	sehr starker Gewebsverlust, große Wundfläche; großer Verlust an befestigter Gingiva; Schrumpfung, blutig	Wundfläche; blutig

tet werden müssen Plaque-Schlupfwinkel in den Furkationen. Zur Wurzelglättung können Polierdiamanten, insbesondere bei festsitzendem, subgingivalem Konkrement mit Wasserspülung eingesetzt werden. Der letzte Schritt bei der Wurzelglättung ist die Spülung und Desinfektion des subgingivalen Raumes. Hierfür kann eine Wasserstoffsuperoxidlösung (3%) oder Chlorhexidin-Lösung (0,2%) verwendet werden. Der Erfolg der Behandlung ist nach 3−7 Tagen an einem Rückgang des Gingivaödems und durch eine Normalisierung der Gingivafarbe zu erkennen.

3.2.2.4 Kürettage

Bei Vorliegen von supraalveolären Taschen wird die Tascheninnenfläche durch umgebautes Saumepithel ausgekleidet. Diese Epithelauskleidung verhindert ein Reattachment. Aus diesem Grunde muß es entfernt werden. Dies erfordert einen chirurgischen Eingriff, bei dem Granulationsgewebe reseziert und die Taschenepithelschicht mit schneidenden Kanten spezieller Küretten entfernt wird (Abb. 3.15b und c). Die Blutstillung erfolgt mit Wasserstoffsuperoxid. Es empfiehlt sich ein Antibiotikaschutz. Bis zur Heilung in etwa 7 Tagen erhält der Hund flüssige Nahrung. Happen- bzw. Pelletfütterung ist möglich, wenn der Hund ohne Zerbeißen schluckt. Der Nachteil dieser Behandlung liegt darin, daß der Eingriff ohne Sicht, verdeckt durch die Gingiva durchgeführt werden muß (verdeckte Kürettage) (Abb. 3.15b). Die Einsicht in das Operationsfeld wird beschränkt möglich (offene Kürettage) (Abb. 3.15c), wenn man statt der Kürettage das Granulationsgewebe und Taschenepithel durch einen marginalen, auf die tiefste Stelle der parodontalen Tasche gerichteten Schnitt gleichfalls von innen herausschneidet (interne Gingivektomie).

3.2.2.5 Gingivektomie

Die (externe) Gingivektomie ist indiziert beim Vorliegen von tiefen gingivalen oder echten, supraalveolären Taschen sowie bei Pseudotaschenbildung infolge von Gingivahyperplasie. Nicht indiziert ist die Gingivektomie bei infraalveolären Taschen, weil hierbei die Tasche apikalwärts unter den alveolären Knochenrand reicht.

Ziel dieser Methode ist, die gingivale oder alveoläre Tasche und im Falle einer Pseudotaschenbildung das hyperplastische Gewebe zu beseitigen. Dadurch werden dem parodontalen, entzündlichen Zerstörungsprozeß, der von der Tasche apikal fortschreitet, Einhalt geboten und

Verhältnisse geschaffen, die eine Wiederanheftung der Gingiva an die Zahnoberfläche ermöglichen. Voraussetzung für den Erfolg ist jedoch eine gewissenhafte Behandlung der freigelegten Zahnhälse durch Kürettage, Wurzelglättung, Polieren, Desinfektion und Spülung. Die freigelegten Zahnhälse sind postoperativ überempfindlich. Aus diesem Grunde und wegen der schmerzempfindlichen Wundflächen muß eine flüssige Nahrung verabfolgt werden. Die Operationstechnik ist relativ einfach. Nach Feststellung der Taschentiefe und Ausschluß einer infraalveolären Tasche wird die Gingiva im Winkel von ca. 45° zur Zahnachse so umschnitten, daß der Schnitt unter dem tiefsten Punkt der Tasche auf der Zahnoberfläche endet. Diese Punkte kann man mit Hilfe der Sonde feststellen und durch senkrechte Nadelstiche durch die Gingiva markieren. Die Einstiche stellen sich als Blutpunkte dar. Die Abb. 3.15e verdeutlicht die richtige Schnittführung. Auf keinen Fall darf der Alveolarknochen freigelegt werden. Die Operation wird mit dem Skalpell oder Elektrotom durchgeführt. Der Zahnarzt verwendet u. a. Skalpelle mit lanzett- oder sichelförmigen, beidseitig schneidenden Wechselklingen. Die Heilung dauert 6−10 Tage. Vorsorglich wird ein Antibiotikaschutz vor und nach der Operation empfohlen. Auf einen speziellen, oralen Wundverband, wie in der Humanmedizin üblich, muß in der Regel verzichtet werden.

3.2.2.6 Gingivoplastik

Wenn das marginale Gingivagewebe hyperplastisch aufgetrieben ist, ohne daß eine nennenswerte Taschenbildung (Pseudotasche) festzustellen ist, wird eine Gingivoplastik durchgeführt. Ziel der Behandlung ist die Entfernung des hyperplastischen Gewebes und die Wiederherstellung eines spitzwinkligen Zahnfleischansatzes am Zahn (Abb. 3.15f). Der Einsatz eines Elektrotoms hat dabei den Vorteil geringerer Blutung. Jedoch muß dabei Knochen- und Zahnberührung vermieden werden.

3.2.2.7 Lappenoperation

Bei Taschen, die in die Alveole hineinreichen, ist die Gingivektomie kontraindiziert. Solche infraalveolären Taschen erfordern die Vornahme der Lappenoperation. Sie wird nicht selten im Incisivi-Bereich beim Hund notwendig (Abb. 3.16 und 3.17). Sie kann auch indiziert sein bei exostotischen Prozessen am alveolären Knochenkamm (Röntgen!). Ziel der Operation ist, einen Schleimhautperiostlappen zu bilden, der zurückgeklappt den Zugang zum Alveolarknochen und zur infraalveolären Tasche freigibt. So besteht die Möglichkeit, Granulationsgewebe und Taschenepithel herauszukürettieren, Exostosen zu entfernen, den Alveolarknochen plastisch auszuformen (Alveolarplastik) und zudem durch Wiederabdecken mit dem mukoperiostalen Lappen und Nahtverschluß eine primäre Wundheilung zu erreichen. Der Erfolg ist von dem gewissenhaften Kürettieren, Wurzelglätten und Spülen (physiologische Kochsalzlösung) abhängig. Wie bei der externen Gingivektomie wird mit Hilfe der Sonde die Tiefe der infraalveolären Tasche festgestellt und durch Nadeleinstiche (Blutpunkte) markiert. Sodann werden zur Begrenzung des Schleimhautperiostlappens zwei vertikale Schnitte gesetzt, die niemals durch die Interdentalpapille zu legen sind, sondern median oder paramedian zur Zahnachse. Der horizontale Schnitt folgt dem girlandenförmigen Zahnfleischrand und wird intern (interne Gingivektomie) bis unter die durch die Einstichpunkte markierte Linie geführt (Abb. 3.18a). Dies geschieht sowohl oral wie vestibulär. Die hierbei abgetrennte Gingivamanschette rund um den Zahn, bestehend aus Saumepithel und Granulationsgewebe wird mit Scalern entfernt. Nach Behandlung der Tasche und der Wurzeloberfläche erfolgt die Naht (Abb. 3.18b) mit interdentalen Knopfnähten und atraumati-

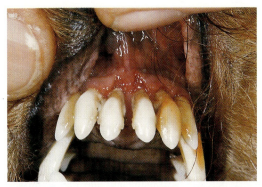

Abb. 3.16 Parodontitis im Incisivi-Bereich des Oberkiefers beim Hund.

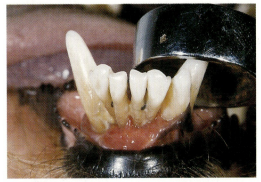

Abb. 3.17 Parodontitis im Incisivi-Bereich des Unterkiefers beim Hund. Breite epithellose Fläche, Granulationsgewebe.

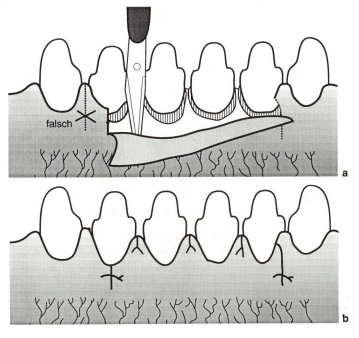

falsch

Abb. 3.18a + b Lappenoperation
a) Präparation des Schleimhautperiostlappens, vertikale Schnittführung
b) Interdentale Naht und Naht der Vertikalwunden.

schem Nahtmaterial, wobei der orale und der vestibuläre Lappen vereinigt werden. Die vertikalen Schnitte werden ebenfalls vernäht. Es folgt Antibiotikaschutz. Da ein Wundverschluß vorhanden ist, kann auf einen Zahnfleischverband verzichtet werden.

3.2.2.8 Frenektomie

Die befestigte Gingiva wirkt Zugkräften über die Mundschleimhaut, welche durch Bewegungen in der Maulhöhle entstehen, entgegen und verhindert deren Übertragung auf die das Zahnfach abdichtenden Gingivastrukturen. Durch in der befestigten Gingiva inserierende Bänder kann es zur Rezession der Gingiva kommen. Beim Hund können stark ausgebildete Lippenbänder im Oberkiefer im Bereich der I1 und Lefzenbänder an den Canini im Unterkiefer Rezessionen bedingen. Die einfache Inzision dieser bindegewebigen Verbindung oder aber eine Exzision mit nachfolgender Naht beheben diese Gingivarezessionen.

3.2.2.9 Parodontale Implantation

Bei fortschreitendem, vertikalen Knochenabbau infolge tiefer infraalveolärer Taschenbildung mit drohender oder bereits vorhandener Zahnlockerung und vor allem bei Einbrüchen des Alveolarknochens besteht die Möglichkeit, durch Implantation den Abbauprozeß zu unterbrechen und den Zahn im Zahnfach zu stabilisieren. In der Tiermedizin kommt die Verwendung von körpereigenem Transplantatmaterial wegen der Schwierigkeit der Transplantatgewinnung und des großen Zeitaufwandes nicht in Frage. Dagegen stehen körperfremde Materialien im Handel zur Verfügung wie Interpore 200, ein Hydroxylapatitkeramikmaterial, das aus einer Korallenart gewonnen wird. Makroskopisch besteht es aus porösen, polyedrischen Granula. Voraussetzung zur Anwendung ist eine sogenannte Dreiwandknochentasche, eine Taschenbildung, die drei Knochenflächen und eine Zahnfläche besitzt. Chirurgisches Vorgehen: Lokalisierung der Knochentasche mit der Sonde; Vertikalschnitt; Bildung eines Mukoperiostlappens zur Freilegung der Knochentasche; allseitige, radikale Kürettage der Knochentasche; Kürettage und Glättung des Wurzelzements; sorgfältige Spülung mit physiologischer Kochsalzlösung; Trocknung mit Gaze; Auffüllen des Defektes mit Implantatmaterial; Entfernung von überschüssigem Material; straffe und dichte Naht des Mukoperiostlappens mit Knopf- oder Matratzennähten. Durch die gegenseitige Verkeilung der Implantatgranula wird eine initiale Stabilität bewirkt. Nach 28 Tagen läßt sich eine periimplantäre Verbundosteogenese nachweisen. Nach 120 Tagen sind die Hydroxylapatitkeramikteilchen weitgehend ossär integriert und das Gewebe stabilisiert. Dieses Material kann auch bei Wurzelspitzenresektion, Zystektomien und allgemein als subperiostales Implantat zur Knochenrekonstruktion verwandt werden (Abb. 3.19, 3.20, 3.21).

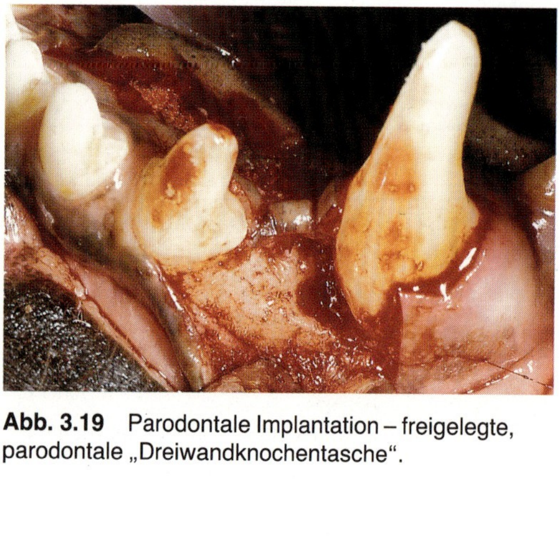

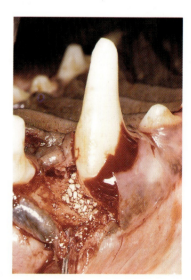

Abb. 3.19 Parodontale Implantation – freigelegte, parodontale „Dreiwandknochentasche".

Abb. 3.20 Parodontale Implantation – mit Hydroxylapatit-Keramik-Granula aufgefüllte Knochentasche.

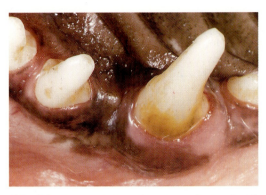

Abb. 3.21 Parodontale Implantation – Zustand nach Wundheilung.

3.3 Instrumente, Materialien, Medikamente zur Parodontitis-Therapie

3.3.1 Instrumente:

Parodontalsonde (mit Millimeterskala)
(Abb. 3.22)
Ultraschallbehandlung zur Zahnsteinentfernung
  Cavitron (*De Trey/Dentsply*)
Scaling und Wurzelglättung
  Meissel
  Scaler
  Kürette
  Wurzelfinierer
Gingivektomie
  Gingivektomie-Skalpelle
  Elektrotom (*Martin/Ellmann*)

Lappenoperation
  spezielle beidschneidige Skalpelle (*Martin*)
Schleifkörper (Abb. 3.23)
  Carborundumsteine
  Arkansassteine
  Gummipolierer
  rotierende Bürstchen

3.3.2 Materialien

Plaquerevelatoren
  Natriumfluoreszin
  UV-Lampe
Farbstofflösungen
  Fuchsin
  Eosin
Darstellung der beweglichen Mukosa
  (mukogingivale Grenzlinie)
  Jodtest – Lugolsche Lösung
Knochenersatzmaterial
  Hydroxylapatit (HA)
  Interpore 200 (*Interpore,* USA)
  Algipore (*Fa. Friedrichsfeld*)

3.3.3 Medikamente

systemisch
Spiramycin – Metronidazol
  (Suanatem und Suanatem forte,
  Rhone Merieux)
Metronidazol
  (Flagyl, *Specia*)
Spiramycin
  (Rovamycin, *Specia*)
Penicillin
  (Selektomycin, *Grünenthal*)

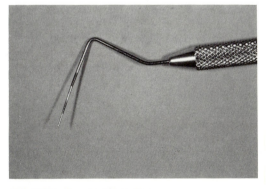

Abb. 3.22 Parodontalsonde.

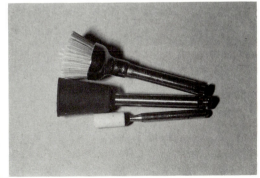

Abb. 3.23 Instrumente zur Oberflächenbearbeitung.

Tetracyclin
  (Hostacyclin, *Hoechst*
  Ledermycin, Lederle
  Vibramycin, *Pfizer*)
Clindamycin
  (Cleorobe, *Upjohn*)

lokal
Chlorhexidin (CHX)
  Spülung oder Bepinseln
    Corsodyl 0,2% (*ICI*)
    Peridex 0,12% (*Prokter & Gamble*)
    Chlorhexamed 0,1% (*Blend-a-med*)
    Plak-out 10% (Hawe)
    Wasserstoffsuperoxid (Bepinseln 3–10%,
                Spülung 0,3–0,5%)

Haftgele
  Corsodyl 1%
  Plak-out 0,1%
  (reversible Zahnverfärbungen; 12 Std. Wirkung)
Tetracykline
  Achromycin-Augensalbe (*Lederle*)
  Aureomycinsalbe (*Lederle*)
Kortisone – Antibiotika
  Dontisolon (*Hoechst*)
  Terracortil (*Pfizer*)
  Locacortem (*Ciba*)

4 Konservierende Tierzahnheilkunde

Das Gebiet der konservierenden Zahnheilkunde – Zahnerhaltungskunde – umfaßt die Diagnostik und Therapie kariesbefallener oder defekter Zähne.

4.1 Karies – Vorkommen, Diagnose und Therapie

Karies (caries [lat.] = Morschsein, Fäulnis) bedeutet Verfall oder Zerfall von Gewebe des Körpers.

Der Begriff wurde früher sowohl für destruierende Knochenprozesse mit Einschmelzungen und Sequesterbildung (Knochenfraß) als auch für die Zahnfäule oder den Zahnfraß (Caries dentium) gebraucht. Mit der späteren Erforschung der Ursachen gab man die Bezeichnung Karies für die genannten Knochenerkrankungen als unzutreffend auf. Für die Zerstörung des Zahnhartgewebes hat man sie jedoch bis zum heutigen Tage beibehalten. Im folgenden ist der Begriff Karies somit immer als Zahnkaries zu verstehen.

Da die Karies einen irreparablen Auflösungsvorgang sowohl organischer als auch anorganischer Substanz darstellt, ist der Terminus Ulkus (= Geschwür), ebenso unzutreffend wie die Bezeichnung Nekrose (= Tod der Zellen, des Gewebes) oder Korrosion (= langsame Gewebszerstörung durch entzündliche Vorgänge oder Ätzung).

Die Karies stellt einen Zerstörungsvorgang dar, der sich in ähnlicher Weise an keinem anderen Teil des Körpers beobachten läßt. Die Irreparabilität dieser Destruktion ist ein wesentliches Zeichen der Karies. Eine Heilung durch Regeneration oder Reparation gibt es in der Regel nicht, wohl aber gelegentliche stationäre Zustände – Kariesstillstand.

Die Karies ist der Ausgangspunkt vieler Erkrankungen der Zähne und Kiefer bzw. Ursache des Zahnverlustes. Sichtbarer Ausdruck dieser Hartsubstanzveränderung ist immer eine fortschreitende Zerstörung. Entsprechend werden nach morphologischen Gesichtspunkten Schmelzkaries, Dentinkaries, Zementkaries und ihre Kombinationen unterschieden. Die Karies beginnt mit einer Läsion (Initialkaries), die das Stadium der Höhlenbildung noch nicht erreicht hat und die sich als weißer, kreidiger oder brauner, rauher Fleck auf der Zahnoberfläche zu erkennen gibt. Ihr folgt die Bildung einer offenen Höhle, die durch die klinische Untersuchung, durch Inspektion und Sondenuntersuchung mit Bestimmtheit festgestellt werden kann (klinische Karies). Von dieser Primärkaries differenziert man die am Rande oder unter einer Füllung sich entwickelnde Sekundärkaries. Man unterscheidet *Karies 1. Grades*. Sie betrifft die Schmelzsubstanz. Als *Karies 2. Grades* ist die bis in das Dentin reichende Karies anzusehen. Die *Karies 3. Grades* ergreift noch tiefer liegende Gewebsstrukturen (Caries profunda). Je nach Sitz spricht man auch von einer Kronen-, Hals- oder Wurzelkaries. Weiterhin unterscheidet man die feuchte Karies (Caries humida), die akut und rasch fortschreitend verläuft, von der trockenen Karies (Caries sicca) mit eher langsamen Zerfall der Zahnhartsubstanz.

Karies kommt bei schmelzhöckrigen Zähnen (Mensch, Affe, Schwein, Hund, Katze) häufiger vor – bei bunodonten wiederum mehr als bei sekodonten – als bei schmelzfaltigen Zähnen (Pferd, Rind, Schaf, Ziege). Bei letzteren sorgt die Abrasion der Kaufläche für permanente Entfernung etwa veränderten Zahnhartgewebes. Die Ursache der Karies wird in der Säurebildung durch fermentative Verstoffwechselung von Kohlenhydraten durch Bakterien gesehen. Die Säure dringt interprismatisch in den Zahnschmelz ein und führt zu Demineralisierung. Proteolytische Bakterien sorgen sodann für die Zersetzung der organischen Zahnsubstanz auf dem Wege in das Innere des Zahnes. Es ist so verständlich, daß ein bunodonter Kauzahn mit seinen Fissuren der Anhaftung der Bakterien mit Nahrungsteilen, Speichel und Epithelzellen bessere Möglichkeiten bietet als der schneideförmige, sekodonte Hundezahn. Dem Speichel und seiner Reinigungswirkung kommt dabei eine große Bedeutung zu. Unterbindungen der Speichelgänge oder Dissektion der Speicheldrüse führen zu einem signifikanten Anstieg der Kariesrate bei der Ratte. Auch der pH-Wert des Speichels spielt eine Rolle bei der Kariesbildung. Alkalischer Speichel vermag einerseits Säuren zu neutralisieren, andererseits wird das Wachstum der Bakterien bei sauren pH-Werten gehemmt. Der pH-Wert des Speichels beim Menschen liegt im sauren Bereich und betragt durchschnittlich 6.63. Die durchschnittlichen pH-Werte der Tiere betragen beim Schwein 7.32, bei Hund, Katze und Pferd 7.56, beim Rind 8.10, bei der Ratte 8.5 und beim Hamster 8.8. In diesem Zusammenhang muß erwähnt werden, daß der Mensch und in geringerem Maße das Schwein in der Lage sind, schon in der Mundhöhle Stärke und Glykogen zu Glukose, Maltose und Maltotriose mit Hilfe von α-Amylase und Ptyalin zu verdauen. Zucker dienen den säurebildenden Bakterien als Nahrung. Daß beim Tier im Vergleich zum Menschen Karies seltener gefunden wird, liegt auch an der relativ kurzen Dauer des Tierlebens. Die Kariesrate nimmt mit der Nutzungsdauer des Zahnes zu. Es gibt zudem tierspezies-spezifische Rassen und individuelle Unterschiede der Zahnhartsubstanzen.

4.1.1 Vorkommen der Karies

4.1.1.1 Karies beim Hund

Die Zahnkaries ist beim Hund (6%) wesentlich seltener als beim Menschen (99%). Die Gründe liegen im höheren pH-Wert, im Fehlen kariesbegünstigender Bakterien in der Maulflora (Streptococcus mitans und saliva), in der vorwiegend sekodonten Zahnform des Hundes, in der Kohlenhydratarmut des Fleischfresserfutters und

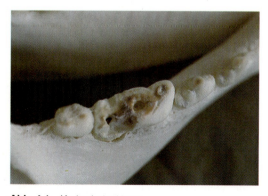

Abb. 4.1   Karies beim Hund.

schließlich in der im Vergleich zum Menschen kürzeren Nutzungsdauer des Hundezahnes. Hunde, die mit Süßigkeiten gefüttert werden, erkranken häufiger. Vorwiegend findet sich Karies an den bunodont ausgebildeten Molaren im Oberkiefer und zwar in der Zentralfissur der Kaufläche. Der Hund neigt zur schnell fortschreitenden, feuchten Karies. Langschädelige Rassen haben häufiger Karies als kurzschädelige (Abb. 4.1).

4.1.1.2 „Neck lesions" bei der Katze

Erkrankungen der Zahnhartsubstanzen sind bei der Katze häufig. Sie werden oft übersehen, weil sie in der Regel in der Zahnhalsregion am Übergang zur Gingiva, oft von dieser bedeckt, lokalisiert sind. Im englischen Sprachraum werden sie als „neck lesions" bezeichnet. Diese sogenannten „neck lesions" beginnen an der Schmelzzement-Grenze und breiten sich von dort koronal- und apikalwärts aus. Initial wird eine Auflösung des Zementes beobachtet, die sich im Dentin fortsetzt. Unterhalb der Gingiva ist der Defekt meist stärker ausgedehnt. Der Prozeß kann dann zu Wurzelresorption und/oder Schmelzerosion führen. Die Gingiva proliferiert in der Regel in den Defekt, was die Diagnose erschwert. Ursprünglich wurde ätiologisch eine Karies verantwortlich gemacht. Die Pathogenese ist jedoch bisher nicht geklärt. Neuere Untersuchungen weisen auf initiale, osteoklastische Resorptionsvorgänge hin, die subgingival fortschreiten. Histopathologisch werden im Randbereich des Defektes Osteoklasten festgestellt. Eine andere Theorie sieht die Läsionen als Folge eines ernährungsbedingten Hyperparathyreoidismus. Es bleibt unklar, warum der Prozeß, falls hormonell bedingt, im Sulcus gingivae beginnt und lediglich die Wurzeln einiger Zähne befällt, während der Alveolarknochen unverändert bleibt. Eine andere Studie bringt die „neck lesions" mit der Calici-Virus bedingten, lympho-plasmozytären Stomatitis in Verbindung. Auch dieser Zusammenhang ist nicht geklärt. Die anerkannteste Theorie sieht einen Zusammenhang zwischen Diät, parodontaler Erkrankung und „neck lesions". Toxine, die bei Parodontalerkrankungen auftreten, könnten die Produktion von Hyaluronidase und Kollagenase stimulieren, die ihrerseits wieder einen lytischen Prozeß von Zahnhartsubstanzen in Gang bringen. Dagegen spricht allerdings die hohe Inzidenz von Defekten unterhalb eines völlig intakten, epithelialen Attachments. Meist sind Prämolaren und Molaren betroffen. Die Läsionen treten häufiger auf der bukkalen als auf der lingualen Zahnfläche auf. Da sie am ehesten in der Zervikalregion zu finden sind, ist ihre Diagnostizierung wegen überlagernden Zahnsteins oft erschwert. Eine große Schmerzhaftigkeit ist charakteristisch. Bei Berührung zeigen selbst narkotisierte Tiere eine deutliche Schmerzreaktion. Betroffene Katzen verweigern oft die Nahrungsaufnahme. Der Ernährungszustand ist dann schlecht. Siamesische und Perserkatzen sind in Europa mehr betroffen als andere Katzen. Die Läsionen können nach Schweregraden klassifiziert werden:

I. Frühe, flache Defekte:
Sie erfordern in der Regel noch keine restaurative Therapie, sondern lediglich präventive Maßnahmen! (Fluoridierungslack möglichst aller Zähne!)
II. Deutliche Läsionen, die den Bereich der Pulpa noch nicht betreffen: Füllungsmaßnahmen sind erforderlich!
III. Tiefe Defekte, die die Pulpa erreicht haben: Restaurative Maßnahmen und endodontische Therapie werden notwendig!
IV. Massive Hartsubstanzverluste einschließlich ausgedehnter endodontischer Prozesse: Extraktion ist die Therapie der Wahl!
V. Kompletter Verlust der Zahnkrone; die noch vorhandenen Wurzelreste werden von der Gingiva partiell oder total bedeckt; harte „Stellen" sind in der Gingiva zu palpieren bzw. zu sondieren. Bei Zweifel röntgen! Operative Entfernung der Wurzelreste!

Zusammenfassend kann gesagt werden, daß sich die „neck lesions" pathogenetisch und histologisch von der Karies des Hundes unterscheiden. Die Ätiologie ist weiter ungeklärt. Es empfiehlt sich, die Gebisse von vorgestellten Katzen jeden Alters zu untersuchen. Katzen mit Erscheinungen der „neck lesions" sollten regelmäßig z. B. zu Impfterminen kontrolliert werden (Abb. 4.2).

4.1.2 Kariesdiagnostik

Eine vollständige Untersuchung bedarf des Spiegels, der Sonde, ausreichender, genormter Beleuchtung, der Druckluft, eines Röntgenstatus und gegebenenfalls einer Perkussions- und Vitalitätsprüfung.

Vitalitätsprobe:
Die Vitalitätsprobe dient der Feststellung, ob ein Zahn vital oder avital ist. Ein vitaler Zahn besitzt eine funktionierende Pulpa mit der Fähigkeit, Reize aufzunehmen und weiterzuleiten. Zur Vitalitätsprobe werden angewandt:
a) thermische Reize:
(Kohlensäureschnee, Chloräthylwattebausch, heiße Guttapercha, erhitztes Kugelinstrument)
b) elektrische Reize:
(Sirotest-Gerät)
Bei älteren Tieren und physiologischer Obliteration der Pulpa kann eine Bohrung in Richtung Pulpa erforderlich sein, um die Vitalität des Zahnes festzustellen (Trepanation).

Wie beim Menschen erwecken bräunliche Verfärbungen der Zahnoberfläche den Verdacht auf Karies. Bei der Sondierung mit der zahnärztlichen Sonde ist das kariöse Areal mit der Sondenspitze einritzbar und damit deutlich zu unterscheiden von der harten, gesunden Zahnhartsubstanz.

Bei der Diagnostik der Karies älterer Hunde oder von Hunden mit einer ungewöhnlich starken Zahnabnutzung (Abrasion) (Abb. 4.3), wie z. B. bei Steinbeißern, ist zu beachten, daß braune, punktförmige Verfärbungen optisch wie ka-

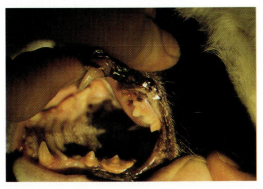

Abb. 4.2 „Neck lesions" bei der Katze.

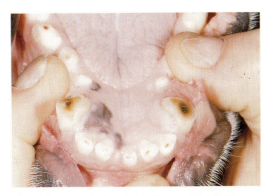

Abb. 4.3 Abrasion bei einem 5 Jahre alten Bullterrier.

riöse Stellen erscheinen. Diese sind jedoch mit der Sonde nicht einritzbar. Es handelt sich um Stellen, an denen der harte Schmelz abradiert ist. Die freigelegte Dentinsubstanz ist durch Anlagerung von Tertiärdentin verdichtet und verhärtet. Diese Stellen liegen stets in der Pulpaspur und nicht in den Fissuren. Sie bedürfen in der Regel nicht der Therapie.

Oft sind punktförmige Läsionen des Schmelzbereiches im darunterliegenden weichen Dentin wesentlich ausgedehnter, da der harte Zahnschmelz dem Zerstörungsvorgang weit mehr widersteht als das Dentin. Man spricht von kraterförmigen, unterminierenden Defekten (Abb. 4.4a). Das gesamte Ausmaß der kariösen Läsion ist erst nach dem Entfernen der den Defekt bedeckenden Schmelzsubstanz festzustellen.

4.1.3 Kariestherapie

4.1.3.1 Kavitätenpräparation

Ziel der Kariestherapie ist

- die Entfernung der kariösen Substanz
- die Erhaltung des gesunden Zahnanteils
- die Wiederherstellung (Restauration) von Form und Funktion des Zahnes.

Bei der Entfernung der kariösen Substanz entsteht eine Höhle, die Kavität. Die Präparation der Kavität ist der erste, grundlegende Behandlungsabschnitt der Kariestherapie. Anlage, Form und Ausdehnung der Kavität richten sich nach der Lokalisation. Sie hat die Eigenschaften der zur Füllung vorgesehenen Materialien zu berücksichtigen und muß nach biologischen und statisch-dynamischen Grundregeln erfolgen.

Die Kavitätenpräparation geschieht in nachfolgenden Schritten:

Zunächst wird die Defektöffnung erweitert, so daß der kariöse Bezirk für das Auge und die Instrumente zugänglich ist. Dabei werden zunächst die meist überhängenden Schmelzpartien entweder durch Handinstrumente oder diamantbesetzte Schleifinstrumente abgetragen.

Der darauffolgende Schritt besteht in der groben Entfernung des kariösen Dentins. Dies geschieht mit Stahlbohrern – den sogenannten Rosenbohrern –, die aufgrund ihrer Beschaffenheit lediglich die erkrankte, erweichte Dentinsubstanz entfernen (Abb. 4.4b). Dies kann auch mit einem Handinstrument, nämlich dem Löffel-Exkavator geschehen. Mit einer zahnärztlichen Sonde überprüft man sodann, ob alles erweichte

Dentin entfernt worden ist. Die Sonde muß „klirrend", ohne „hängen zu bleiben" über die exkavierten Stellen zum gesunden Dentin hingleiten. Im dritten Schritt erfolgt dann die Schaffung der Umrißform der Kavität, die sogenannte „präventive Extensionsform", d. h. es werden der Kavität benachbarte Bereiche, die als Prädilektionsstellen gelten, mit in die Kavität einbezogen, damit es nicht nach der Füllungslegung zu einer erneuten Karies am Rande der Füllung kommt. Zunächst wird die noch zackige und winklige Kavitätenbegrenzung eingeebnet, wobei auch gesunde Zahnhartsubstanz schonend geopfert werden muß. Mit einem walzenförmigen, parallelwandigen Bohrer wird erst die sogenannte Kastenform mit der notwendigen Tiefe hergestellt (Abb. 4.4 c). Sodann wird mit einem kegelförmigen, mit Diamantsplittern besetzten Bohrer eine ebenso geformte, im Schmelzbereich engere und im Kavitätenboden weitere, „unter sich gehende" Kavität geschaffen (Retentionsform) (Abb. 4.4 d). Diese verleiht der künftigen Füllung mechanisch einen sicheren Halt. Dabei sollte der kegelförmige Bohrer während des gesamten Bohrvorganges in der Zahnachse gehalten werden und nicht in den „unter sich gehenden" Bereich hineingewinkelt werden. Die Neigung der Außenfläche des Bohrers gibt so das Maß der Infrawölbung vor. Reicht eine kariöse Läsion sehr nahe an die vitale Pulpa heran, so empfiehlt es sich, hier Handexkavatoren – kleine scharfe Löffel – anzuwenden, die eine vorsichtigere Eliminierung der Karies ohne Hitzeentwicklung ermöglichen. Die basalen Winkel der Kavität werden aus statischen Gründen durch einen Rosenbohrer abgerundet (Abb. 4.4e).

Korrektur und Finieren der Kavitätenränder: Schmelzanteile, die an der Oberfläche zwischen Schmelz und Füllmaterial stehen bleiben und nicht bis an die Schmelz-Dentin-Grenze mit festem Dentin verbunden und unterstützt sind, können unter Belastung abbrechen. Dem beugt das Abschrägen der Schmelzränder vor. Der Abschrägungswinkel sollte etwa 60° betragen.

Es schließt sich endlich eine gewissenhafte Kontrolle der fertiggestellten Kavität an. Man nimmt notfalls kleine Korrekturen vor, überzeugt sich von korrekter Entfernung des erkrankten Dentins, der Beschaffenheit der Kavität, achtet auf mögliche Verletzungen der Pulpa, reinigt und trocknet die Kavität, die damit für die weitere Versorgung vorbereitet ist. Zum Trocknen bieten sich mehrere Methoden an. Wir unterscheiden prinzipiell das relative und das absolute

Trockenlegen. Relatives Trockenlegen bedeutet Trocknen der Kavität mit Luft bzw. einem Wattepellet und das Einlegen von Watterollen. Das absolute Trockenlegen bedeutet Isolieren des Zahnes von der Mundhöhle durch das Cofferdam-System.

Hierbei wird eine Gummifolie benutzt, die den trockenzulegenden Zähnen entsprechend perforiert und durch eine Ligatur mit Zahnseide rund um den Zahn oder einer speziellen Cofferdam-Klammer am Zahn speicheldicht fixiert wird.

Je nach Stärke des Speichelflusses wird die Trockenlegung durch Zuhilfenahme eines Speichelsaugrohres unterstützt, das über eine Schlauchverbindung mit einer ständig arbeitenden Vakuumpumpe betrieben wird und größere Speichelansammlungen verhindert. Ist das Fassungsvermögen der Watterollen erschöpft, so sollten sie rechtzeitig erneuert werden, um eine unerwünschte Speichelüberflutung des Operationsfeldes zu verhindern. Die Watterollen werden nach Abdrängen der Weichteile durch den Spiegel

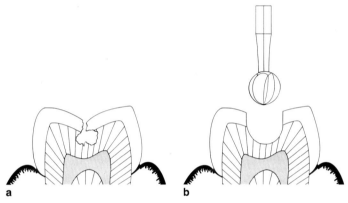

a   b   c

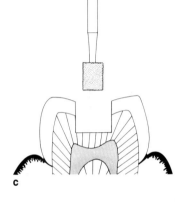

Abb. 4.4 a Kraterförmiger, unterminierter Hartsubstanzdefekt. Im Schmelz befindet sich eine geringdimensionierte Perforation. Das darunterliegende Dentin ist wesentlich ausgedehnter zerstört. Klinisch ist ein solcher Defekt oft kaum sichtbar. Erst die Untersuchung mit der Sonde erlaubt, das Ausmaß der kariösen Läsion festzustellen. Die Freilegung des kariösen Bezirkes geschieht mit diamantierten Bohrern, da nur sie den Schmelz – die härteste Substanz des Körpers – abtragen können. Erst jetzt wird das gesamte Ausmaß der Destruktion für das Auge sichtbar.

Abb. 4.4 b Die Entfernung der erkrankten, erweichten Dentinsubstanz wird mit sogenannten Rosenbohrern (Stahlbohrer) ausgeführt. Diese sind so beschaffen, daß sie die erweichte, kariöse Substanz abtragen.

Abb. 4.4 c Präventive Extensionsform. Mit einem parallelwandigen, diamantierten Bohrkopf wird eine „Kastenform" geschaffen. Hierbei wird schonend noch gesundes Dentin geopfert.

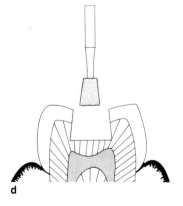

d

Abb. 4.4 d Retentionsform. Zur Sicherung eines langfristigen mechanischen Halts des Füllungsmaterials in der Kavität erhält die Defekthöhle eine sogenannte Retentionsform. Mit einem kegelförmigen diamantbesetzten Bohrer, den man in der Achse des Zahnes hält und nicht in die Kavität (Retentionsbereich) hineinwinkelt, wird eine ebenso geformte Retentionsform geschaffen. Gleichzeitig kann der Kavitätenboden geglättet werden.

Abb. 4.4 e Abrundung der basalen Kavitätenanteile. Aus statischen Gründen werden die basalen Bereiche der Kavität mittels eines Rosenbohrers abgerundet.

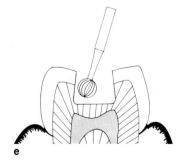

e

zum Maulinnern hin entweder in den unteren Raum zwischen Zahnreihe und Zunge gelegt oder in das Vestibulum zwischen Zahnreihen, Lefzen bzw. Wange eingebracht und decken sublingual bzw. im Seitenzahnbereich des Oberkiefers die Ausführungsgänge der großen Speicheldrüsen ab.

Kavitäten werden wie folgt klassifiziert:

Klasse I: Fissurenkaries, die auf den okklusalen oder Kauflächen von Molaren und Prämolaren, auf den okklusalen 2/3 der bukkalen Oberfläche der Molaren, auf den palatinalen Flächen der Oberkieferfrontzähne und gelegentlich auf den palatinalen Flächen der Molaren des Oberkiefers lokalisiert sind.

Klasse II: Approximalkaries im Prämolaren- und Molarenbereich mit einem speziellen Kavitätendesign, das bei Hund und Katze eher selten auftritt.

Klasse III: Approximalkaries im Front- und Eckzahnbereich ohne Inzisalkantenbeteiligung, selten bei Hund und Katze.

Klasse IV: Approximalkaries im Front- und Eckzahnbereich, bei welchem Inzisalkantenanteile mit einbezogen sind, häufig bei Frakturen von rostralen Zähnen.

Klasse V: Karies im gingivalen Drittel der labialen bukkalen oder lingualen bzw. palatinalen Flächen der Zähne; es ist die am zweithäufigsten vorkommende kariöse Läsion von Hund und Katze.

Klasse VI: Defekte der Inzisalkanten rostraler Zähne oder der Höckerspitzen kaudaler Zähne. So tritt z. B. häufig die Fraktur einer Höckerspitze eines Caninus oder eines Molaren auf. Die Klasse II, III und IV Defekte sind das Resultat einer weichen Oberflächenkaries und treten in Bereichen auf, die habituell plaquebelegt sind.

4.1.3.2 Parapulpäre Stifte

Bei großflächigen Kavitäten, auch wenn sie flach sind, sind oft Maßnahmen erforderlich, die eine ausreichende mechanische Retention für das Restaurationsmaterial sichern. Hierzu eignen sich parapulpäre Stifte, die im Dentin, aber nahe der Schmelz-Dentin-Grenze eingesetzt werden. Es gibt sie in verschiedenen Größen mit entsprechenden farbkodierten Vorbohrern. Der Anteil des Pins mit den Schraubwindungen wird im Dentin versenkt, der Rest ragt als Retentionshilfe in das Füllungsmaterial.

Vorgehen: Farbkodierte Vorbohrer zum Vorbohren verwenden, d. h. Gewinde schneiden und dann Parapulpärstifte eindrehen (langsame Tourenzahl!). Wichtig ist, daß man die Bohrstollen parallel in Richtung der Zahnachse setzt, um möglichst eine Verletzung des Pulpenkavums zu vermeiden. Die Stifte besitzen eine Sollbruchstelle, an der man sie durch Abwinkeln mit dem Handstück abbricht.

4.1.3.3 Unterfüllung

Nach kompletter Exkavation der kariogen erkrankten Zahnsubstanz und der Fertigstellung der retentiven Kavitätenform erfolgt das Anbringen einer Unterfüllung auf den Kavitätenboden. Aufgabe der Unterfüllung ist es, die Kavität statisch-dynamisch zu gestalten sowie gleichzeitig den Kavitätenboden zu stabilisieren. Weiterhin erfolgt durch sie der Schutz der Pulpa gegen Einflüsse des definitiven Füllmaterials und zwar chemisch und thermisch. Die antiseptische bzw. bakteriostatische Wirkungskomponente unterstützt die biologische Schutzfunktion des Dentins gegenüber der Pulpa. Bevor die Unterfüllung gelegt wird, ist eine korrekte Reinigung mit Wasserstoffsuperoxid (3%) und Trockenlegung der Kavität mit Luft durchzuführen. Die Stärke der Unterfüllung beträgt – abhängig von der Tiefe der Kavität – mindestens 0,3 mm. Das gesamte pulpanaliegende Dentin sollte abgedeckt sein. Dies macht in der Regel ein leichtes Hochziehen des Unterfüllungsmaterials an der Basis der Kavitätenwände erforderlich. Die Retentionsform der Kavität darf hierdurch nicht verloren gehen. Phosphatzemente eignen sich besonders gut als Unterfüllungsmaterial. Sie liegen in der Regel in zwei Komponenten vor: Pulver und Flüssigkeit.

Sollte eine sehr flache Kavität vorliegen, so kann man – abhängig vom Alter des Tieres – entweder auf die Unterfüllung verzichten oder ein kalziumhydroxydhaltiges Unterfüllungsmaterial wie z. B. Life (Fa. Kerr, USA) verwenden, das man sehr dünn auftragen kann und welches dennoch belastungsfähig aushärtet. Das Material besteht aus zwei Pasten, die nach homogenem Durchspateln abbinden. Die Verarbeitungszeit liegt bei etwa zwei bis fünf Minuten.

4.1.3.4 Amalgamfüllung

Vor dem Legen einer definitiven Füllung ist in jedem Falle ebenso wie vor dem Legen der Unterfüllung ein Trockenlegen der Kavität erforderlich.

Die Amalgame sind zu immer hochwertigeren Füllmaterialien entwickelt worden. Heute im Handel erhältliche Amalgame enthalten mindestens 65% Silber, daneben einen hohen Zinnan-

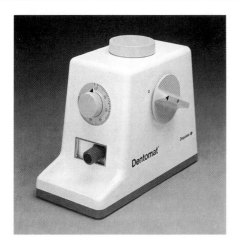

Abb. 4.5 Amalgam-Mischgerät.

Zum Vorgehen: Das sogenannte „Schneeballknirschen" beim Kneten zeigt an, daß ein Amalgam von idealer Applikationskonsistenz vorliegt. Das so zubereitete Amalgam ist sofort in die Kavität zu bringen und zu kondensieren, weil sonst möglicherweise ein bereits begonnener Erhärtungs- oder Kristallisationsprozeß unterbrochen wird und somit Minderungen der Füllungsqualität mit sich bringen könnte. Nach dem Anmischen des Amalgam im Automaten wird es in ein Dappenglas eingefüllt und danach portionsweise mit einer „Amalgampistole" aufgenommen und in die trockene Kavität appliziert. Jede Portion wird für sich kondensiert. Dieses Kondensieren kann mit einem Kugelstopfer, speziellen Stopfinstrumenten oder auch maschinell geschehen und ist mit großer Sorgfalt und entsprechendem Kraftaufwand vorzunehmen und soll nicht allzu lange dauern. Die Funktion des Stopfinstrumentes besteht in fortwährender Verdichtung bzw. Kondensation des Amalgams.

Die Kavität soll mit Überschuß gefüllt werden, und zwar etwa 1 mm über das Niveau der eigentlichen Füllung. Dieses überbaute Amalgam zieht das Quecksilber durch die Verdichtung in die oberen Partien. Der Überschuß wird dann wieder entfernt und die eigentliche Füllungsoberfläche grob anatomisch gestaltet. Nach der Erstellung der groben Kontur erfolgt eine Kondensation mit glattem Stopfer, wobei besonders den Füllungsrändern Beachtung zu schenken ist. Die jetzt folgende korrekte Feinausarbeitung erfolgt nach anatomischen Gesichtspunkten. Dabei ist besonders Beachtung auf die Wiederherstellung der Fissurenkontur im okklusalen Bereich des Zahnes und die Schaffung exakter interdentaler Kontaktbeziehungen zu achten. Durch Okklusions- sowie Artikulationsbewegungen werden eventuell störende Frühkontakte entdeckt, die ausgeglichen werden müssen (Abb. 4.6).

Sollte ein kariöser Defekt bis in den Approximalraum eines Zahnes hineingehen und eine seitliche Wand des Zahnes verlorengegangen sein, bedient man sich einer Behelfswand, einer Matrize, um die anatomische Gestalt wieder herzustellen. Die Matrize dient auch zum Schutz der Interdentalpapille während der Füllung und zur Erzielung eines einwandfreien Randschlusses. Dadurch wird ein Überstehen der Füllung vermieden und eine homogene glatte Oberfläche im approximalen Anteil der Füllung erreicht. Das Hauptelement der Matrize stellt ein reißfestes, aber dünnes, formbares Band aus Metall oder Zelluloid dar, das mittels einer Haltevorrichtung am Zahn adaptiert und nach dem Legen der Füllung durch das Loslösen der Halterungsschraube wieder entfernt werden kann. Wir emp-

teil, der maximal 29% beträgt, sowie Spuren von Kupfer, Zink und Quecksilber. Zur Aufbewahrung des Amalgams empfiehlt sich ein Gerät (Abb. 4.5), welches es ermöglicht, das flüssige Quecksilber sowie die sogenannte Amalgamfeilung unabhängig voneinander in zwei verschiedenen Behältern sicher verschlossen aufzubewahren und die jeweils notwendige Menge homogen anzumischen. Dosierung nach Gutdünken oder nach Augenmaß reicht in keinem Fall aus, denn Annäherungen an die Norm (Mischungsverhältnis zwischen 1 : 1 und 1 : 1,2) sind dem Zufall überlassen. Quecksilberüberschüsse beeinflussen das Volumenverhalten, erhöhen den Quecksilbergehalt der fertigen Füllungen, verringern ihre Druckfestigkeit (Porösität) und chemische Widerstandsfähigkeit (Korrosion, Verfärbung). Quecksilbermangel dagegen steigert die Kontraktion, verursacht eine ungenügende Amalgamierung der Feilungspartikel und führt zu einem körnigen, porösem Amalgam. Ein schlechter Randschluß und eine verminderte Widerstandsfähigkeit der Füllung wären die Folge. Daher sollte die Mischung immer maschinell erfolgen. Vorteile der dafür geeigneten Automaten sind: 1. Die Aufbewahrung des Amalgames ist sachgemäß. 2. Das Mischverhältnis entspricht immer der ADA-Norm (American Dental Association-Norm). 3. Verkürzte Anmischzeit. 4. Praktische Handhabung unter konstanten Bedingungen. 5. Das übliche Auspressen von Quecksilber entfällt, da sich die richtige Konsistenz exakt einstellen läßt.

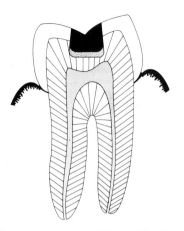

Abb. 4.6 Unterfüllung und Füllung. Die Unterfüllung (Phosphatzement) 0,3 mm dick bedeckt den Kavitätenboden zum Schutz der Dentinsubstanz gegen chemische und physikalische Reize. Die Füllung (mindestens 3 mm) verschließt den Defekt und restauriert die Gestalt des Zahnes.

fehlen lediglich die Tofflemire-Matrize, die sich relativ günstig für unterschiedlichste Formen anwenden läßt. Die Matrizenbänder können interdental mittels Holzkeilen zusätzlich an den Zahn adaptiert werden.

Der Tierbesitzer ist darauf hinzuweisen, daß die Amalgamfüllung erst frühestens eine Stunde nach dem Legen belastet werden darf.

Eine Politur der Amalgamoberfläche sollte frühestens 24 Stunden nach dem Legen der Füllung erfolgen. Die Politur dient der Verbesserung der anatomischen Form, schafft glatte Übergänge zwischen Füllung und Restzahnsubstanz und beugt einer Sekundärkaries vor. Außerdem erfolgt eine Oberflächenvergütung, die die elektrolytischen Effekte sowie die Metallkorrosion herabsetzt. Da beim Tier für das Polieren eine erneute Narkose nötig ist, muß darauf verzichtet werden.

Ein wesentlicher Hinweis betrifft die Intoxikationsgefahr: Amalgamreste und überschüssiges Quecksilber müssen sorgfältig in einem wassergefüllten Gefäß gesammelt und aufbewahrt werden. Auch beim Entfernen alter Amalgamfüllungen wird ebenfalls ein beträchtliches Maß an Quecksilber frei. Je höher die Tourenzahl und der Andruck gewählt werden, desto höher wird die Quecksilberkonzentration in der Luft in unmittelbarer Umgebung. Sie läßt sich durch Was-

serberieselung und langsam laufende Fräse in vertretbaren Grenzen halten.

4.1.3.5 Kunststoff-Füllung

Eine Kunststoff-Füllung weist den Vorzug der passenden Zahnfarbe, der vergleichsweise schlechteren Temperaturleitung und der Unlöslichkeit auf. Da die konventionellen Kunststoffe viele Nachteile aufwiesen, wie z. B. Polymerisationsschrumpfung, toxischer Restmonomergehalt, wurden diese weitgehend verdrängt und durch sogenannte Kompositionskunststoffe (Composites) ersetzt. Diese enthalten eine den Hartgeweben vergleichbare organische und anorganische Füllstoffkomponente. Composites weisen gegenüber anderen Kunststoffen den Vorteil der höheren Druck- und Zugfestigkeit, des höheren Elastizitätsmoduls, der höheren Härte und Abriebfestigkeit sowie einer geringeren Polymerisationsschrumpfung und thermischer Leitfähigkeit auf. Im Handel befinden sich zahlreiche Fabrikate wie Adaptic (Fa. Johnson & Johnson), Uviofill (Fa. Espe), Durafill (Fa. Kulzer). Die Präparation der Kavität erfolgt nach den beschriebenen Grundsätzen. Auch Composite-Kunststoffe erfordern eine Unterfüllung. Die modernen Composite-Materialien sind 2-Pastensysteme, die manuell vermischt werden und in der für plastische Füllmaterialien typischen Stopftechnik verarbeitet werden. Die manuelle Mischzeit beträgt dabei mindestens 20 Sekunden, die Verarbeitungszeit etwa 90 Sekunden. Die manuelle Anmischung erfolgt mit Kunststoffspateln auf Glanzpapier. Während der Applikation in die Kavität und in der Erhärtungsphase sollte jeder Feuchtigkeitszutritt unbedingt vermieden werden. Es treffen die gleichen Vorschriften für das Trockenhalten wie für die Amalgamfüllung zu. Ein Vorteil gegenüber der Amalgamfüllung ist, daß dieses Füllungsmaterial sofort nach Abschluß der Behandlung durch Kauen belastet werden kann. Im wesentlichen beruht die Befestigung auf der Schmelz-Ätz-Technik. Daher erschließen sich weitere Anwendungsgebiete wie die Versorgung von keilförmigen Defekten, Erosionen und hypoplastischen Zähne, die temporäre Schienung von Zähnen, Fissurenversiegelung etc.. Das Ausarbeiten bzw. Formen der Füllung kann bereits nach wenigen Minuten erfolgen. Es wird mit niedertourig-laufenden Diamantschleifern unter Spraykühlung oder mit sogenannten „weißen Steinchen" bzw. feinen Schleifsteinen etc. gearbeitet.

4.1.3.6 Schmelz-Ätz-Technik

Die Haftung von Kunststoffen am Zahn kann mittels der Ätztechnik verbessert werden. Diese Technik betrifft ausschließlich den Zahnschmelz. Hierbei bedient man sich der ätzenden Wirkung der Phosphorsäure. Diese ätzt, auf den Zahnschmelz aufgebracht, die zwischen den Schmelzprismen liegende Kittsubstanz unter Erhalt der Prismen. Hierdurch wird eine die Haftung fördernde Zerklüftung und Vergrößerung der Schmelzoberfläche erreicht.

Vorgehen: Nach Präparation der Kavität und der eventuellen Behandlung der Pulpa und/oder des Wurzelkanals wird gewissenhaft gereinigt und getrocknet. Danach wird das 40%ige Phosphorsäuregel auf die Schmelzflächen aufgetragen. Es ist darauf zu achten, daß das Dentin möglichst nicht benetzt wird. Nach ca. 1 Minute wird das Phosphorsäuregel mit reichlich Wasser abgesprayt. Der Zahnschmelz hat dann ein opakes Aussehen.

Nach Trocknen mit dem Luftbläser wird auf den behandelten Schmelz ein Haftvermittler – Bonding – aufgetragen, auf den zuletzt ein Composite-Material (Kunststoff) zur Füllung aufgeschichtet wird. Angeätzte und nicht vom Kunststoff abgedeckte Schmelzflächen werden in relativ kurzer Zeit durch den Speichel remineralisiert und erhalten den ursprünglichen Glanz zurück. Sie können auch mit Fluorpräparaten (z. B. Duraphat) abgedeckt werden. Diese Klebetechnik kann auch zur Restauration frakturierter Zähne, zur adhäsiven Fixierung von Aufbißschienen, orthodontischen oder kieferorthopädischen Apparaten angewandt werden. Die Materialien sind als Set im Dental-Handel erhältlich.

4.1.3.7 Behandlung von Schmelzhypoplasien

Da Schmelzhypoplasien gleiches therapeutisches Vorgehen wie bei kariösen Zahnhartsubstanzdefekten erfordern, wird die Therapie der Schmelzhypoplasie an dieser Stelle behandelt. In der Regel ist die Ursache einer Schmelzhypoplasie die Einwirkung irgendeiner Noxe zur Zeit der Entwicklung der Dentes permanentes. Da die Mineralisation der Zahnkronen des Hundes zwischen dem 4. und 6. Lebensmonat erfolgt, kann die kausale Verknüpfung zu jeder Noxe wie z. B. Staupe, aber auch anderen Allgemeinerkrankungen wie Pneumonie, Gastroenteritis, schwere Infektionskrankheiten, Osteodystrophie, Trauma etc. ausgemacht werden. Pathogenetisch gesehen folgt der Ödematisierung der embryonalen Pulpa

bzw. des Dentins eine mangelhafte Mineralisation der Zahnhartgewebe. Die Symptome bestehen aus grübchenförmigen, rauhen Vertiefungen der Schmelzoberfläche. Dieser Schmelz ist minderverkalkt und unterliegt einer verstärkten Abrasion im Laufe der Zeit. Stärker ausgeprägte Schmelzhypoplasien sind an punkt- oder fleckenförmigen, zirkulären-, band- oder kappenförmigen Schmelzdefekten zu erkennen. Bei kleineren Schmelzdefekten und vor allem bei Schmelzhypoplasien an vielen Zähnen ist die Behandlung mit einem Fluorlack indiziert. Vor Auftragen muß defekter, verfärbter Schmelz entfernt, der intakte Schmelz poliert, das Gebiß mit Wasserstoffsuperoxid-Tupfern gereinigt und sodann getrocknet werden. Das gesamte Gebiß wird mit dem Fluorlack behandelt. Man erreicht eine Härtung der Zahnhartsubstanz. Der Schutz währt etwa 6–18 Monate.

Größere und tiefere Schmelzdefekte werden durch Füllungen aus Amalgam oder Kunststoff versorgt. Große Defekte an Canini und anderen Zähnen sollten durch Metall- oder Metallkeramik-Überkronungen langfristig gesichert werden. Zahnschmelz sollte ausschließlich soweit entfernt werden, als er defekt, d. h. erweicht ist. Im übrigen gilt der allgemeine Grundsatz „nihil nocere". Das Einfräsen von longitudinalen und zirkulären Rinnen zur besseren Befestigung einer Kunststoffbeschichtung kann nicht empfohlen werden, da die Stabilität des Zahnes dadurch gemindert werden kann.

4.2 Endodontie – Behandlung der Pulpa und des Wurzelkanals

Der im amerikanischen Schrifttum verbreitete Begriff „Endodont" umfaßt im Gegensatz zum Parodont die inneren (endon [griech.] = innen) Teile des Zahnes – die Pulpa, und das die Pulpahöhle umschließende Zahngewebe. Die Endodontie beschreibt also die Anatomie, Pathologie und Therapie dieser Zahngewebe. Im engeren Sinne ist die Endodontie die Lehre von den Pulpaerkrankungen und deren Behandlung.

Die Wurzelkanalbehandlung ist ein häufiger zahnmedizinischer Eingriff des Tierarztes. Die Erfahrung aus der Praxis zeigt, daß Hunde mit Zahnfrakturen oft vorgestellt werden. Nicht in allen diesen Fällen ist die Fraktur mit einer Eröffnung des Pulpakavums verbunden (Abb. 4.7), da besonders bei älteren Hunden die Pulpa schon weitgehend obliteriert sein kann. In diesen Fällen kann die Behandlung der Zahnfraktur oft ledig-

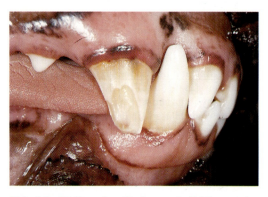

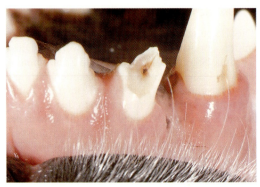

Abb. 4.7 Fraktur des Caninus mit Eröffnung der Pulpahöhle.

Abb. 4.8 Fraktur des I3 mit Eröffnung der Pulpahöhle.

lich in einer Glättung scharfer Frakturkanten zur Prophylaxe von Weichteilverletzungen bestehen. In den weitaus meisten Fällen jedoch bringt die Fraktur des Zahnes eine Eröffnung des Pulpakavums mit sich (Abb. 4.8). Hier ist in allen Fällen eine Pulpa- und Wurzelkanalbehandlung erforderlich, da die Gefahr besteht, daß Nahrungsmittelreste und Bakterien in den Kanal gelangen und via Pulpa zu Infektionen des apikalen Bereiches der Alveole führen können.

4.2.1 Behandlung der Pulpa

4.2.1.1 Pulpitis

Die Zahnpulpa besteht aus einem gefäßreichen Bindegewebe, das Nerven und Lymphgefäße enthält. Gefäße und Nerven führen durch das Foramen apicis in den sonst allseitig verschlossenen Pulparaum. Entzündungserregende Noxen, Toxine oder Bakterien können daher primär nur durch das Foramen apicis in das Innere des unbeschädigten Zahnes gelangen. Dies kann mit dem Blut – haematogen – geschehen. Dieser Weg ist beim Tier am seltensten. Selten ist auch das Eindringen entzündungserregender Noxen über ein erkranktes Periodontium durch das Foramen apicale in den Zahn. Ständig wachsende Zähne (z.B. Keilerzahn) oder Zähne jüngerer Tiere sind wegen des weit offenen Foramen apicale gefährdet. Am häufigsten entsteht eine Pulpitis im Verlauf einer tiefen Karies oder einer offenen Fraktur, insbesondere bei schmelzhöckrigen Zähnen. Bei kariösen Zähnen muß dabei die Pulpahöhle noch gar nicht eröffnet sein. Die Bakterien oder deren Toxine oder Stoffwechsel-

produkte können ohne Eröffnung der Pulpahöhle via Dentinkanälchen zur Pulpa gelangen und diese zur Entzündung bringen. Bei schmelzfaltigen Zähnen der Pferde oder Wiederkäuer stehen die Schmelzfalten der Ausbreitung von Entzündungserregern entgegen, so daß bei diesen Tieren kariöse Prozesse selten die Pulpa erreichen. Auch thermische Reize bei großen Amalgamfüllungen oder durch Hitzeeinwirkung bei der Präparation einer Kavität können zu einer Pulpitis Anlaß geben. Schließlich können chemische Reize aus einer Zahneinlage – auch ohne direkt mit der Pulpa in Kontakt zu geraten – eine Pulpitis bedingen.

Jede Pulpitis beginnt mit einer Hyperämie und einem Ödem, welche in der starren Pulpahöhle eine Kompression der Pulpanerven und somit Schmerz bedingen. Diese oft nur lokalen Prozesse sind reversibel – *akut-seröse Pulpitis*. Durch Hämosiderinablagerung im Dentin infolge einer Hyperämie erscheint der Zahn oft rötlich (Abb. 4.9). Der akute Prozeß kann sich verschlimmern und falls Eitererreger zu den Verursachern gehören, zu kleinen Pulpaabszessen oder gar zur *akuten, eitrigen Pulpitis* führen, bei der das gesamte Pulpagewebe einschließlich der dentinbildenden Odontoblasten eingeschmolzen wird. Auch andere toxische, bakterielle, chemische oder thermische Einwirkungen können die Pulpa zum Absterben bringen (*Pulpanekrose*). Bei der Besiedlung mit Fäulniserregern entsteht eine *Pulpagangrän*, die an dem fauligen Geruch des Zahnes und zuweilen des Atems zu erkennen ist (Abb. 4.10 und 4.11). Das Ende solcher Prozesse ist ein pulpatoter, avitaler Zahn. Die akute Pulpitis kann insbesondere bei kariösen Zähnen in eine

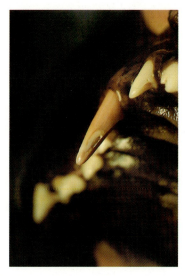

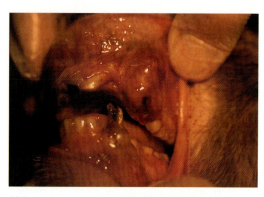

Abb. 4.10   Artifizielle Frakturen aller vier Canini mit eitriger Pulpitis und Fistelungen bei einem Makaka mulatta.

Abb. 4.9   Akute Pulpitis mit Rötung des Caninus nach Fraktur und Eröffnung der Pulpahöhle.

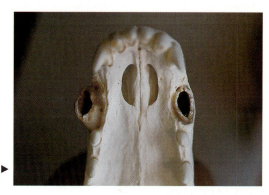

Abb. 4.11   Zustand nach gangränöser Pulpitis infolge ▶ Fraktur der Oberkiefer-Canini bei einem jungen Hund.

chronische Pulpitis übergehen, die gekennzeichnet ist durch reaktive, fibroblastische, narbige Abriegelungsprozesse in der Pulpa, die dem Fortschreiten der Entzündung entgegenwirken. Die bindegewebige Proliferation kann in kariösen Zähnen ein solches Ausmaß erfahren, daß Granulationsgewebe polypenartig aus dem Zahn herauswächst und ihn überwuchert. Das Ergebnis dieser *chronisch hyperplastischen Pulpitis* wird auch als *Pulpapolyp* bezeichnet. Pulpitiden sind solange schmerzhaft, als sensible Nervenfasern vorhanden sind. Da der Schmerz vorwiegend kompressionsbedingt ist, ist er bei geschlossener Pulpahöhle am heftigsten. Nach Einschmelzung und Nekrose der Pulpa schwindet der Schmerz gänzlich. Folgeerscheinungen der Pulpitis sind vorwiegend periapikale Entzündungsprozesse (Wurzelhautentzündung, periapikale Abszesse, Granulome und radikuläre Zysten). Es können Abszesse entstehen, die durch den Knochen des Zahnfaches und die Mund-schleimhaut oder die äußere Haut nach außen durchbrechen. Zuweilen führt eine Pulpitis zu einer Osteomyelitis der Kieferknochen oder zur Phlegmone im Bereich des Gesichtsschädels oder gar zur Sepsis (Tab. 4.1).

4.2.1.2 Direkte Überkappung (Abb. 4.12a)

Gelegentlich kommt es vor, daß bei einer Fraktur oder aber auch bei der Kavitätenpräparation das Pulpakavum eröffnet wird. Ist diese Eröffnung unter 0,5 mm² groß, also so groß wie ein Punkt (oder wie die Sondenspitze), aus dem bei frischer Verletzung ein Blutstropfen tritt, so ist das Verfahren der direkten Überkappung der Pulpa indiziert. Die direkte Überkappung stellt den Versuch dar, die in geringem Umfang eröffnete Pulpa mittels eines geeigneten Wundverbandes zu überdecken. Man geht dabei davon aus, daß es die biologische Potenz des verletzten Gewebes ermöglicht, den entstandenen Defekt nicht nur

Tab. 4.1   Folgen der Pulpitis

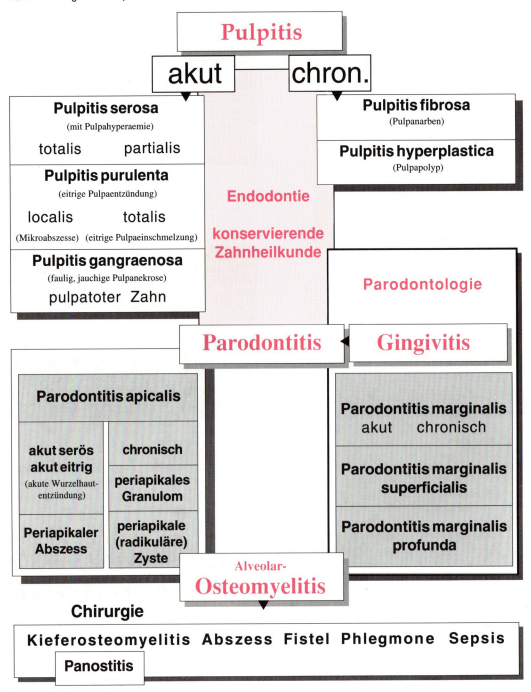

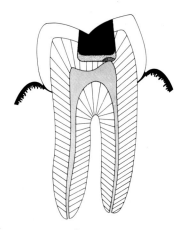

Abb. 4.12a Direkte Überkappung. Wird das Pulpakavum punktförmig eröffnet (kleiner als 0,5 mm²), so wird die Pulpaläsion nach Trocknen und H_2O_2-Behandlung mit einem Kalziumhydroxidpräparat überkappt.

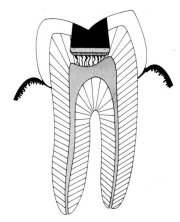

Abb. 4.12b Indirekte Überkappung. Befindet sich pulpanah noch verfärbtes, knorpelhartes Dentin, so kann einer drohenden Eröffnung der Pulpa durch radikale Ausräumung allen erweichten Dentins vorgebeugt werden, indem eine dünne Schicht knorpelharten Dentins belassen, getrocknet, desinfiziert (H_2O_2) und mit Kalziumhydroxid überschichtet wird. Es folgen Unterfüllung und Füllung.

mit Hilfe einer bindegewebigen Narbe, sondern mit neugebildeter Dentinsubstanz nach innen, d. h. im Pulparaum angrenzend an den Defekt zu verschließen.

Vorgehen: Das Verfahren soll nur im sterilen Milieu angewandt werden. Eine länger andauernde Speichelüberflutung kann schon eine Kontraindikation sein. Nach gewissenhafter Trocknung wird mit Hilfe von Wattepellets, H_2O_2 (3–10%) oder einer kalziumhydroxidhaltigen Flüssigkeit die Blutung gestillt, gereinigt und desinfiziert. Es erfolgt dann das Aufbringen von Kalziumhydroxidmaterial in Pastenform (z. B. Calxyl). Erst darüber erfolgt die eigentliche Unterfüllung (Phosphatzement) und die definitive Abschlußfüllung.

4.2.1.3 Indirekte Überkappung (Abb. 4.12b)

Bei einer tiefen Karies (Caries profunda) wird die gesamte Kavität kariesfrei gemacht. Wenn jedoch selbst in Pulpanähe noch verfärbtes, knorpelhartes Dentin vorliegt, so empfiehlt es sich, dieses verfärbte Dentin nicht zu entfernen, um eine Eröffnung des Pulpakavums und eine Verletzung der Pulpa zu vermeiden. Vielmehr wird die Kavität mit physiologischer Kochsalzlösung gesäubert und mit sterilen Wattepellets getrocknet. Sodann wird Kalziumhydroxid dort, wo die Pulpa rötlich durchscheint, aufgetragen. Hierdurch werden etwa verbliebene Keime getötet

und die ortsständigen Odontoblasten angeregt, verstärkt Tertiärdentin zu bilden. Die Kavität wird sodann mit Unterfüllung und definitiver Füllung versorgt.

4.2.1.4 Vitalamputation (Abb. 4.13a–c)

Unter den Amputationsverfahren versteht man im Gegensatz zu einer direkten Überkappung Maßnahmen, mit denen eine absichtliche Verlegung der Wundfläche in die Tiefe des Zahnes verbunden ist. Die Kronenpulpa wird dabei ganz oder teilweise geopfert, um Platz für einen Verschluß des eröffneten Pulparaumes zu schaffen. Bedingung für eine Vitalamputation ist, daß es beispielsweise bei einer frischen Zahnfraktur noch nicht zu einer Infektion der gesamten Pulpa gekommen ist. Besonders bei jugendlichen Zähnen mit einem weiten Pulpakavum und dünner Dentinschicht sollte unbedingt der Versuch gemacht werden, die Restpulpa vital zu erhalten, weil dann die erhaltenen, den Pulparaum auskleidenden Odontoblasten weiterhin Dentin produzieren können und so die Stabilität des Zahnes in Zukunft gewährleisten.

Vorgehen: Wesentlich ist, daß eine gründliche Trockenlegung vor dem Eingriff erfolgt und mit sterilem Instrumentarium gearbeitet wird. Nach großräumiger

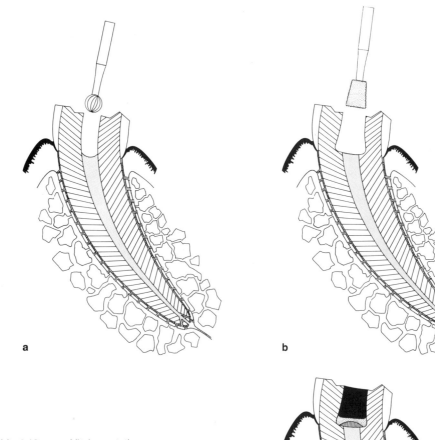

a

b

c

Abb. 4.13 a−c Vitalamputation.

Abb. 4.13 a Amputation. Die Pulpawundfläche wird absichtlich in die Tiefe gelegt. Indikation: Eröffnung der Pulpa größer als 0,5 mm². Nach gründlichem Trockenlegen, großräumigem Eröffnen des Pulpakavums erfolgt Amputation der lebenden Pulpa mit Rosenbohrer. Steril arbeiten!

Abb. 4.13 b Präparation einer Retentionsform mittels kegelförmigem Diamantbohrer.

Abb. 4.13 c Nach Reinigung der Kavität mit H_2O_2 oder physiologischer Kochsalzlösung erfolgen Applikation von Calciumhydroxid, Unterfüllung und Füllung.

Eröffnung des Pulpakavums wird die Amputation der lebenden Pulpa mit Kugelfräsen (Abb. 4.13a) oder besser noch mit scharfen Exkavatoren ausgeführt, um ein Herausreißen der Wurzelpulpa in jedem Fall zu vermeiden. Zur Aufnahme einer Füllung muß eine Retentionsform geschaffen werden (Abb. 4.13b). Eine entstehende Blutung wird mit H_2O_2-Lösung (3−30%ig) gestillt. Auf den amputierten Pulpastumpf

wird nun Kalziumhydroxid (z. B. Calxyl oder andere „Amputationspasten") appliziert. Darüber erfolgen Unterfüllung und Füllung (Abb. 4.13c).

Das Kalziumhydroxid-Präparat verursacht unter einer beabsichtigten dünnen, nekrotischen Schicht eine sterile reaktive Entzündung, die nun eine Hartgewebsneubildung (Bridging) ermöglicht. Der Behandlungserfolg kann am ehesten anhand von Röntgenaufnahmen verfolgt werden. Daher empfiehlt es sich, direkt nach der Behandlung eine Röntgenkontrollaufnahme durchzuführen, um die Ausdehnung des Pulpakavums zu dokumentieren. Eine halbjährliche Verlaufskontrolle soll im Falle eines Therapieerfolges eine deutliche Einengung des Pulpenlumens durch die erfolgte Neudentinbildung aufweisen. Ist es nicht gelungen, eine Infektion der Pulpa zu unterbinden, so stellen sich Schmerzen ein.

4.2.1.4 Exstirpation (Abb. 4.14a u. b)

Darunter versteht man die komplette Entfernung der Pulpa, weil sie infiziert oder gar gangränös ist (Abb. 4.14a). Die Pulpaexstirpation ist immer dann indiziert, wenn bei tiefen kariösen Prozessen oder verschleppten Zahnfrakturen eine weite Eröffnung der Pulpahöhle vorliegt. In diesen Fällen muß davon ausgegangen werden, daß die Pulpa krankhaft verändert ist. Man erkennt diesen Zustand an einer geringeren Blutungsnei-

gung des Pulpastumpfes. Zeigt sich bei der Sondenuntersuchung dagegen ein hellroter Blutstropfen, kann die Pulpa noch so erhalten sein, daß eine Vitalamputation Aussicht auf Erfolg hat. Bei Pulpagangrän ist ein entsprechender Geruch an der Sonde festzustellen. Eine wesentliche Voraussetzung für das Vorgehen ist eine Röntgenaufnahme und das theoretische Wissen über die Verläufe der Wurzelkanäle. Erst mit diesen Kenntnissen kann man sich ein genaues Bild machen über die Verlaufsrichtung der Wurzeln und über das Lumen von Kavum und Kanal. Auch kann diese Aufnahme zu vorläufigen Beurteilungen der Kanallängen dienen. Denn in jedem Fall ist ein Verletzen oder gar Durchstoßen des Gewebes im Foramen apicale dentis zu vermeiden. Auch hier ist wiederum Voraussetzung, daß eine Trockenlegung erfolgt. Wesentlich ist die Präparation eines geraden Zugangs in Verlängerung der Mittelachse des oder der Wurzelkanäle selbst unter Opferung gesunder Hartsubstanz. Zunächst wird dann die „Nerven" bzw. Exstirpationsnadel in den Kanal eingeführt und

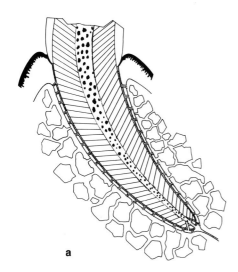

a

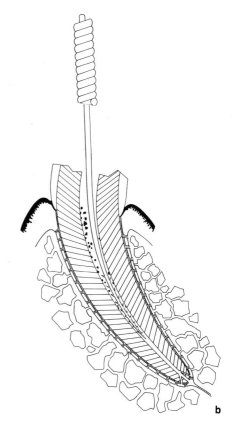

b

Abb. 4.14 a–h Pulpaexstirpation, Wurzelbehandlung und Wurzelkanalfüllung.

Abb. 4.14 a Zustand nach Fraktur eines Zahnes mit weiter Eröffnung der Pulpahöhle.

Abb. 4.14 b Exstirpation der Pulpa.

nach einer Vierteldrehung langsam wieder aus dem Kanal herausgezogen (Abb. 4.14b). Im Idealfall bleibt dabei die komplette Pulpa an den Widerhäkchen des Instrumentes hängen. Nach der Pulpaexstirpation erfolgt die Präparation des Wurzelkanales und seine Füllung.

4.2.1.6 Mortalamputation

Bei obliterierten Kanälen älterer Hunde oder stark gebogenen Pulpakanälen in mehrwurzeligen Zähnen, bei denen eine Pulpaexstirpation, korrekte Wurzelkanalpräparation und exakte Füllung auf erhebliche Schwierigkeiten stößt oder gar unmöglich ist, muß bei Vorliegen einer Pulpainfektion oder eines Pulpagangräns eine Mortalamputation durchgeführt werden. Ziel dieser Behandlung ist die Abtötung (Devitalisierung), Nekrotisierung und Mumifizierung der erkrankten Pulpa durch langwirkende, desinfizierende Substanzen, durch sogenannte Mumifikationsmittel in Pasten-, Pellets- oder Tropfenform. Sowohl die Pulpaexstirpation als auch die Mortalamputation haben einen pulpafreien bzw. pul-

patoten Zahn zum Ergebnis. Das Dentin besitzt kein Leben, keine Sensibilität mehr. Über das Periodontium besteht noch ein Stoffaustausch zum Wurzelzement.

Vorgehen: Freilegen der Kanaleingänge, Abtragen von allem erreichbaren Pulpengewebe, desinfizierende Spülung, Aufbringen einer Mumifikationspaste, z. B. Toxavit (auf Formaldehydbasis) auf den Pulpastumpf, definitiver Verschluß der Kavität. Wichtig ist ein dichter Abschluß gegenüber der Mundhöhle, da austretende Mumifikationsmittel zur Nekrotisierung der Gingiva und auch des darunterliegenden Alveolarknochens führen können. Durch dieses Vorgehen wird der Patient schmerzfrei, und die systematische Behandlung des betreffenden Zahnes wird einplanbar.

Nach 14 Tagen kann das Devitalisationsmittel entfernt werden und die verlederte Pulpa aus den Wurzelkanälen exstirpiert oder belassen werden. Es folgt eine Füllung. Als Devitalisationsmittel wird auch das Anhydrid der arsenigen Säure (Arsenik) – fälschlich als Arsen bezeichnet – eingesetzt. Dieses wird, dosiert mit anästhesierenden Beisätzen, in Zellulose-Kügelchen in den Handel gebracht (Causticin, Dosarsen). Wegen

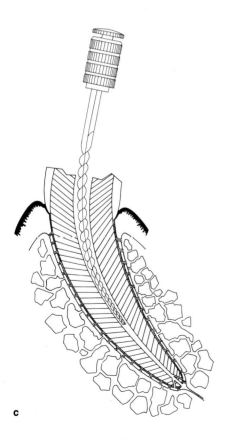

c

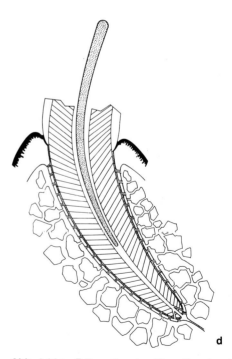

d

Abb. 4.14 c Präparation des Wurzelkanals mit Wurzelkanalfeilen.

Abb. 4.14 d Trocknung des Wurzelkanals mit Papierspitzen.

der Giftigkeit des Arsens werden arsenfreie Präparate empfohlen (Formaldehyd (Toxavit) oder Trioxymethylen), die jedoch in ihrer Wirkung langsamer und nicht so sicher sind.

4.2.2 Behandlung des Wurzelkanals

4.2.2.1 Präparation (Abb. 4.14c−f)

Nach Entfernung der Pulpa durch Exstirpation muß der Wurzelkanal zur Aufnahme der Füllung präpariert werden. Hierbei muß das erkrankte oder infizierte Dentin in der Innenwand des Pulpakanals herausgefeilt werden. Dies geschieht mit sogenannten Hedström-Feilen (Abb. 4.14c). Für die Behandlung des Pulpakanals im Caninus größerer Hunderassen stehen spezielle Wurzelkanalinstrumente bis zu 70 mm im Handel zur Verfügung. Man beginnt mit einer dünnen Feile und geht zu immer stärkeren über. Mit diesen Instrumenten wird das pathologisch veränderte Dentin durch Auf- und Abwärtsbewegungen von der Wandung des Pulpakanals abgeschilfert und aus dem Pulparaum heraustransportiert. Danach

wird der Kanal von Detritus und Dentinspänen mit Chloraminlösung gereinigt. Auch H_2O_2 hat eine hervorragende, reinigende und desinfizierende Wirkung. In einem weiteren Schritt wird der Kanal mit Papierspitzen, die in verschiedenen Dicken im Handel erhältlich sind, getrocknet (Abb. 4.14d). Es folgt die Wurzelfüllung. Die Hauptaufgabe der Wurzelfüllung besteht darin, den bis in den apikalen Bereich aufbereiteten Kanal gegenüber den deltaförmigen Aufzweigungen und Seitenkanälchen möglichst lückenlos zu füllen und dadurch nach drei Richtungen abzuschließen: 1. Gegenüber dem transapikalen Periodontalgewebe, 2. gegenüber der Kanalwandung und 3. gegen die Mundhöhle. Auf diese Weise soll der pulpalose Hauptkanal vor Reinfektionen aus jedweder Richtung gesichert werden.

Wegen der sichelförmigen Biegung der Hundecanini ist es erforderlich, ein Hilfsloch (nach *Bodingbauer*) anzulegen (Abb. 4.14e), um eine komplette Aufbereitung des gesamten Kanals durchführen zu können (Abb. 4.14f). Dieses Hilfsloch wird etwa 1 mm oberhalb des Zahn-

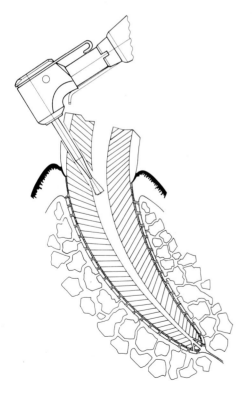

Abb. 4.14 e   Präparation einer Hilfskavität nach Bodingbauer.

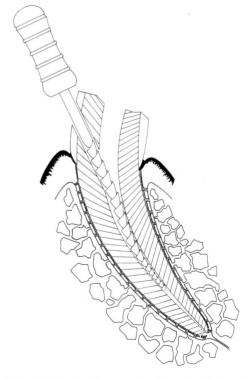

Abb. 4.14 f   Wurzelkanalaufbereitung via Hilfskavität.

fleischrandes auf der Mesialfläche des Caninus angelegt. Die Bohrung geschieht dem Wurzelkanalverlauf entsprechend in Richtung auf die Wurzelspitze zu. Die Lage des Caninus läßt sich durch Palpation der bukkalen Ober- und Unterkieferpartien feststellen. Auch eine Röntgenaufnahme leistet gute Orientierungshilfe. Auf diese Weise kann die Zahnwurzel in ihrem unteren Bereich über dieses Hilfsloch, im oberen Bereich von der Krone her aufbereitet werden.

4.2.2.2 Füllung (Abb. 4.14 g–h)

Wir unterscheiden: verschiedene Wurzelfüllmaterialien, die eine weichbleibende Konsistenz aufweisen: Hier ist an erster Stelle die Jodoformpaste nach *Walkhoff* zu nennen. Wurzelfüllmaterialien dieser Art werden in Pastenform in den Kanal eingeführt und bleiben in diesem Zustand. Im Laufe der Zeit erfahren sie zumeist eine Auslaugung durch Gewebsflüssigkeit und eine Resorption auch innerhalb des Wurzelkanales. Durch Austrocknung werden sie rissig, brüchig und verlieren ihre Wandständigkeit. Sie enthalten sehr oft Desinfektionsmittel und Antiseptika. Dazu gehören u. a. Chlorphenol, Kampfer, Menthol etc.. Andere Wurzelfüllmaterialien bestehen aus erhärtenden Substanzen. Zemente wie Phosphatzement in Kombination mit Kunststoff oder Silberstiften gehören zu den ältesten Wurzelfüllmitteln. Trotz ihrer Porosität und Feuchtigkeitsempfindlichkeit sowie Resorbierbarkeit müssen sie als Wurzelfüllmittel mit breiter Indikation einschließlich bei der Wurzelspitzenresektion mit jahrzehntelanger Bewährung gelten. Ihre bequeme Anmischung und Füllbarkeit und ihre relativ große Reizlosigkeit nach dem Abbinden empfehlen sie.

Für die Verwendung am Tier empfiehlt sich u. a. das Präparat Endomethasone. Dieses Präparat hat sich in der Humanmedizin weitgehend bewährt. Seine Verarbeitung ist relativ unkompliziert. Endomethasone basiert auf dem röntgenkontrastgebenden Zinkoxid, angemischt mit Nelkenöl (Eugenol). Dexomethasone als Derivat des Prednisolon und Hydrokortisonazetat wirkt antitoxisch, antiphlogistisch und schmerzstillend. Die klinisch-röntgenologischen Eigenschaften sowie Wandständigkeit, Dichte des Materials und Keimwachstumshemmung können als gut bezeichnet werden. Andere Materialien sind Amalgam, Guttapercha, Aptalharzchloropercha nach *Wannenmacher*, Diaket, AH 26, Renium, N2 nach *Sargenti*, Fokalminzementhermetik u. a..

Sowohl nach vorheriger Devitalisierung als auch nach Exstirpation unter Lokalanästhesie strebt man das Absetzen der Stammpulpa an der engsten Stelle des Kanals vor der deltaförmigen Aufzweigung am physiologischen Foramen apicis an.

Man unterscheidet das physiologische vom anatomischen Foramen apicis. Das anatomische Foramen ist die Öffnung nach außen. Das physiologische Foramen befindet sich im Zahn. Die instrumentelle Aufbereitung und die Wurzelkanalfüllung soll bis zum physiologischen Foramen reichen. Eine instrumentelle medikamentöse und auch bakterielle Irritation des Zwischengewebes muß vermieden werden. Dies wird am besten mit Hilfe eines Meßinstrumentes und der Röntgenaufnahme erreicht. Es erfolgt das Einbringen des pastenartigen Wurzelfüllmittels von einer sterilen Glasplatte mit der Förderspirale, dem sogenannten Lentulofüllinstrument, in die Kanalöffnung (Abb. 4.14g). Durch langsame Umdrehungen fördert dieser Lentulo das Wurzelfüllmaterial in Richtung Apex. Er wird bei

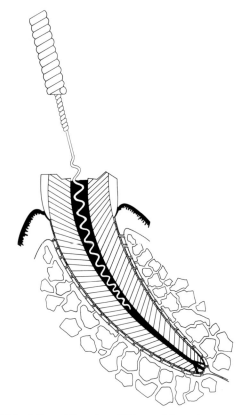

Abb. 4.14 g   Wurzelkanalfüllung mit Lentulo.

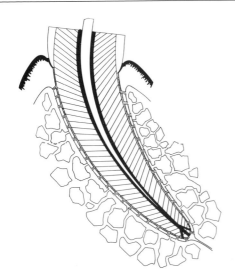

Abb. 4.14 h   Einbringen von Guttaperchastiften.

kontinuierlicher Rotation aus dem Kanal zurück-gezogen, neu beschickt und der Vorgang so lange wiederholt, bis der Kanal komplett gefüllt ist. Statt des Lentulo kann bei Zähnen mit großem Pulpavolumen wie bei dem Caninus junger Hunde auch eine Injektionsspritze mit Kanüle zum Füllen des Wurzelkanals verwendet werden. Dann werden vorsichtig ein oder mehrere Wurzelstifte (Guttapercha) nachgeschoben und der Überschuß an Wurzelfüllmaterial entfernt. Die Guttaperchastifte haben die Aufgabe, das Wurzelfüllmaterial noch weiter an den Kanalwänden zu verdichten und die Ramifikationen im Apexbereich sicher abzufüllen (Abb. 4.14h).

Bei der Versorgung eines Wurzelkanals mit eitriger oder gangränöser Pulpitis ist die Aufbereitung über das physiologische Foramen apicis hinaus bis zum anatomischen Foramen apicis anzustreben. Auch in diesem Fall ist mit Hilfe einer Meßeinrichtung das Füllen über den Apex hinaus zu vermeiden. Nach der Beendigung der Wurzelfüllung ist eine Unterfüllung und definitive Füllung zu legen, wodurch die Pulpahöhle zur Maulhöhle hin verschlossen ist.

4.2.2.3 Komplikationen

Postoperativer Schmerz kann daraus resultieren, daß das periodontale Gewebe im apikalen Bereich irritiert wurde, oder aber durch ein unvollständiges Ausräumen des Kanalbereiches. Im Falle einer Entzündung des apikalen Parodonts kommt es aufgrund einer Schwellung zu einer sogenannten „Verlängerung" des Zahnes, d. h. der Zahn wird geringfügig aus seinem Zahnfach herausgeschoben. Dies kann bei okkludierenden Zähnen eine Traumatisierung des antagonistischen Zahnes verursachen, der auch entsprechend mit Schmerz reagieren kann. Therapeutisch sollen die entstandenen Frühkontakte entfernt werden. Spätestens nach 4 Tagen kann sich das Beschwerdebild deutlich gebessert haben.

Wenn der Grund in einer inkompletten Wurzelfüllung liegt, kommen mehrere Möglichkeiten in Betracht: abgebrochene Wurzelfüll-Instrumente, intrapulpäre Dentinkörper (Pulpasteine = Kalzifikationen im Pulpalumen, radiologisch sichtbar), selten irreguläre Wurzelkanalverläufe. Diese können röntgenologisch diagnostiziert und meist gut aufbereitet werden, da die Aufbereitungsinstrumente ausreichend flexibel sind. Weiterhin kommen laterale Kanäle in Betracht als Komplikationsursache, die bei Hund und Katze selten vorkommen sollen. Sie sind röntgenologisch schwer zu erkennen. Wenn rezidivierende Beschwerden aufgrund eines Seitenkanals nicht beherrschbar sind, ist eine Extraktion oft nicht vermeidbar.

4.3 Instrumente und Materialien

4.3.1 Instrumente und Material zur Füllungstherapie

4.3.1.1 Instrumente (Abb. 4.15)

Zahnärztliche Untersuchungssonde
Zahnärztliche Pinzette
Cofferdam-System
Exkavator
Heidemann-Spatel
Zementanmischspatel
Zementstopfer
Amalgampistole
Kugelstopfer
Dappenglas
Glasplatte
Tofflemire-Matritze
Schleifkörper (Abb. 4.16):
    diamantiert, zylinderförmig;
    diamantiert, umgekehrt kegelförmig;
    Hartmetall, Rosenbohrer;
    Hartmetall, Finierer
Parapulpäre Stifte
Amalgam-Mischgerät

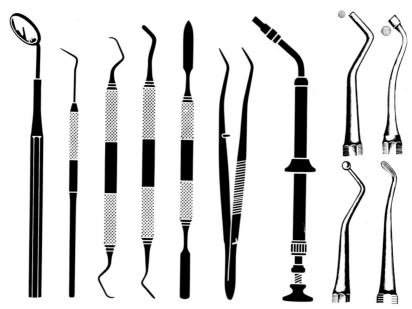

Abb. 4.15   Instrumente zur Füllungstherapie. Von links: Mundspiegel, Zahnsonden, Heidemann-Spatel, Zement-spatel, Zahnpinzette, Amalgam-Pistole, Füllungs-Instrumente.

4.3.1.2 Materialien

Vitalitätsprüfung
   Sirotestgerät (*Siemens*)
   Kohlensäureschnee
   Chloräthyl
Füllungsmaterialien
   Unterfüllungsmaterialien
      Phosphatzement
      Kalziumhydroxidpräparate
   Füllungsmaterialien
      Amalgam
      Composite-Materialien (Kunststoff)
      Haftvermittler (Bonding)
Ätz-Technik
   Ätzgel (Phosphorsäure)
Schmelzremineralisation
   Fluorpräparate

4.3.2 Instrumente und Materialien zur Wurzelbehandlung

4.3.2.1 Instrumente (Abb. 4.17 s. Seite 12)

Extirpationsnadel
Wurzelkanal-Feilen nach *Hedström* (Überlange bis 70 mm)
Lentulo-Spirale zur Wurzelfüllung
Papierspitzen
Guttaperchastifte

4.3.2.2 Materialien

Wurzelkanalreinigung
   Wasserstoffsuperoxid (3−30%)
   Chloramin
   Natriumhypochlorit
   physiologische Kochsalzlösung
Überkappungsmaterial
   Kalziumhydroxid (Calxyl)
Wurzelfüllmaterial
   Endomethasone
   Jodoformpaste nach *Walkhoff*
   Diaket u. a.
Mumifikationspasten
   Toxavit (arsenfrei!)
   Causticin (arsenhaltig!) u. a.

Abb. 4.16 Auswahl von Diamant-
instrumenten, Stahlbohrer und
Stahlfinierer.

Diamantierte Bohrer:
Diamantierung mit verschiedenen
Körnungen;
Anwendung:
Kavitäten- und Kronenstumpfpräpa-
rationen (Zahnhartsubstanz), Fül-
lungsmaterialien, Komposite, techni-
sche Arbeiten (harte, nicht zähe
Werkstoffe); hohe Temperaturen
vermeiden!

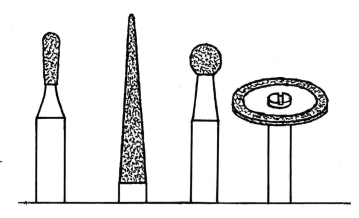

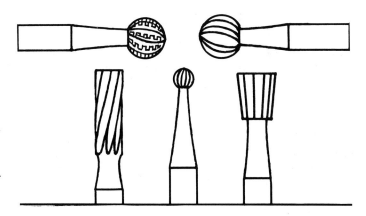

Stahlbohrer, Stahlfinierer:
Wolfram-Vanadium-Stahl, beste
Materialhärte, bei gleichzeitiger Ela-
stizität.

Stahlbohrer:
Kavitätenpräparation (Dentin, Amalgam), Kieferchirurgie, feine techni-
sche Ausarbeitungen.

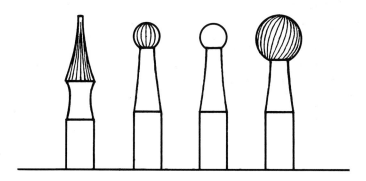

Stahlfinierer:
Finieren, Glätten und Polieren von
Füllungsmaterialien außer von Kom-
positen.

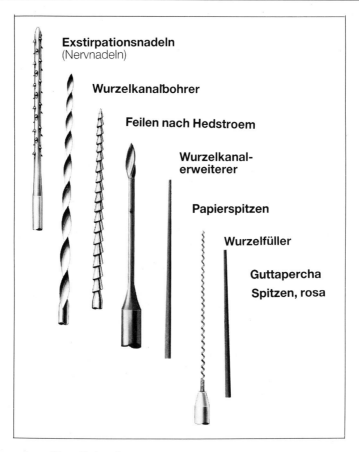

Abb. 4.17   Instrumente zur Wurzelbehandlung.

5 Prothetik

Die Prothese (Prothesis [griech.] = Dafürsetzung) ist der künstliche Ersatz verlorengegangener oder bei der Geburt fehlender Körperteile wie Auge, Gebiß, Glieder u. a.. Die Prothetik ist die Lehre und Wissenschaft vom Kunstgliederbau.

In der Zahnheilkunde versteht man unter „Prothese" die Ergänzung oder Überbrückung von Zahnlücken durch Ersatz mit Vorrichtungen aus körperfremdem Material. Die Prothetik ist eng mit der Zahntechnik verbunden. Der Tierarzt besitzt im Gegensatz zum Zahnarzt bezüglich der Technik weder Ausbildung noch Kenntnisse. Er muß sich daher weit mehr auf die Dienste eines zahntechnischen Labors verlassen. Die Aufgaben der Prothetik sind die Wiederherstellung oder Verbesserung der Funktion des Gebisses zur Erhaltung und Schonung aller Gewebe in der Maulhöhle. Dabei spielen ästhetische Aspekte beim Tier eine geringere Rolle als beim Menschen. In der tierärztlichen Praxis werden die Restauration mit Kronen sowie der Ersatz von Zähnen mittels Brücken im Incisivi-Bereich beim Hund gefordert. Nicht immer besteht dabei eine tierärztliche Indikation für eine restaurative Maßnahme. Allenfalls der Jagdhund gebraucht seine Zähne noch zum Ergreifen, Festhalten und Töten der Beute. Auch die Prämolaren und Molaren, die das Zerschneiden der Beute bewerkstelligen, haben bei dem meist verwendeten Industriefutter ihre ursprüngliche Wichtigkeit verloren. Gelegentlich besteht der Besitzer aus ästhetischen Gründen auf die Wiederherstellung oder Korrektur des Gebisses. Der Tierarzt muß gewissenhaft prüfen, ob eine restaurative Maßnahme nicht dazu dienen soll, die Beurteilung des Hundes durch Züchtervereinigungen zur Feststellung des Zuchtwertes oder bei Ausstellungen unzulässig zu beeinflussen.

Die Überkronung lädierter Zähne wird in der Veterinärmedizin als prothetische Maßnahme eingeordnet. In der Humanmedizin zählen Überkronungen zu den konservierenden Behandlungen. Da beim Hund meist der Caninus überkront wird, der funktionell ganz anderen Belastungen standhalten muß als ein Zahn im menschlichen Gebiß, soll die Überkronung hier als prothetische Therapie abgehandelt werden.

5.1 Stabilisierung und Aufbau des Zahnes

Vor dem Aufbau eines geschädigten, pulpatoten Zahnes ist nach Wurzelkanalaufbereitung und Wurzelkanalfüllung eine mechanische Stabilisierung durch Schienung mittels metallener Anker oder Schrauben erforderlich. Grundsätzlich muß dabei bedacht werden, daß sich die mechanische Belastung des Hundezahnes respektive des Caninus von der des Menschen wesentlich unterscheidet. Die mechanische Belastung des Zahnes im menschlichen Gebiß ist vorwiegend eine Aufbißbelastung, das heißt eine Belastung des Zahnes in seiner senkrechten Achse. Besonders am Caninus des Hundes wirken gewaltige Scher- und Hebelkräfte. Diese Kräfte werden bei einer Schienung des Zahnes auf den Stumpf übertragen. Überschreitet die einwirkende Scher- oder Hebelkraft die Belastbarkeit des Restzahnes, besteht die Gefahr, daß dieser frakturiert. Diese Gefahr besteht insbesondere bei jüngeren Hunden mit noch weitlumigem Pulpakanal und dünnem Dentinkern. Deshalb ist es notwendig, daß man sich durch eine Röntgenaufnahme über den Bau des Zahnes im Einzelfall informiert, um sodann die richtige restaurative Maßnahme auszuwählen. Die häufigste Indikation zum Aufbau einer Zahnkrone ist der frakturierte Zahn. Sie betrifft vorwiegend die Canini, weniger oft die Incisivi. Während bei den Incisivi, Prämolaren und Molaren eher eine Extraktion als eine Restauration infrage kommt, besteht bei den Canini des Unterkiefers eine strenge Indikation zum Wiederaufbau, weil unter anderem bei Extraktion dieses großen Zahnes aus dem distalen Unterkieferast Frakturgefahr besteht und die Zunge bei fehlenden Canini unschön aus dem Maul hängt. In der Humanmedizin haben sich verschiedene Ankersysteme (Kurer-Anker, Radix-Anker, Rotex-Anker u. a.) bewährt. Sie sind jedoch alle für den menschlichen Zahn dimensioniert, d. h. für Pulpadurchmesser größerer Hunde nicht mehr geeignet.

5.1.1 Kurer-Anker

Der Kurer-Anker ist eine metallene Wurzelschraube mit einem Schraubenkopf, welche nach entsprechender Vorbereitung des Wurzelkanales in diesen eingeschraubt und festzementiert wird. Der Kurer-Anker ist vor allem indiziert bei zu kurzen Zahnstümpfen. Dieses konfektionierte Stiftsystem steht in vier Stiftdurchmessern bis maximal 2,0 mm zur Verfügung. Der Kurer-Anker eignet sich für den Caninusaufbau bei Hunden mit Pulpakanallumen bis zu 2 mm. Das sind ältere Hunde, deren Wurzelkanäle durch Dentinbildung bis auf weniger als 2 mm Durchmesser verengt sind. Insbesondere bei Hunden kleinerer Rassen besteht die Möglichkeit der Verwendung dieses Ankers. Jedoch ist wegen der relativ geringen Dicke der Dentinschicht bei

Hunden unter 2 Jahren allgemein Vorsicht geboten. Der Kurer-Anker eignet sich auch ausgezeichnet zur Schienung und zum Kronenaufbau von I3 größerer Hunderassen. Zum Kurer-System gehört ein Wurzelkanalerweiterer, ein Versenkbohrer, ein Gewindeschneider, Wurzelschraube und Schraubenkopf.

Vorgehen: Der Wurzelkanal wird aufbereitet und gefüllt. Danach wird die Füllung mittels eines speziellen Instrumentes soweit entfernt, wie man die Schraube in den Wurzelkanal eindrehen möchte (Abb. 5.1a). Wegen der hervorragenden Präzisionsfassung des Kurer-Ankers muß man sich nicht starr an die Regel halten, daß der Stift in seiner Länge mindestens der herzustellenden Kronenlänge entsprechen soll. Der Wurzelkanal wird sodann für die Aufnahme des Wurzelstiftes erweitert (Abb. 5.1b). Mit Hilfe eines zu dem Set gehörenden Versenkbohrers wird eine zylindrische Vertiefung zur Aufnahme des formgleichen Ankerkopfes präpariert (Abb. 5.1c). Anschließend schneidet man mit dem Gewindebohrer ein Gewinde in den Wurzelkanal (Abb. 5.1d). Der Anker wird nun einprobiert. Kann die Schraube in ihrer ganzen Länge nicht eingedreht werden, so wird ihr Ende mit einer Vulcarboscheibe gekürzt. Nach dem Einpassen wird der Kanal mit Wasserstoffsuperoxid-Lösung ausgewaschen,

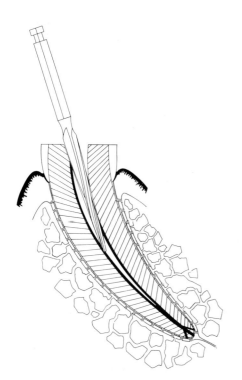

Abb. 5.1 a Aufbereitung des Wurzelkanales mittels Vorbohrers des Kurer-Anker-Sets.

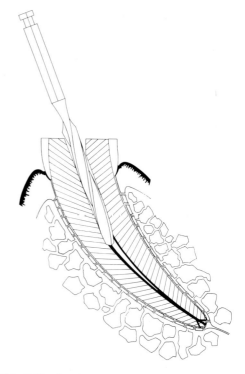

Abb. 5.1 b Der Wurzelkanal wird für die Aufnahme des Wurzelstiftes erweitert.

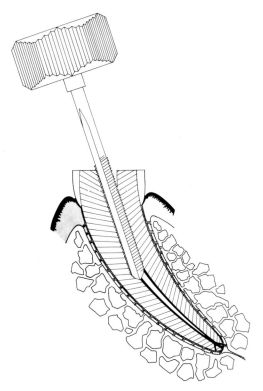

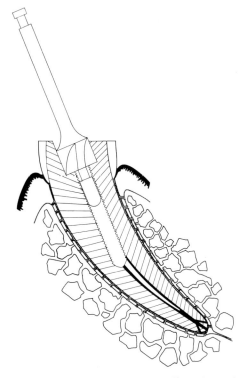

Abb. 5.1 c Mittels Gewindeschneider (Handinstrument) wird langsam und vorsichtig ein Gewinde in den Wurzelkanal eingeschnitten.

Abb. 5.1 d Mit Hilfe eines zu dem Set gehörenden Versenkbohrers wird eine zylindrische Kavität zur Aufnahme des formgleichen Ankerkopfes präpariert.

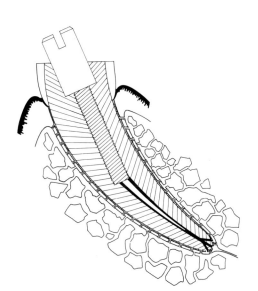

Abb. 5.1 e Ein weiteres Handinstrument dient dazu, den Kurer-Anker einzudrehen, nachdem zuvor der Kanal gereinigt und mit einem Lentulo mit Phosphatzement gefüllt wurde.

getrocknet und mit einem oder mehreren Tropfen Zement mit dem Lentulo versehen. Der Anker wird nun eingedreht und mit dem mitgelieferten Schraubenzieher festgezogen. Der Ankerkopf soll möglichst zentral im Restzahn sitzen (Abb. 5.1e). Bei starker Krümmung des Zahnes geht oft ein Stück der Restkrone verloren. Ist ein Hilfsloch zur Füllung des gebogenen Wurzelkanales angelegt worden, so wird dies mit Zement verschlossen. Nach Erhärten des Zements wird der Metallaufbau mit Diamantschleifkörpern so beschliffen, daß ein Kronenaufbau entsteht, der zur Aufnahme einer Krone geeignet ist. Hierzu wird eine zirkuläre, subgingivale Hohlkehle angelegt (Abb. 5.1f). Dabei werden unter Umständen auch Teile des Ankerkopfes beschliffen. Der Wurzelkanal ist durch den einzementierten Anker fest verschlossen. Daher ist ein provisorischer Verschluß nicht notwendig. In der gleichen Sitzung wird eine Abformung durchgeführt, die im Dentallabor zur Anfertigung einer Krone dient. Diese sollte wegen der enormen Scherkräfte, die sich insbesondere am Caninus entwickeln, kürzer und weniger spitz als der natürliche Vergleichszahn sein. In einer zweiten Sitzung wird die fertiggestellte Krone eingepaßt und einzementiert (Abb. 5.1g). Frühkontakte werden an der Krone oder am Antagonisten korrigiert.

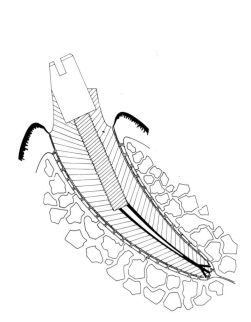

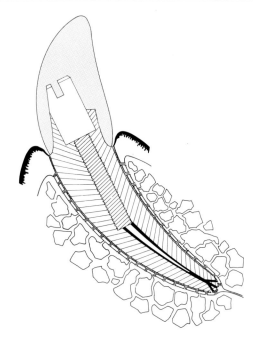

Abb. 5.1 f Nach Erhärten des Zementes wird der Metallaufbau (Ankerkopf) mit Diamantschleifkörpern so beschliffen, daß ein Kronenaufbau entsteht, der zur Aufnahme einer Krone geeignet ist. Hierzu wird eine zirkuläre, subgingivale Hohlkehle angelegt.

Abb. 5.1 g Nach Abformung und Laborherstellung wird eine Krone anprobiert und definitiv einzementiert. Frühkontakte werden an der Krone oder dem Antagonisten korrigiert.

5.1.2 Crown-Saver

Im Unterschied zum Kurer-Anker besteht der Crown-Saver lediglich aus einer Schraube, die in den Wurzelkanal eingesetzt wird (Abb. 5.2a). Diese Schraube ist besonders dann indiziert, wenn der Zahnstumpf noch genügend Restzahnsubstanz aufweist und die Stabilisierung des Zahnes im Vordergrund steht. Das Vorgehen entspricht weitgehend dem beim Kurer-Anker (Abb. 5.2b). Anschließend wird ebenso eine Krone eingegliedert (Abb. 5.2c).

5.1.3 Radix-Anker

Alternativ zum Kurer-Anker-System kann der Radix-Anker eingesetzt werden. Er besitzt einen Anker-Kopf mit Retentionsrillen. Sie dienen der Befestigung eines Kunststoffaufbaues (Abb. 5.3a, 5.3b, 5.3c).

5.1.4 Handelsübliche Edelstahlschrauben zur Zahnstabilisierung nach *Fahrenkrug*

Bei Zähnen mit weitem Wurzelkanal bei großen Hunderassen und bei jungen Hunden gelingt eine Schienung und Stabilisierung des Zahnstumpfes für einen Kronenaufbau mit den Anker-Systemen nicht, weil die Wurzelstifte nur bis zu einem Stiftdurchmesser von 2 mm lieferbar sind. Zu dünne Wurzelstifte aber ermöglichen vor allem im gekrümmten mittleren Wurzelkanalbereich des Caninus keine ausreichende Verankerung im Dentin. *Fahrenkrug* benutzt daher handelsübliche Edelstahlschrauben bis 4 mm Durchmesser. Mit im metallverarbeitenden Handwerk üblichen Spiralbohrern oder Kernbohrern in aufsteigendem Durchmesser wird eine Bohrung im Wurzelkanal gesetzt. Sodann wird dem gewünschten Schraubendurchmesser entsprechend in aufsteigender Feinheit (Vorschnitt, Schnitt, Feinschnitt) ein Schraubengewinde geschnitten, in das die passende Schraube einzementiert wird. Um die Handwerks-Spiralbohrer auch im zahnärztlichen Handstück benutzen zu können, kann

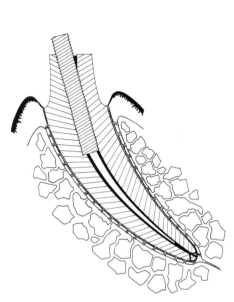

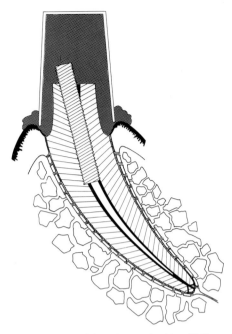

Abb. 5.2 a Im Unterschied zum Kurer-Anker besteht der Crown-saver nur aus einer Schraube, die in den Wurzelkanal eingedreht wird.

Abb. 5.2 b Es erfolgt dann ein Beschleifen des Stumpfes sowie eine Abformung.

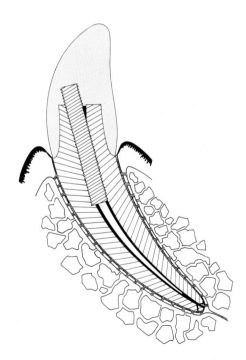

Abb. 5.2 c Nach der Erstellung im zahntechnischen Laboratorium wird eine Krone eingegliedert.

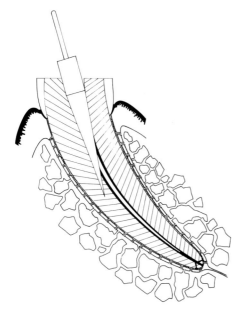

Abb. 5.3 a Alternativ zum Kurer-System kann der Radix-Anker eingesetzt werden. Das Vorgehen besteht nach erfolgter Wurzelfüllung zunächst in einem Vorbohren.

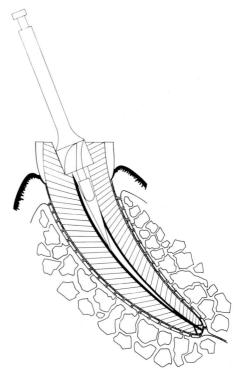

Abb. 5.3 b Es wird koronal eine Kavität angelegt, die zur Aufnahme des Ankerkopfes dient.

5.1.5 Gegossener Wurzelstift

Bei weitem Pulpenlumen bei großen Hunderassen und jungen Hunden können gegossene Wurzelstifte oder Stiftkronen zum Einsatz kommen. Folgende Voraussetzungen sollen erfüllt sein, damit ein gegossener Stiftaufbau allen Anforderungen gerecht wird. Mindestmaß für die Länge des Anteils, welcher in den Wurzelkanal hineinreicht, ist die Länge der späteren klinischen Krone. Der Stift soll besonders in der Nähe der Ansatzstelle zum eigentlichen Aufbau eine ausreichende Stärke haben, da hier die Bruchgefahr besonders groß ist. Deshalb muß der Kanaleingang stets trichterförmig erweitert werden. Der Aufbau muß gegen Torsionskräfte gesichert werden, indem der Eingang zum Wurzelkanal nicht rund, sondern oval gestaltet wird. Wann immer möglich, soll soviel Substanz von der ursprünglichen Zahnkrone erhalten bleiben, daß die Restauration Teile davon umgeben kann. Auf diese Weise wird gewissermaßen ein „Faßreifen" um den Stumpf gelegt, welcher einer Frakturgefahr entgegenwirkt. Der Aufbau einer Wurzel, wel-

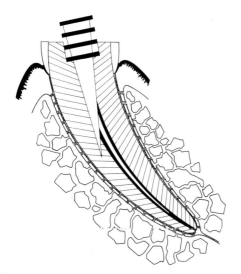

Abb. 5.3 c Der Radix-Anker ist zementiert.

man sich die Schäfte der Spiralbohrer von einem Feinmechaniker passend machen lassen. *Fahrenkrug* weist darauf hin, daß die Gefahr, den Zahn, den Zahnhalteapparat und den Alveolarknochen bei fehlerhafter Bohrrichtung zu traumatisieren, nicht zu unterschätzen ist.

che bis zum Gingivalrandniveau abgetragen wurde, bedeutet immer ein erhöhtes Frakturrisiko, was jedoch häufig in Kauf genommen werden muß.

Vorgehen: 1. Ausschachten des Wurzelkanales: unter Verwendung spezieller Wurzelkanalbohrer wird die Ausschachtungstiefe nach Länge, Form und Weite des ursprünglichen Wurzelkanales vorgenommen. Die Bohrung soll so erfolgen, daß nicht die Gefahr einer Perforation entstehen kann.
2. Glätten und Formen des koronalen Bereichs der Kanalwandungen mit einem langen, leicht konischen, am Ende torpedoförmig zulaufenden Diamanten bei langsam laufendem Motor. Der Diamant soll etwa die Stärke des zuletzt gebrauchten Wurzelkanalbohrers aufweisen. Alle scharfen Kanten am Kanaleingang müssen gebrochen werden, da diese dem exakten Sitz des fertigen Aufbaues abträglich sind.
3. Isolieren des Kanales: Mit einer watteumwickelten Millernadel, welche mit Paraffinöl beschickt ist, werden die Kanalwand und die restlichen Anteile der Wurzeloberfläche und der Zahnkrone isoliert, damit die später einzubringende Abformmasse gut aus dem Kanallumen wieder entfernt werden kann.
4. Herstellung des Gußmodells für den Wurzelstift: Nachdem viele Jahre lang spezielle Kunststoffstifte verwendet worden sind, nehmen wir heute Gardinennadeln aus Kunststoff von 1 mm Stärke, die in Dekorationsgeschäften erhältlich sind. Diese werden mit einem Autopolymerisat beschickt. Solange der Kunststoff eine plastische Konsistenz aufweist, wird die damit gut ummantelte Nadel in den vorbereiteten Wurzelkanal eingeführt. Die Nadel wird dann einige Male auf und ab „gepumpt", um mögliche Blasenbildung zu vermeiden. Sobald der Kunststoff eine zähplastische Konsistenz erreicht hat, wird er mitsamt der Nadel herausgezogen, damit man sich davon überzeugen kann, ob eine korrekte Abfüllung des Kanales ohne Blasenbildung erfolgt ist. Falls jetzt noch Mängel bestehen sollten, können diese durch Aufpinseln von weiterem Kunststoff beseitigt werden. Die Nadel wird dann wieder in den Kanal zurückgesetzt und das weitere Auspolymerisieren des Kunststoffes abgewartet. Wenn der Kunststoff (Palavit G) eine „hartgummiartige" Konsistenz erreicht hat, wird er noch einmal mittels der Nadel aus dem Kanallumen entfernt, um sicherzustellen, daß sich die Abformung des Wurzelkanales nach der vollständigen Polymerisation des Kunststoffes wirklich entfernen läßt (Abb. 5.4a).
5. Herstellung des Gußmodells für den eigentlichen Aufbau: Mittels Kaltpolymerisat wird nun am koronalen Ende des Stiftes ein Stumpfaufbau ausgeformt. Nach vollständigem Aushärten des Kunststoffes wird der Stumpfaufbau in der üblichen Weise zur Aufnahme der eigentlichen Krone präpariert. Man kann sich die Arbeit auch vereinfachen, indem man über die Abformung des Wurzelkanales eine weitere Abformung ausführt und beides zusammen aus der Maulhöhle entfernt (Abb. 5.4b). Es muß darauf geachtet werden, daß die

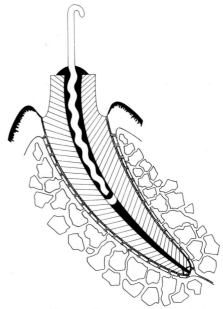

Abb. 5.4 a Kunststoffstifte oder eine Nadel aus Kunststoff wird mit einem Autopolimerisat beschickt und in den vorbereiteten Wurzelkanal eingeführt. Die Nadel wird dann einige Male auf und ab gepumpt, um eine mögliche Blasenbildung zu vermeiden.

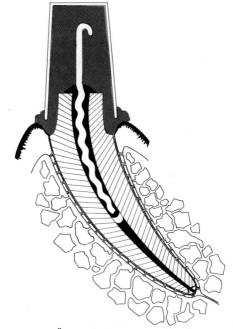

Abb. 5.4 b Über die in Abb. 5.4 a erstellte „Abformung" des Kanales kann eine weitere Abformung ausgeführt werden. Beides zusammen wird aus der Maulhöhle entfernt und dient im Labor als Grundlage zur Herstellung eines gegossenen Aufbaues.

Abschlußränder der Restauration im Bereich der Zahnhartsubstanz liegen und nicht am Übergang vom Aufbau zur Zahnrestsubstanz. Dieses Kunststoffmodell des Pulpakanales und des anschließenden Stumpfaufbaues wird im zahntechnischen Labor in Metall umgesetzt.

6. Einprobe: Der fertig gegossene Aufbau muß sich leicht gängig einsetzen lassen.

7. Druckentlastungsrille: Während des Einsetzens des Aufbaues in den mit Zement gefüllten Wurzelkanal entsteht ein erheblicher hydraulischer Druck, der zur Sprengung der Wurzel führen kann. Daher schneidet man stets mit einer Trennscheibe von 0,3 mm Stärke eine Rille in Längsrichtung in den Wurzelstift.

8. Zementieren: Man verwendet dafür Zink-Phosphatzement, der in der üblichen Konsistenz mit verzögerter Abbindung unter Zusatz von Thymol angerührt wird. Zur Applikation bedient man sich eines Lentulo-Wurzelfüllers bei langsam laufenden Motor. Es besteht auch die Möglichkeit, den angerührten Zement in einer Einmalspritze mit mittelstarker Kanüle zu füllen. Dann wird der Aufbau langsam eingeführt.

9. Nachpräparation und temporäre Versorgung: Nachdem der Zement vollständig ausgehärtet ist, wird die Präparation des Aufbaus vollendet. Glätten der Übergänge Aufbau-Zahnhartsubstanz, Verfeinern der Präparationsmerkmale wie Stufen etc.. Abschließend wird für das Herstellen der Krone die Abformung ausgeführt.

5.1.6 Kunststoff-Aufbau

Der Aufbau einer Zahnkrone aus Kunststoff ist technisch relativ einfach und gelingt auch dem weniger Geübten. Zur Vorbereitung des Kunststoffaufbaus muß die Frakturfläche sorgfältig gereinigt werden. Dies kann mit rotierenden Bürsten unter Verwendung von Bimssteinpaste oder Gummipolierern geschehen.

Zur besseren Haftung des Kunststoffes auf dem Zahnstumpf dienen zwei Techniken: 1. die Säure-Ätz-Technik (4.1.3.2) und 2. das Einbringen parapulpärer Stifte (Abb. 5.5a).

Die Ätztechnik dient der adhäsiven Befestigung am Zahnschmelz. Dabei wird die interprismatische Kittsubstanz des Zahnschmelzes herausgeätzt und so die Oberfläche größer und griffiger. Vor dem Aufbringen der ätzenden Phosphorsäure muß für eine absolute Fettfreiheit durch Abtupfen mit fettlösenden Mitteln wie Äther oder Alkohol Sorge getragen werden. Wichtig ist auch, den Speichel von dem zu behandelnden Zahn fernzuhalten. Hierzu werden Watterollen bukkal und lingual eingelegt. Eine Isolierung des Zahnes gegen die Mundhöhle erlaubt eine dünne Folie, die vom Zahn perforiert wird (Cofferdam-System). Nach dem Abspülen des

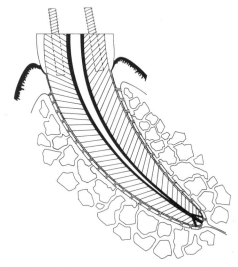

Abb. 5.5 a   Zur besseren Befestigung des Kunststoffaubbaues auf den Zahnstumpf dienen TMS-Stifte, die im Dentin, aber nahe der Schmelz-Dentin-Grenze eingeschraubt werden.

Ätzmittels – es genügt hierfür eine 20 ml Spritze mit Kanüle – und Lufttrocknung darf die Stumpffläche nicht mehr berührt werden. TMS-Stifte sollen daher vor der Ätztechnik eingebracht werden. Sie tragen zur besseren Verankerung der stumpfnahen Kunststoffschichten bei. Mittels eines Haftvermittlers, der in die interprismatischen Räume einfließt, kann der Kunststoff chemisch-physikalisch an der Restzahnsubstanz befestigt werden. Als Kunststoff wird ein Zweiphasen-Kunststoff empfohlen, der entsprechend seiner flüssigen Komponente mehr oder weniger pastös angemischt werden kann. Zum Aufbau der Zahnkrone kann Kunststoff schichtenweise mit dem Spatel und/oder mit den Fingern auf den Zahnstumpf aufgetragen und geformt werden. Da die Aushärtungszeit 3–5 Minuten dauert, der Polymerisationsvorgang aber nicht durch Berührungen gestört werden darf, ist es notwendig, mehrere Anmischungen zu fertigen und aufzutragen. Dieses Verfahren ist problematisch, da die Verbindung zwischen den zeitlich nacheinander aufgetragenen Kunststoffschichten unsicher ist. Das Verfahren ist dazu zeitraubend, weil mehrfach angemischt und am Ende mühevoll durch Beschleifen ausgearbeitet werden muß. Diese Nachteile vermeidet man bei der Verwendung einer Tiefziehfolienform. Diese wird aus einer Kunststoffolie im sogenannten Tiefziehverfahren technisch druckgeformt. Entsprechende Geräte

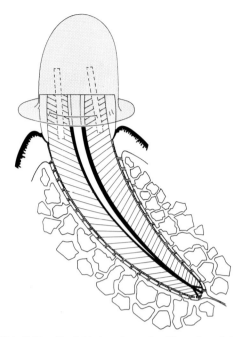

Abb. 5.5 b Nach Vorbereitung des Stumpfes wird eine passende Tiefziehfolienform mit dem entsprechenden Kunststoff aufgefüllt und auf den Zahnstumpf aufgebracht. Nach abgeschlossener Polymerisation des Kunststoffes kann die Folie problemlos entfernt werden.

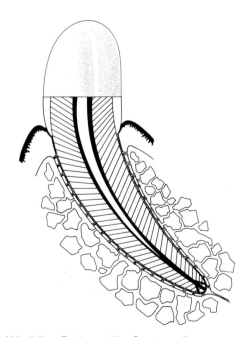

Abb. 5.5 c Fertiggestellter Caninusaufbau.

gehören zur Ausstattung eines Dentallabors. Da die Canini eine annähernd konische Form haben, genügen 3–4 verschieden große Caninus-Abformungen, um für jedweden Caninus-Aufbau des Hundes gerüstet zu sein. Die Kosten für die Formen sind gering. Die Formen können wieder verwendet werden.

Vorgehen: Nach Vorbereitung des Zahnstumpfes wird eine passende Tiefziehfolienform, deren Spitze perforiert wurde, mit dem angemischten Kunststoff gefüllt und sodann auf den Zahnstumpf gestülpt und kräftig aufgedrückt (Abb. 5.5b). Sicherheitshalber wird die Tiefziehform erst nach 5–6 Minuten abgehoben. Die abgeschlossene Polymerisation kann an dem aus der Perforation an der Spitze der Matritze ausgetretenen Kunststoff geprüft werden. Der Kunststoffzahn wird nun, wenn nötig, mit einem diamantbesetzten Schleifkörper beschliffen (Abb. 5.5c). Zu empfehlen ist, den restaurierten Zahn kürzer – also nicht in der ursprünglichen Länge – zu gestalten, da der Caninus erheblichen Scher- und Hebelkräften ausgesetzt ist. Aus ästhetischen Gründen kann man den Caninus der anderen Seite des gleichen Kiefers entsprechend etwas einkürzen. Nach Okklusions- und Artikulationskontrolle erfolgen eventuelle Korrekturen durch Beschleifen. Dieser Aufbau hält starken Belastungen wie Knochenbenagen, Apportieren schwerer Gegenstände und intensiver Schutzarbeit nicht stand. Eine Überkronung mit einer Metall-, Metall-Keramik- oder Keramik-Krone ist erforderlich.

5.2 Restauration der Zahnkrone

Nach Stabilisierung und/oder Aufbau des Zahnes durch Anker, Schrauben oder Wurzelstifte erfolgt die Restaurierung der Zahnkrone. Ein Kunststoffaufbau dient in der Regel als Provisorium, auch wenn er durch parapulpäre Stifte verankert ist. Ein Kunststoffaufbau kann nicht als definitive Kronenrestauration betrachtet werden, weil er den Belastungen im Hundegebiß auf Dauer nicht standhalten kann. Eine darüber fingerhutartig angebrachte Metall-, Metall-Keramik- oder Vollkeramik-Krone führt jedoch zu einer dauerhaften Restaurierung von Hundezähnen. In der Veterinärmedizin haben sich Metall- und Metall-Keramik-Kronen bewährt.

5.2.1 Metall-, Metall-Keramik-, Keramik-Kronen

Metallkeramische Kronen weisen im Gegensatz zu Vollgußkronen (Metallkronen) eine Verblendung aus einer zahnfarbenen Keramikmasse auf. Grundsätzlich ist die Versorgung mit einer Vollgußkrone funktionell völlig ausreichend. Der Vorteil der Metall-Keramik ist in ihrer hohen Festigkeit, Farbvariabilität und Farbbeständigkeit zu sehen. Diese Eigenschaften werden durch die dem natürlichen Zahnschmelz sehr ähnlichen Eigenschaften der Keramik bewirkt. Die für die Herstellung von metallkeramischen Kronen verwendeten Legierungen bestehen im wesentlichen aus Gold, Platin und Palladium. Durch eine geeignete Kombination der Legierungskomponenten werden mechanische Eigenschaften wie Festigkeit, hohes Elastizitätsmodul, Härte und Hochtemperaturfestigkeit bedingt. Platin- und Palladiumzusätze erhöhen die Schmelztemperatur, reduzieren den Wärmeaustauschkoeffizienten und festigen die Legierung. Geringe Anteile von Nichtedelmetallen wie Indium, Zink und Zinn werden beigefügt, um einen dünnen Oxidfilm zu bilden, der zur chemisch-physikalischen Haftung (Haftoxide) zwischen dem Metall und der Keramik führt.

Inzwischen können Hundezähne mit einer sehr widerstandsfähigen Keramik, die ohne Metalluntergerüst verarbeitet wird, ästhetisch noch vollkommener restauriert werden. Das Material Hi-Ceram wurde in den letzten Jahren mit der Zielsetzung entwickelt, den Metallanteil bei der Herstellung von Kronenersatz durch nichtmetallisch-anorganische Materialien zu ersetzen, um dem natürlichen Vorbild noch näher zu kommen. Das Innengerüst der Hi-Ceram-Krone besteht aus einer neuentwickelten Hartkeramik. Weitere Materialien zur Herstellung von metallfreien Kronen sind In-Ceram, Optec und Empress u. ä.

5.2.2 Präparation des Zahnes

Bisher wurden für die konventionelle Kronenversorgung im wesentlichen 3 Stumpfpräparationsformen beschrieben, welche im folgenden kritisch bewertet werden sollen:

1. Die Tangentialpräparation (Abb. 5.6a) führt zu konischen Stümpfen ohne klar erkennbare Präparationsgrenze. Sie ist zwar substanzsparend, kann gewebeschonend sein, und ist einfach auszuführen. Trotz Paßungenauigkeit und Zementierungsfehlern kann der Zementspalt nahezu parallel zur Einschubrichtung gering gehalten werden. Sehr nachteilig ist, daß bei ausreichender technischer Dimensionierung vor allem bei Verblendkronen überstehende Kronenränder entstehen. Hier können sich Plaque und Zahnstein bilden.

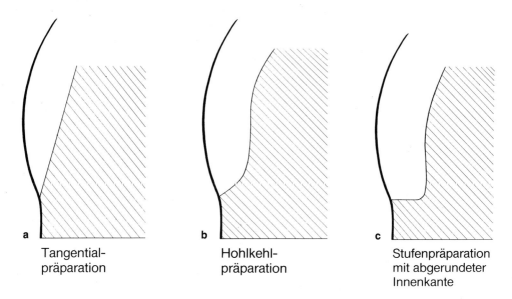

a   Tangential-
     präparation

b   Hohlkehl-
     präparation

c   Stufenpräparation
     mit abgerundeter
     Innenkante

Abb. 5.6 a   Die Tangentialpräparation führt zu konischen Stümpfen ohne klar erkennbare Präparationsgrenzen.

Abb. 5.6 b   Die Hohlkehlpräparation erfordert einen umfangreichen Abtrag von Zahnhartsubstanz, ergibt aber eine deutlich erkennbare Präparationsgrenze.

Abb. 5.6 c   Die Stufenpräparation mit abgerundeter Innenkante ist indiziert für reine Keramikkronen.

2. Die Hohlkehlpräparation (Abb. 5.6b) erfordert einen umfangreicheren Abtrag von Zahnhartsubstanz, ergibt aber eine deutlich erkennbare Präparationsgrenze. Diese Präparationsform muß als parodontalhygienisch vorteilhaft bewertet werden und ist für die Metallkrone und die Metall-Keramik-Krone geeignet.
3. Die Stufenpräparation mit abgerundeter Innenkante (Abb. 5.6c) bietet für reine Keramik-Kronen (z. B. Hi-Ceram-Kronen) eine ausreichende Auflage in Höhe der Präparationsgrenze. Es ist zu berücksichtigen, daß reine Keramik-Kronen aus materialtechnischen Gründen im Randbereich eine Mindeststärke von 0,7 mm aufweisen müssen, um nicht frakturgefährdet zu sein.

Als Instrumentarium zur Präparation von Zähnen zur Aufnahme von keramischen Kronen hat sich u. a. das dargestellte Instrumentarium bewährt (Abb. 5.7). Es enthält einen Rillenschleifer und zwei sich in ihrer Diamantbeschichtung ergänzende, sonst formgleiche Walzen. Mit dem Rillenschleifer werden zunächst 0,7 mm tiefe horizontale und vertikale Rillen präpariert. Die Zahnhartsubstanz zwischen den Rillen wird mit einer am Ende diamantfreien Walze abgetragen, so daß aus der zervikalen Rillenmarkierung eine supragingival gelegene Stufe von 0,7 mm entsteht. Den letzten Schritt der Präparation stellt das Versenken der 0,7 mm tiefen Stufe in den subgingivalen Raum dar. Hierzu eignet sich der in Abbildung (rechts) gezeigte Bohrkopf, der nur am Ende diamantiert ist. Generell empfehlen wir intermittierendes Schleifen mit Wasserkühlung und einer Begrenzung der Tourenzahl.

5.2.3 Abformung

5.2.3.1 Abformung mit Löffeln

Die Abformung wird im Anschluß an den Präparationsvorgang durchgeführt. Sie dient dem zahntechnischen Labor als Grundlage zur Herstellung der Krone. Vor der Abformung werden in den Sulcus gingivae sogenannte Retraktionsfäden eingelegt, die einen gefäßverengenden Zusatz enthalten. Sie verhindern Ungenauigkeiten durch ein Einbluten aus dem Sulcus gingivae. Insbesondere dienen sie dem vorsichtigen „Wegdrücken" der Gingiva. Zur eigentlichen Abformung verwendet man im Idealfall einen Löffel. Inzwischen sind konfektionierte Löffel für den Hund im Handel zu erhalten.

Einen individuellen Löffel kann man sich aus autopolymerisierendem Kunststoff (z. B. Palavit L, Pekatrey) herstellen. Dazu wird über einem Gipsmodell oder Kieferpräparat über der Flamme erweichtes, formbares Plattenwachs aufgebracht und aufgedrückt. Danach wird der aus pulvrigen und flüssigen Komponenten bestehende Kunststoff zu einer teigigen Masse angemischt und über dem wachsbeschichteten Modell zu einem individuellen Löffel geformt.

Die Abformung geschieht nun mit einem aus zwei Pasten auf Glanzpapier anzumischenden (Basis und Katalysator) Polyethermaterial (z. B. Impregum/Espe), das in den individuellen Löffel gefüllt und dann intraoral appliziert wird (Abb. 5.8a). Der Abbindevorgang dauert etwa 7 Minuten. Die Abformung ist gelungen, wenn die Präparationsgrenze sowie der beschliffene Zahnstumpf detailgenau erscheinen. Der Gegenbiß wird mit dem preiswerten Alginat-Material abgeformt. Die Abformung mit Alginat unterliegt

Abb. 5.7 Schleifkörper zur Zahnpräparation für die Aufnahme einer Krone.
Dual geführter Rillenschleifer zum Präparieren von Tiefenorientierungsrillen (0,6/0,8/1,0 mm).
Schleifer mit Tiefenanschlag, stirnseitig nicht diamantiert, zum Abtragen der Schmelzareale zwischen den Tiefenorientierungsrillen.
Approximalschleifer für das Abtragen von Schmelz im Interdentalbereich, wo der Rillenschleifer nicht anwendbar ist.
Stufenschleifer zur Ausbildung einer entsprechenden Stufe im Bereich der Präparationsgrenze.
Palatinalschleifer zum Beschleifen der palatinalen bzw. lingualen Zahnflächen
(Präparationssatz: Meisinger Nr. 2560).

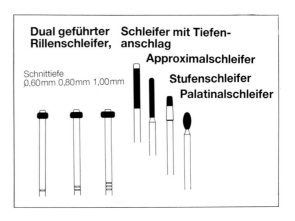

Dual geführter Rillenschleifer, Schleifer mit Tiefenanschlag
Approximalschleifer
Stufenschleifer
Palatinalschleifer
Schnittiefe
0,60mm 0,80mm 1,00mm

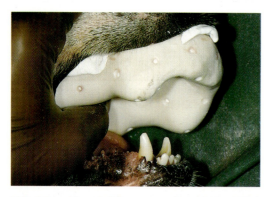

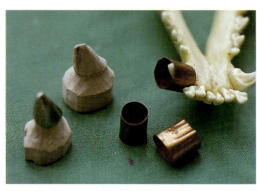

Abb. 5.8 a Ein mit Abformmasse beschickter Löffel wurde im Oberkieferbereich eingesetzt.

Abb. 5.8 b Kronen, hergestellt mit der Kupferring-methode.

materialbedingten Veränderungen. Sie muß daher möglichst umgehend im zahntechnischen Labor mit Gips ausgegossen werden. Die Impregum-Abformung ist dagegen beständig. Die Abformung des antagonistischen Kiefers ist notwendig, um die künstliche Krone in Bezug auf Okklusion und Artikulation korrekt anzufertigen.

5.2.3.2 Einzelzahnabformung

›In der Veterinärmedizin ist in der Regel die Abformung eines einzelnen Zahnes erforderlich. Die Abformung des gesamten Gebisses ist zwar die exakteste Methode. Sie ist jedoch sehr teuer. Als Alternative zur Einzelzahnabformung kann die sogenannte Kupferringmethode angewandt werden. Dünne Kupferringe oder besser Kupferröhren werden mit einer knetbaren Silikonmasse beschickt und über den abzuformenden Zahn gestülpt. Die Silikonmasse ist ausreichend elastisch, so daß bei konkaven oder konvexen Zahnbereichen eine Rückstellung nach Abziehen erfolgt. Die Methode führt auch am Caninus zu hinreichend genauen Abformungen (Abb. 5.8b).

In der Veterinärmedizin hat sich die Einzelzahnabformung mit Hilfe einer auf der Konusseite aufgeschnittenen 10 oder 20 ml Einmalinjektionsspritze bewährt. Mit dem Spritzenstempel kann die Abformmasse auf den abzuformenden Zahn gedrückt werden.

5.2.4 Provisorium

Der letzte intraorale Schritt ist die Erstellung einer provisorischen Krone, welche primär dazu dient, die Dentinwunde abzudecken und damit

Pulpaschäden zu vermeiden. Ferner dient das Provisorium der Verhinderung der narbigen Aufschrumpfung der Gingiva auf den Zahnstumpf. Die Herstellung des Provisoriums erfolgt mit der Tiefziehfolienform und einem zahnfarbenen autopolymerisierenden Kunststoff. In der Veterinärmedizin wird auf Provisorien verzichtet, weil diese oft nicht lange genug halten. In solchen Fällen sollten Weichfutter gereicht und Maulspülungen durchgeführt werden.

5.2.5 Zahntechnische Herstellung

Für die Herstellung der Metallkrone wird im zahntechnischen Laboratorium zunächst ein Hartgipsmodell (Abb. 5.9a) erstellt, auf welchem die spätere Metallkrone in Wachs modelliert wird (Abb. 5.9b). Diese Wachsmodellation muß dann in eine feuerfeste Einbettmasse eingebettet werden. Nach dem Abbinden der Einbettmasse wird unter Hitzeeinwirkung das Wachs aus der mit Einbettmasse gefüllten Muffel herausgetrieben. Es erfolgt dann der Metallguß in den entstandenen Hohlraum (Abb. 5.9c, 5.9d, 5.9e).

Die Herstellung der metallkeramischen Krone erfolgt in ähnlicher Weise. Jedoch kommt im Labor ein weiterer Schritt hinzu, nämlich das Aufbrennen der Keramikmasse auf die Metall-Krone (Abb. 5.9f).

Die Herstellung der reinen Keramik-Krone weicht von den eben beschriebenen zahntechnischen Arbeitsgängen ab. Statt der Metallsubstruktur bei der metallkeramischen Krone wird bei der reinen keramischen Krone ein aus Hartkeramik bestehendes Grundgerüst angefertigt (Abb. 5.10a, 5.10b), auf das die konventionelle

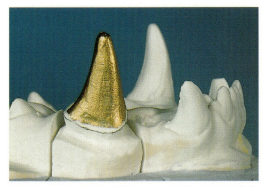

Abb. 5.9 a Nach der Abformung wird im zahntechnischen Labor ein Hartgipsmodell erstellt, in welchem der zu überkronende Stumpf herausnehmbar gestaltet ist.

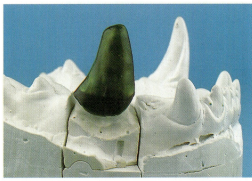

Abb. 5.9 b Der nächste Schritt besteht in der Modellation der Krone in Wachs auf dem Gipsmodell.

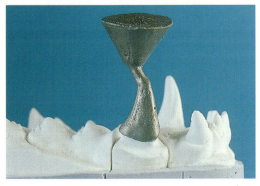

Abb. 5.9 c Die Wachsmodellation wird vom Gipsmodell abgehoben und in feuerfeste Einbettmasse eingebettet. Es folgt das Austreiben des Wachses sowie der Metallguß. Das Gußobjekt wird auf dem Modell hinsichtlich seiner Paßgenauigkeit überprüft.

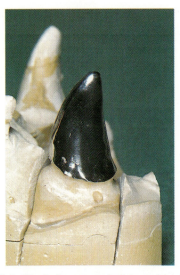

Abb. 5.9 d Die fertig ausgearbeitete und hochglanzpolierte Metallkrone auf dem Modell.

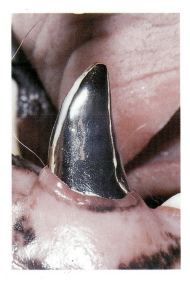

Abb. 5.9 e Nach intraoraler Überprüfung der Paßform wurde die Metallkrone zementiert.

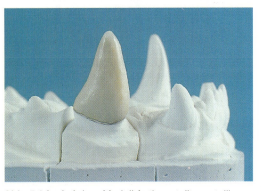

Abb. 5.9 f Auf dem Modell fertiggestellte metallkeramische Krone.

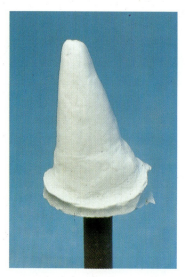

Abb. 5.10 a Feuerfester Stumpf zur Herstellung einer rein keramischen Krone ohne Metallsubstruktur.

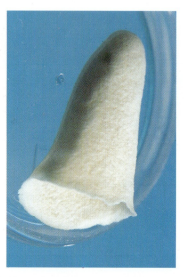

Abb. 5.10 b Keramisches Hartkernkäppchen, das als Gerüst für die Krone dient.

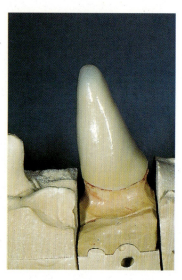

Abb. 5.10 c Fertiggestellte, glanzgebrannte keramische Krone auf dem Modell.

Verblendkeramik aufgebrannt wird (Abb. 5.10c).

5.2.6 Eingliederung

Die fertiggestellte Krone wird zunächst eingepaßt (Abb. 5.11a, 5.11b). In manchen Fällen sind kleine Korrekturen im Innenbereich der Krone notwendig, die mit einer niedrigviskösen, feinzeichnenden Abformmasse (z. B. Xantopren blau, Fa. Bayer) dargestellt werden können (Abb. 5.11c). Das Innere der Krone wird mit dieser Masse aufgefüllt. Anschließend wird die Krone auf den Stumpf aufgesetzt. Die Stellen, an denen sich die Abformmasse wegpreßt, werden mit einer Diamantkugel reduziert. Hat man sich davon überzeugt, daß Friktion, marginale Paßform, Okklusion, Artikulation sowie Zahnfarbe den gewünschten Anforderungen genügen, kann das definitive Zementieren erfolgen (Abb. 5.11d). Dieses geschieht mit einem Phosphatzement, der mittels Anrührspatel auf einer kalten Glasplatte aus Pulver und Flüssigkeit angemischt wird (Abb. 5.11e). Er soll homogen angerührt werden, damit er nach seiner Applikation in die Krone gut in Richtung Präparationsgrenze abfließen kann. Der Kronenrand soll nach dem Zementieren exakt an der Präparationsgrenze enden; der Randspalt muß im Bereich 50−150 μm liegen d. h., daß der Übergang von Zahnkrone zu Restzahnsubstanz mit der Sondenspitze kaum tastbar ist. Nach dem Zementieren erfolgt eine weitere abschließende Okklusions- und Artikulationskontrolle (Abb. 5.11f, 5.11g). Bei keramischen Kronen kann eine Röntgenkontrolle durchgeführt werden, da sie röntgentransparent sind (Abb. 5.11h).

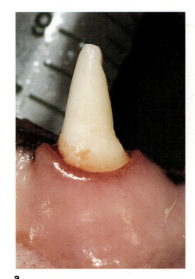
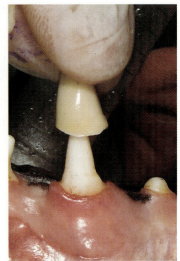

a

b

Abb. 5.11 a   Beschliffener Zahn.

Abb. 5.11 b   Einprobieren der Krone.

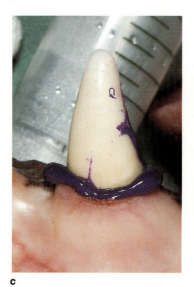
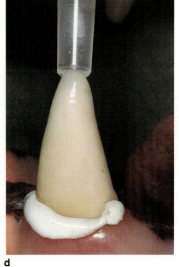

c

d

Abb. 5.11 c   Überprüfen der Paßgenauigkeit mit einem niedrigviskösen Abformmaterial, mit welchem die Krone aufgefüllt wird. Anschließend wird die Krone auf den Stumpf gesetzt.

Abb. 5.11 d   Definitives Einzementieren der Krone nach Überprüfung von Friktion, Okklusion, Artikulation, Zahnfarbe und marginaler Paßform.

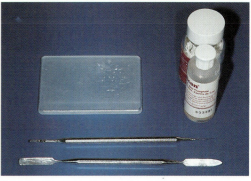

e

Abb. 5.11 e   Das Zementieren geschieht mit einem Phosphatzement, der mittels Anrührspatel auf einer kalten Glasplatte aus Pulver und Flüssigkeit angemischt wird.

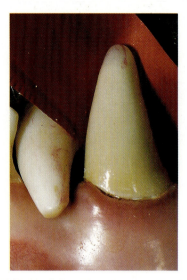

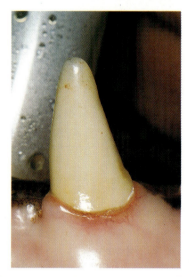

Abb. 5.11 f   Nach dem Zementieren erfolgt eine weitere Okklusions- und Artikulationskontrolle.

Abb. 5.11 g   Ansicht der abgeschlossenen Restauration des Caninus.

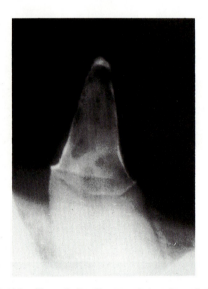

Abb. 5.11 h   Keramische Kronen sind aufgrund der nicht vorhandenen Metallsubstruktur röntgentransparent. Der Kronenaufbau ist so jederzeit überprüfbar.

5.2.7 Sicherung der Krone gegen abziehende Kräfte

Die auf den Hundezahn respektive Caninus einwirkenden Kräfte sind insbesondere Scher-, He-bel- und Zugkräfte. Primär abziehende Kräfte führen gelgentlich zu einem Ablösen von Kronen. Um einem Verlust der Krone vorzubeugen, können Sicherungen angebracht werden.

5.2.7.1 Sicherung durch Schrauben

Die Sicherung kann bei Metall- sowie Metall-Keramik-Kronen durch Schrauben erfolgen (Abb. 5.12a, 5.12b, 5.12c), die von lingual im rechten Winkel zur Zahnachse durch die Krone in die Dentinsubstanz eingedreht werden. Im Idealfall hat der Techniker ein Gewinde und entsprechenden Raum für den Schraubenkopf im Metallanteil der Krone vorgesehen. Diese Sicherung kann sowohl bei avitalen als auch vitalen Zähnen angewandt werden. Voraussetzung ist jedoch ein ausreichend dicker Dentinkern.

5.2.7.2 Querverbolzung nach Fahrenkrug

Fahrenkrug versieht Kronen mit quer durch den Zahnstumpf getriebene Metallbolzen. Diese Methode eignet sich ausschließlich für die Versorgung von avitalen Zähnen. *Fahrenkrug* empfiehlt sie insbesondere für Canini, deren Wurzelkanäle mit Amalgam gefüllt sind. Bei metallenen Aufbauten, Ankern und Schrauben kann die Bohrung für den Querbolzen abgelenkt werden, und es besteht die dringende Gefahr einer Via falsa.

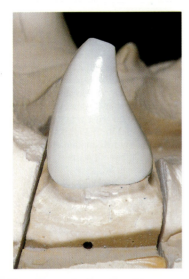

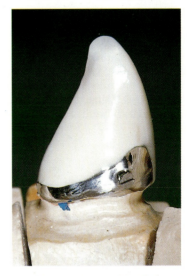

Abb. 5.12 a   Eine mit einer Zugsicherungsschraube versehene metallkeramische Krone von bukkal.

Abb. 5.12 b   Sicht von lingual: Zugsicherungsschraube, die im rechten Winkel zur Zahnachse durch ein Gewinde im Metallanteil der Krone in den Zahn hineingedreht wird.

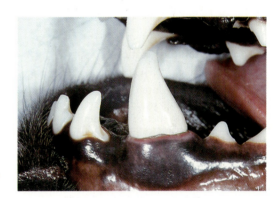

Abb. 5.12 c   Intraoral zementierte und von lingual verschraubte Metallkeramikkrone.

5.3 Brücken

Eine Brücke zur Eingliederung eines Ersatzes für einen infolge Erkrankung des Parodontiums oder durch Trauma u. ä. verlorengegangenen Zahn wird beim Hund im Incisivi-Bereich erforderlich bzw. gefordert.

Häufiger wird eine Fixierung eines oder mehrerer Incisivi notwendig, die infolge einer Parodontitis oder Parodontose gelockert worden sind. Hierzu siehe Kapitel „Parodontologie". Wie in der Humanmedizin, kann nach Beschleifen und Abformen der der Lücke benachbarten Zähne eine metallkeramische Brücke im zahn-technischen Labor hergestellt werden, die dann an Nachbarzähnen aufzementiert wird. Diese Brücken sind unverhältnismäßig teuer und daher beim Hund eher eine seltene Ausnahme. Dabei muß auch bedacht werden, daß das Beschleifen der nunmehr stärker belasteten Pfeilerzähne mit einem nicht zu unterschätzenden Verlust an natürlicher Zahnsubstanz verbunden ist. Alternativ kann ein zu ersetzender Zahn im Incisivi-Bereich an einem an mehreren Zähnen fixierten Kunststoffsteg befestigt werden, welcher oral und interdental mit Hilfe der Säure-Ätz-Technik angebracht wird. Der Kunststoffsteg muß möglichst koronal-incisal, d. h. zur Schneidekante hin angebracht werden, damit der natürliche Selbstreinigungsmechanismus (insbesondere der Speichelfluß) gewährleistet wird.

Als Ersatzzahn empfiehlt *Zetner* den eigenen abgebrochenen Zahn oder Zähne, die aus Präparaten entnommen worden sind. Dabei ist zu berücksichtigen, daß Zähne durch längere Lagerung spröde und fragil werden.

5.4 Implantate

In allen Fällen, in denen nach einer Zahnfraktur im Incisivi-Bereich eine Wurzel mit oder ohne Restanteile der Krone vorhanden ist, besteht die Möglichkeit eines Zahnaufbaues. Ist jedoch die Zahnwurzel infolge parodontaler oder traumatischer Erkrankung gelockert, wird in der Regel extrahiert. Eine Alternative zur Extraktion besteht in der Stabilisierung der Wurzel durch eine transdentale Fixation, wenn noch 50% der Wurzeloberfläche im Knochen verankert ist. Diese Methode kann ebenso zur Stabilisierung gelockerter, ganzer Zähne vor allem im Incisivi-Bereich indiziert sein.

5.4.1 Transdentale Fixation

Bei der transdentalen Fixation wird ein Metall- oder Keramikstift durch die Wurzel über die Wurzelspitze hinaus in den periapikalen, intakten Knochen getrieben. Voraussetzung für die transdentale Fixation ist eine gewissenhafte Wurzelbehandlung. Diese Fixation kommt für pulpatote, avitale Zähne, aber auch für vitale Zähne infrage, die jedoch mindestens 14 Tage vor Einsetzen des transdentalen Wurzelstiftes wurzelbehandelt sein müssen. Zur transdentalen Fixation dient das Instrumentarium nach *Wirz*. Dieses enthält Schraubenstiftimplante (1.2, 1.4, 1.7 mm Durchmesser, normal und gekürzt) mit passenden Kanalbohrern (2 Längen) und Schraubenschlüsseln. Die Implantatstifte bestehen aus einer Chrom-Kobalt-Legierung (Syntacoben). Das Syntacoben übertrifft selbst V4A-Stahl bezüglich Korrosions-, Ermüdungserscheinungen sowie Zugfestigkeit und Härte.

Vorgehen: Mit normalen Kanalerweiterern wird der Wurzelkanal ausgebohrt, wobei der größte Teil der Wurzelfüllung entfernt wird. Es folgt die Bohrung mit den normierten, speziellen, dem Wurzelkanaldurchmesser entsprechenden Kanalbohrern bis zur Wurzelspitze. Reste der Wurzelfüllung und Bohrstaub werden durch eine Spülung (Merfenlösung, Wasserstoffsupero-

xid) beseitigt und der Wurzelkanal desinfiziert. Sodann wird mit dem sterilen Kanalbohrer ein über die Wurzelspitze hinausreichender Stollen getrieben. Danach läßt sich der passende Implantatstift mit Wurzelfüllmitteln wie z. B. Endomethasone in die Bohrung versenken. Er wird nun mit Hilfe seines selbstschneidenden Gewindes mit dem aufgesteckten Schraubenschlüssel oder normierten Schraubenzieher in den Alveolarknochen geschraubt. Die Fixation wird röntgenologisch kontrolliert (Abb. 5.13a, 5.13b, 5.13c, 5.13d, 5.13e). Diese Methode kann auch zur Reimplantation und Transposition von Zähnen angewandt werden.

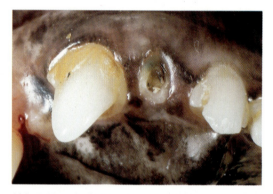

Abb. 5.13a   In Gingivaniveau frakturierter Zahn I2.

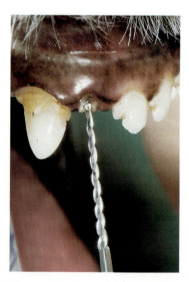

Abb. 5.13b Mit einem sterilen Kanalbohrer wird transdental ein über die Wurzelspitze hinausreichender Stollen getrieben.

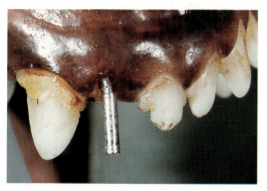

Abb. 5.13 c Der passende Implantatstift ist in die Bohrung versenkt worden.

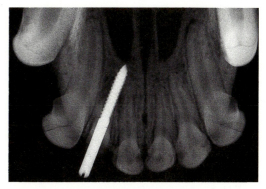

Abb. 5.13 d Röntgenkontrollbild vor Beschleifen des koronalen Anteils des Implantatstiftes zur Überprüfung, ob er ausreichend tief plaziert wurde.

5.5 Instrumente und Materialien

5.5.1 Instrumente

Zahnstabilisierung:
  Kurer-Anker (Fa. *Globedent*, Fa. *Teldyne*)
  Crown-saver (Fa. *Globedent*)
  Radix-Anker (Fa. *Maileffer*)
Zahnpräparation:
  Präparationsinstrumente (Fa. *Meisinger*)
Transfixation:
  Transfixations-Set nach *Wirz*
  (Fa. Friedrichsfeld)

5.5.2 Materialien

Zahnaufbau und Kunststoff:
  Autopolymerisierende Composites
    Adaptic (Fa. *Johnson & Johnson*)
    Estic (Fa. *Kulzer*)
    Concise (Fa. *3M*)
  Lichthärtende Composites
    Estilux (Fa. *Kulzer*)
    Durafill (Fa. *Kulzer*)
    Uviofill (Fa. *Espe*)
    Duocement (Fa. *Coltène*)
  Säure-Ätz-Technik
    Esticid-Gel (Fa. *Kulzer*)
  Parapulpärstifte
  (Fa. *Whaledent International*)

Abformung:
  Zur Abformung bei gegossenen Aufbauten
    Palavit G (Fa. *Bayer*)

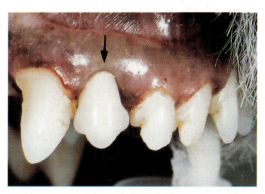

Abb. 5.13 e Mit der Eingliederung einer metallkeramischen Krone wurde die Restauration des Zahnes I2 abgeschlossen.

Zur Herstellung individueller Löffel
  Palavit L (Fa. *Bayer*)
Zur Zahn-/Gebißabfomung
  Polyethermaterial
    Impregum (Fa. *Espe*)
  Alginate
    Palgat (Fa. *Espe*)
Zur Prüfung der Paßgenauigkeit
  Xantopren blau (Fa. *Bayer*)
Zur Blutstillung und Gingivaretraktion
  Racestyptine (Fa. *Septodont*)
  Kupferring (Fa. *Hahnenkratt-Dentalfabrik*)

6 Kieferorthopädie

6.1 Einführung in die Kieferorthopädie/Orthodontie

6.1.1 Definition und Nomenklatur

Unter Orthodontie versteht man die Lehre von den Zahnstellungsabweichungen und deren Behebung (Orthos [griech.] = richtig, odous [griech.] = Zahn). Das Wort Orthognathie bedeutet: Lehre von den Kieferstellungsabweichungen und deren Behebung (gnathos [griech.] = der Kiefer). Zusammengefaßt werden die Teilgebiete zur Kieferorthopädie, nämlich zur Lehre von den Gebißfehlentwicklungen und deren Behebung.

Für die Untersuchung von Wachstumsvorgängen wurde mit der Entwicklung kephalometrischer Meßmethoden in den 30er Jahren die Grundlage geschaffen. Mit Hilfe standardisierter phototechnischer und röntgenologischer Verfahren kann die Lagebeziehung des Gebisses und der Kiefer zum Gesichtsschädel – die in der Wachstumsphase und insbesondere im Zahnwechsel starken Veränderungen unterliegt – erfaßt werden, um normabweichende Entwicklungen aufzudecken. Viele Details dieser komplexen Vorgänge sind auch heute noch unzureichend bearbeitet. Über Wachstumsvorgänge von Tiergebissen liegen geringe Erkenntnisse vor. Wollte man umfassende Messungen für den Hund durchführen, so wäre es erforderlich, für jede Rasse spezielle Standards zu erstellen, was bis heute nicht erfolgt ist.

Kieferorthopädische Therapieverfahren sind bisher in der Tiermedizin wenig verbreitet. Am häufigsten finden orthodontische Korrekturen beim sogenannten Caninus-Lingualstand (Engstand) und seltener bei Fehlstellungen der Incisivi des Hundes Anwendung.

6.2 Symptome und Ätiologie der Gebißfehlentwicklungen (Dysgnathien)

6.2.1 Morphologische und funktionelle Abweichungen

6.2.1.1 Zahnstellungsabweichungen

Neben Zahnzahlabweichungen (Hypodontie, Oligodontie, Anodontie) und Zahnformabweichungen (siehe 1.43 und 1.45) sind für die Kieferorthopädie Zahnstellungsabweichungen von großer Bedeutung. Man unterscheidet transversale Zahnstellungsabweichungen, d. h. Abweichungen der Zahnstellung von der Raphemedianebene. An erster Stelle zu nennen ist der Innenstand. Im Speziellen kann er auch als Palatinalstand (im Oberkiefer), Lingualstand (Unterkiefer) oder zusammenfassend als Oralstand bezeichnet werden. Am häufigsten ist das Auftreten eines Innenstandes (Oralstandes) beim Hundecaninus. Da er meist im Unterkiefer auftritt, ist von Caninus-Lingualstand zu sprechen. Ätiologisch ist eine steile Keimlage der permanenten Zähne häufig in Kombination mit persistierenden Milchcanini verantwortlich zu machen. Ein fehlgestellter I3 kann auch den Caninus in dessen Wachstumsrichtung nach lingual verdrängen. Eine ausbleibende Diagnostizierung eines derartigen Krankheitsbildes kann gravierende Folgen nach sich ziehen: das Einbeißen der Unterkiefer-Caninusspitze in den harten Gaumen. Auch kann es zu Schleimhautulzera sowie Knochennekrosen, Mund-Nasen-Fisteln, Einpressen von Nahrungsmitteln in die Nasenhöhle und in der Folge zu diffizilen, rhinologischen Krankheitsbildern kommen.

6.2.1.2 Okklusionsbeziehungen

Während bei den verschiedenen Katzenrassen nur sehr selten Dysgnathien diagnostizierbar sind, können für dolichozephale Hunderassen folgende *Normbeziehungen* beschrieben werden (orthognathe Molarenrelation). Hinsichtlich der basalen Normokklusion liegt in IP (maximaler Interkuspidation) der anteriore Grenzpunkt des Oberkiefers (A-Punkt) vor dem entsprechenden Referenzpunkt der Mandibula (A-Punkt) (Abb. 6.1a) Hinsichtlich der dentoalveolären Normokklusion läßt sich feststellen: Die Incisivi des Unterkiefers stehen hinsichtlich ihrer Incisalkanten in Bezug zu den Palatinalflächen des Oberkiefers. Die Spitzen der Canini divergieren weit. Die Unterkiefer-Canini beißen im Bereich I3/C des Oberkiefers ein. Die Prämolaren P1, P2, P3 haben keine Okklusionskontakte. P4 (Unterkiefer) hat flächige Okklusionsbeziehung mit der Bukkalfläche des M1 (Unterkiefer). Bei den Molaren weist der distobukkale Höcker des M1 (Unterkiefer) einen Okklusionskontakt mit der Zentralfissur des M1 (Oberkiefer) auf. Ein Neutralbiß liegt dann vor, wenn der Unterkiefer-Caninus mesial des Oberkiefer-Caninus liegt (Abb. 6.1a). Der obere Zahnbogen ist weiter als der untere und umfaßt somit die untere Zahnreihe. Die Zähne stehen leicht lückig ohne Achsenverdrehungen im Zahnbogenverlauf.

Eine *inzisale Stufe* besteht, wenn sagittaler Antagonistenkontakt zwischen oberen und unteren Schneidezähnen fehlt (Normokklusion).

Hinsichtlich einer Malokklusion werden generell *basale,* d. h. skelettale Normabweichungen –

Verkürzung, Verlängerung- der knöchernen maxillären und/oder mandibulären Anteile des zahntragenden Gesichtsschädels (z. B. Boxer) und *dentoalveoläre* Malokklusionen, d. h. Einzelzahnfehlstellungen (z. B. Mandibula angusta) unterschieden.

Die Abgrenzung der Diagnose basal/dentoalveolär bedingte Malokklusion kann beim Hund fast immer adspektorisch ermittelt werden. Bestehen Zweifel, so kann eine Verdachtsdiagnose hinsichtlich der Vor- oder Rücklage eines Kiefers durch einfache latero-laterale Röntgenaufnahmen geklärt werden.

Frontaler Kreuzbiß: In Schlußbißstellung stehen untere Schneidezähne labialwärts von den oberen. Wir unterscheiden eine mehr *alveoläre* Komponente, bei welcher alle oder einzelne der unteren Schneidezähne labial stehen und obere palatinal (Kulissengebiß). Ein *gnathischer* frontaler Kreuzbiß ist Ausdruck der Vorlage des Unterkiefers.

Frontaler Kopfbiß: Ein frontaler Kopfbiß ist ein unvollständiger frontaler Kreuzbiß. Er ist charakterisiert durch eine fehlende Scherenverzahnung mit geradem Aufeinandertreffen der unteren und oberen Inzisalkanten. Die Hauptlappen abradieren dabei relativ zügig bis auf das Niveau der Nebenlappen, so daß sich der Eindruck breiter Zähne entwickelt.

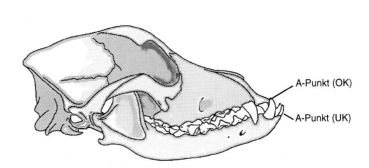

Abb. 6.1 a Ein Neutralbiß liegt vor, wenn der Unterkiefer Caninus mesial des Oberkiefer-Caninus liegt.

A-Punkt (OK)

A-Punkt (UK)

Abb. 6.1 b Der am meisten anteriore Punkt des Unterkiefers (Punktzahl) liegt deutlich vor dem am meisten anterioren Punkt des Oberkiefers (A-Punkt, Oberkiefer).

A-Punkt (OK)

A-Punkt (UK)

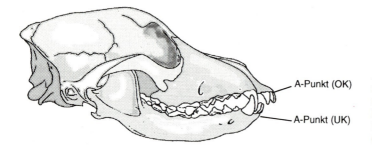

A-Punkt (OK)

A-Punkt (UK)

Abb. 6.1 c   Der am meisten anteriore Punkt des Unterkiefers (A-Punkt, Unterkiefer) liegt deutlich hinter dem am meisten anterioren Punkt des Oberkiefers (A-Punkt, Oberkiefer).

Skelettaler Mesialbiß (Abb. 6.1b): Der am meisten anteriore Punkt des Unterkiefers liegt deutlich vor dem am meisten anterioren Punkt des Oberkiefers.

Dieser, abweichend von den beschriebenen Normbeziehungen (Normokklusion) existierende *Mesialbiß* läßt sich z. B. als Rassemerkmal bei Boxern (Abb. 6.2a), Pekinesen, Möpsen beschreiben. Begriffe, die oft synonym verwandt werden, sind Progenie (Abb. 6.2b), Vorbeißer, Brachygnathia superior, Overshot jaw, Pferd: Hechtbiß. Als scheinbarer Mesialbiß wird eine normale Molarenrelation bezeichnet, wo gleichzeitig die Incisivi als auch die Prämolaren zu weit mesial stehen und die Approximalräume der Prämolaren vergrößert sein können.

Skelettaler Distalbiß (Abb. 6.1c): Der am meisten anteriore Punkt des Unterkiefers liegt deutlich hinter dem am meisten anterioren Punkt des Oberkiefers. Dies bedingt in der überwiegenden Anzahl der Fälle eine ausgeprägte Distalbißlage der Zähne. Synonym eingesetzte Begriffe sind: Prognathie, Hinterbeißer, Overshot jaw, Pferd: Karpfenbiß. Die Dysgnathie wird des öfteren

beobachtet bei Hunderassen mit langen spitzen Schnauzen (Zwergdackel, Collie). Die Inzisalkanten der unteren Incisivi können Gingivaläsionen im antagonistischen Kiefer verursachen.

Bei der *dentoalveolären Distalokklusion* okkludieren die unteren Seitenzähne in Schlußbißstellung weiter distal als regelrecht. Ursachen: steile, nach dorsal gerichtete Keimlage der Zähne bei korrekter basaler (knöcherner) Relation, Schrägstellung der Incisivi nach Traumatisierung; verzögertes Wachstum im Mandibularbereich (bei dolichozephalen Hunderassen).

Die dentoalveolär bedingte Mesialokklusion zeigt in Schlußbißstellung, daß die unteren Molaren weiter mesial als regelrecht okkludieren.

6.3 Therapie der Dysgnathien

6.3.1 Einführung

Aufgabe der Therapie ist es, Gebißfehlentwicklungen, insbesondere Zahnstellungs- und Bißfehler zu behandeln. Außerdem sollen Dysgnathien

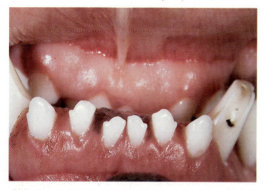

Abb. 6.2 a   Massive Progenie eines Boxers, Ansicht von frontal.

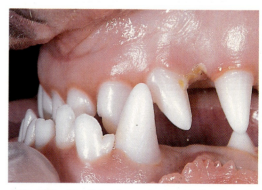

Abb. 6.2 b   Deutliche Progenie eines Bullterriers, Ansicht von lateral.

möglichst in Eugnathien umgewandelt und Umstellungen der Muskulatur bewirkt werden, damit es nicht zu Rezidiven kommt.

Die kieferorthopädische Therapie beruht auf einem Gewebeumbau. Dieser findet an Parodontien, Alveolarfortsatz, Gaumennaht, Kiefergelenk sowie aufsteigendem Unterkieferast statt.

Wenn eine Kraft auf einen Zahn einwirkt, entsteht auf der einen Seite eine Druckzone mit Osteoklastenaktivität, auf der anderen Seite eine Zugzone mit Osteoblastentätigkeit. Die Geschwindigkeit und damit die Effektivität der Zahnbewegung ist stark von der Kraftdosierung abhängig. Ist die applizierte Kraft zu hoch, kommt es zur Ausbildung einer Nekrosezone und damit zum Stillstand der Bewegung. Die Osteoklasten gehen zugrunde, die Zahnwanderung sistiert trotz weiterhin einwirkender Druckkräfte. Bei stark überdosierten Kräften kann der Zahnhalteapparat drucknekrotisch werden und/oder Wurzelverkürzung im Apexbereich auftreten. Nach richtiger Kraftdosierung differenzieren sich innerhalb etwa 3 Wochen neue Osteoklasten aus pluripotenten, mesenchymalen Zellen und setzen den Vorgang in Gang. Durch exakte Abstimmung der aufzuwendenden Kräfte muß somit der Abbau und Wiederaufbau des Zahnhalteapparates kongruent eingestellt werden.

Grundlage der Therapie: Es muß Harmonie zwischen Form und Funktion herrschen (Form = Stützgewebe; Funktion = Muskeltätigkeit). Bei Harmonie liegt das Stadium der funktionellen Anpassung vor, d. h. die Gewebe befinden sich in Ruhe, es findet kein Umbau statt.

Wirkungsweise der kieferorthopädischen Apparate: Kieferorthopädische Maßnahmen bilden einen Eingriff in die Funktion, so daß ungünstige Einflüsse möglichst ausgeschaltet und die günstigen gefördert werden.

6.3.2 Einteilung der kieferorthopädischen Apparate

Es werden aktive Geräte von passiven unterschieden. Aktive Geräte besitzen eine Eigenspannung durch angespannte Drähte, Federn, Gummizüge, Schrauben. Die Einflußnahme beruht auf mechanischen Kräften. Diese können dauernd (z. B. gesicherte Gummizüge) oder rhythmisch wirken (z. B. nachstellbare Schraube, Drahtligatur). Die Einflußnahme passiver Geräte beruht auf funktionellen Kräften.

Passive Geräte haben keine Eigenspannung und werden erst wirksam durch Muskeltätigkeit.

Die Kräfte sind dadurch intermittierend, entsprechend der Muskeltätigkeit. Die Wirkung der Geräte geschieht durch Anschlag gegen die Zähne und die Umerziehung der Muskulatur.

6.3.2.1 Aktive Geräte und ihre Bewertung

Man unterscheidet festsitzende von abnehmbaren Geräten. Festsitzende Apparate haben als Hauptindikationsbereiche einmal die Zahnkippung (bei einer Bewegung in bukkolinguale Richtung spricht man von torque-Bewegung) sowie die Intrusion bzw. Extrusion eines Zahnes. (Hierbei findet eine Bewegung in der Längsachse des Zahnes statt, und zwar in apikaler und okklusaler Richtung.) Eine weitere Indikation ist die der Rotation eines Zahnes, sowie der Parallelführung (bodily = körperliche Bewegung).

6.3.3 Caninus-Lingualstand

Leitsymptom ist ein Lingualstand der unteren Canini und deren Einbiß in die Gingiva palatinal der antagonistischen Canini (Abb. 6.3a, 6.3b), häufig in Korrelation mit persistierenden Milchcanini. Das Auftreten ist relativ häufig bei Schäferhunden. Mögliche therapeutische Maßnahmen sind das Präparieren der Zähne, kieferorthopädische Einordnung sowie Extraktion des I3 vor Caninus-Therapie.

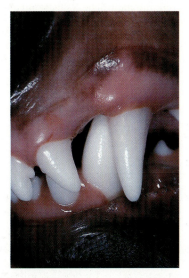

Abb. 6.3 a Schäferhund mit Mandibula angusta. Deutlich erkennt man die Fehlstellung des unteren Caninus, der palatinal seines Antagonisten in die Schleimhaut des Oberkiefers einbeißt.

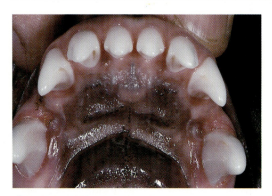

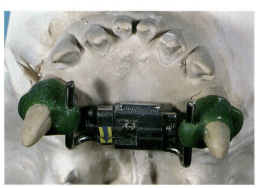

Abb. 6.3 b Palatinale Ansicht des Schäferhundes von 6.1 a. Die Einbißorte der unteren Canini sind manifest.

Abb. 6.4 Das kieferorthopädische Gerät ist in Wachs modelliert und die konfektionierte Dehnschraube eingesetzt.

Die Therapie beginnt im Alter von 7 bis 10 Monaten, wenn die Canini zu 3/4 durchgebrochen sind.

Therapiedurchführung (Herstellung einer festsitzenden Apparatur): Nach ausführlicher Röntgendiagnostik erfolgt eine Abformung des Oberkiefers sowie des Unterkiefers mit individuellen Löffeln und Impregum als Abformmaterial. Es werden dann die Modellherstellung sowie die Modellation von ringförmigen Halteelementen in Wachs um die Canini etwa 3 mm oberhalb der Gingiva (Abb. 6.4) ausgeführt. Dies ist einerseits notwendig, um keine parodontalen Schäden zu provozieren, die natürliche Selbstreinigung nicht zu stark zu beeinträchtigen, andererseits um die Zähne (längste Zähne!) möglichst körperlich, nahe ihres Schwerpunktes zu fassen. Würde man

die Halteelemente zu weit inzisal legen, käme es zu ungünstigen Hebelwirkungen. Außerdem darf die Dehnschraube (Abb. 6.5) einerseits nicht zu nah an der Gingiva, andererseits nicht zu weit in der Mundhöhle liegen. Es folgt das Umsetzen der Wachsringe in eine Cro-Co-Mo-Legierung (Abb. 6.6). In den Metallringen sind Bohrungen zur Aufnahme der Dehnschrauben vorgesehen. Zunächst muß der Apparat anprobiert werden (Abb. 6.7). Die intraorale Eingliederung eines Haltelementes geschieht mittels Säure-Ätz-Technik (34%ige Phosphorsäure), Bonding und dualhärtenden Composites. Aufgrund der oft starken Divergenz der Eckzähne kann die Apparatur nicht in toto eingegliedert werden. Daher wird die Dehnschraube mit ihren Befestigungselementen parallel von mesial aus in die Bohrung des

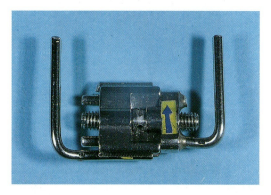

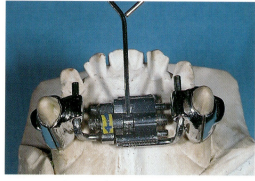

Abb. 6.5 Kieferorthopädische Dehnschraube, konfektioniert.

Abb. 6.6 Die Halteelemente des kieferorthopädischen Geräts sind in Metall umgesetzt und die Dehnschraube ist integriert.

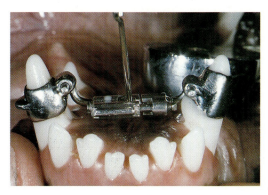

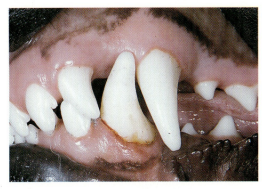

Abb. 6.7 Das kieferorthopädische Gerät wird intra-oral *einprobiert* und dann mit Ätz-Adhäsiv-Technik definitiv eingegliedert.

Abb. 6.8 a Zustand nach Abschluß der Behandlung. In der Lateralansicht wird deutlich, daß die Überstellung des unteren Caninus gelungen ist.

einen zementierten Halteelementes geschoben, während gleichzeitig der andere kontralaterale Ring zementiert wird. Damit sich das Dehnungselement nicht löst, werden die Enden ihrer Befestigungsdrähte nach der Zementierung abgebogen und zusätzlich mit Composite befestigt. Anschließend muß die Okklusion überprüft werden. Die Aktivierung (Nachspannen) der Schraube erfolgt alle 4 bis 6 Tage. Dies geschieht durch Einsetzen des Schlüssels in die Spindel, die insgesamt 4 Löcher aufweist, sowie ein Drehen um 90°. Auf diese Weise weichen die Schraubenhälften bei jeder Drehung um 0,25 mm auseinander. In den ersten Tagen empfiehlt es sich, eventuell eine Sedierung oder einen oralen Tranquillizer zu verordnen. Die Behandlungsdauer beträgt 2 bis 4 Monate. Nach Erreichen der eugnathen Stellung der Zähne folgt die Retentionsphase, d. h. die Apparatur bleibt noch 3 Wochen in der Schlußphase stehen und hält die Zähne in der erreichten Position. Als Anhalt für die Retentionszeit wird 1/3 der Aktivierungszeit angestrebt. Bei nicht ausreichend langer Dauer der Retentionsphase besteht Rezidivgefahr! Bei dieser Therapie ist die Rezidivgefahr jedoch relativ gering, da es zu einer Überstellung der Zähne in der Regelverzahnung kommt und daher die Zähne kaum zurück in ihre ursprüngliche Position gelangen können (Abb. 6.8a, 6.8b). Anschließend kann das aktive Gerät entfernt werden. Dazu werden die zirkulären Umfassungen der Canini mit einer Trennscheibe aufgetrennt und abgehoben. Verbliebene Kunststoffreste werden durch Politur von der Zahnoberfläche entfernt.

In der Literatur wird als weitere Methode die Aufbißplatte nach *Becker* (1965) erwähnt. Dabei

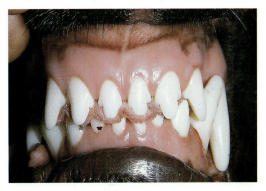

Abb. 6.8 b Ansicht von frontal: die korrekte Stellung der Canini des Unterkiefers ist jetzt klar erkennbar.

wird im Gegenkiefer eine Stahlrinne im Kunststoffblock oder eine gegossene Stahlschiene eingegliedert. In diese Rinne beißt der dysgnathe Caninus in Frühkontakt ein und wird mittels schiefer Ebene in die eugnathe Position gelenkt.

6.3.3.1 Einseitiger Caninus-Lingualstand

Zur Therapie des einseitigen Lingualstandes des Caninus wird die festsitzende aktive kieferorthopädische Apparatur nicht parallel konstruiert, sondern mit einem Niveaugefälle. Auf der eugnathen Seite erfolgt die Fixierung des Befestigungsrings geringfügig oberhalb der Gingiva, auf der anderen Seite mehr koronal/inzisal. Auf diese Weise kommt es auf der eugnathen Seite zu geringer bis keiner Hebelwirkung, während es auf der dysgnathen Seite aufgrund der größeren

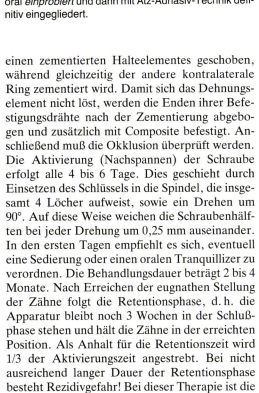

Hebelwirkung zu einer stärkeren Auslenkung in die intendierte Richtung kommt.

Eine andere Lösung ist eine Apparatur, die auf der gesunden Seite an mehreren Zähnen abgestützt ist, so daß der gesamte Druck auf der dysgnathen Seite ausgeübt wird (vgl. einseitiger traumatischer Bukkalstand des Caninus).

6.3.3.2 Einseitiger traumatischer Caninus-Bukkalstand

Einziger Unterschied zu dem Verfahren unter 6.3.3.1 ist, daß die Schraube bei Therapiebeginn geöffnet sein muß und daß während der Behandlungsdauer der Zahn langsam nach oral bewegt wird (Abb. 6.9–6.12).

6.3.4 Therapie von Okklusionsabweichungen

6.3.4.1 Skelettale (gnathische) Distalokklusion

Ein mögliches Therapieverfahren ist ein mittels adhäsiver Technik angebrachtes Aufbißplateau distal der Unterkiefer-Canini oder mesial der Oberkiefer-Canini. Dieses Aufbißplateau führt den Unterkiefer bei Artikulationsbewegungen bzw. im Schlußbiß nach ventral. Dadurch kommt es zur Positionsveränderung der gesamten Mandibula einschließlich seines Caput mandibulae. Es werden ossäre Umbauvorgänge induziert, die letztendlich zu einer definitiven Ventralverlagerung des Unterkiefers führen.

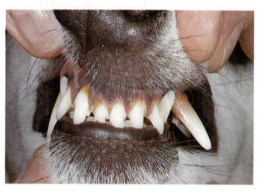

Abb. 6.9 Traumatischer Bukkalstand des oberen Caninus eines Windhundes; Ansicht von frontal.

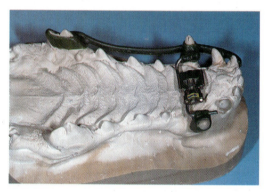

Abb. 6.10 Modellation des kieferorthopädischen Gerätes in Wachs auf dem Modell.

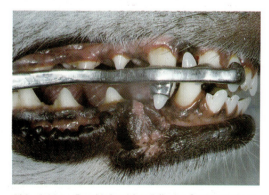

Abb. 6.11 a Das kieferorthopädische Gerät wurde intraoral eingegliedert; Ansicht von lateral.

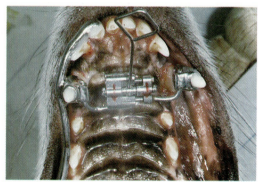

Abb. 6.11 b Ansicht von okklusal: Im Bereich der rechten Kieferhälfte dient ein ausgedehnter Bogen als Widerlager und zur Abstützung. Die zu Beginn der Therapie aufgedrehte Schraube wird sukzessive zusammengedreht.

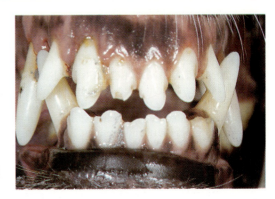

Abb. 6.12 Zustand nach Behandlungsende; Ansicht von frontal.

Bei Distalbissen mit gnathischer Ursache (Retrogenie) sind kieferorthopädische Maßnahmen gelegentlich nicht ausreichend, so daß – nach Abschluß des Kieferwachstums – auf operative Verfahren übergegangen werden muß. Bei dieser Indikationsstellung ist das modifizierte Verfahren nach *Obwegeser-Dalpont* vorgesehen. Es sieht eine Schonung des N. alveolaris inferior vor und ist in der tierärztlichen Praxis durchführbar. Das Vorgehen besteht in einer senkrechten Knochenfräsung im Approximalraum P_3/P_4 bis in Apexhöhe beidseits. Dann erfolgt ein waagerechter Knochenschnitt nach mesial oberhalb des Foramen mentale, eine senkrechte Durchtrennung nach basal sowie eine Verschiebung der beiden Knochensegmente und eine Osteosynthese in der neuen erwünschten Stellung. Andere chirurgische Maßnahmen sind Segmentosteotomie, Treppenosteotomie, aktive Extensionsosteotomie.

6.3.4.2 Dentoalveolärer Distalbiß

Therapeutisch kann eine Aufzementierung individuell gegossener Caninusbänder mit angelöteten Lingualbögen (komplizierte Technik, kieferorthopädischer Fachzahnarzt als Therapeut notwendig) in Frage kommen.

6.3.4.3 Skelettaler (gnathischer) Mesialbiß

Chirurgisch kommt zur Behebung eines skelettalen Mesialbisses eine Segmententfernung zur Kürzung des Unterkiefers mit Osteosynthese in Betracht.

Auch mittels kieferorthopädischen Apparaten kann der Mesialbiß geändert werden.

6.3.4.4 Dentoalveolärer Mesialbiß

Da diese Dysgnathie im Bereich der Incisivi von klinischer Relevanz ist, wird an dieser Stelle kurz die entsprechende Therapie vorgestellt. Die Einstellung der Incisivi erfolgt durch eine adhäsive Fixierung von Brackets auf den Labialflächen der Incisivi. Diese Brackets bilden die Leitschiene für einen Metallbogen, der durch intermittierende Aktivierung eine Oralbewegung (Lingualbewegung) der entsprechenden Zähne induziert. Eventuell ist es in speziellen Fällen indiziert, gleichzeitig die oberen Incisivi nach labial zu bewegen, um eine eugnathe inzisale Stufe zu erreichen.

Dentoalveoläre Distal- und Mesialbisse werden häufig bei Körungen beanstandet und dem Tierarzt zur Behandlung vorgestellt. Die Ursachen der Zahnfehlstellungen können traumatisierte oder zu steil angelegte Keimanlagen sein. Ferner ist häufig eine Keimverdrängung durch Milchzahnpersistenz beobachtet worden. Aus vererbungshygienischen Gründen sollte daher in jedem Einzelfall abgewogen werden, ob mit der Regulierung des Gebisses durch die erst hiermit ermöglichte Ankörung und Zucht der Defekt in der Erblinie festgeschrieben wird. Exakte Aussagen über Heredität von Zahnfehlstellungen sind nur sehr schwer zu treffen. Jedoch kann man in der Humanorthodontie eindeutige Vererblichkeiten basaler Fehlstellungen nachweisen. Bei aller gebotenen Vorsicht kann die Aussage gewagt werden, daß basale Fehlstellungen eher als dentoalveoläre zur Vererblichkeit neigen und daher zur Vermeidung von Zuchtbetrug nicht oder – wenn das Einzelschicksal des Individuums durch die Therapie verbessert werden muß – nur unter Ausschluß der Weitervererbung behandelt werden sollte.

Häufig werden einzelne fehlgestellte Incisivi bei sonst guter Neutralbißlage vorgestellt. Durch geeignete Geräte kann dieser Mangel meist recht gut behoben werden. Es ist jedoch zu prüfen, ob es erreichbar ist, daß nach Behandlungsabschluß ein Überbiß der oberen über die unteren Incisivi resultiert. Wird nur ein Zangengebiß mit Kontakt der Schneidekanten erreicht, ist das Rezidiv meist vorprogrammiert und kann zu Regreßproblemen mit dem Besitzer führen.

6.3.4.5 Frontale alveoläre Kreuzbiß-Therapie mit aktiver Platte

Das Ziel dieser Therapie ist es, die Incisivi des Oberkiefers alveolär nach labial zu bewegen. Zwei therapeutische Vorgehensweisen sind prinzipiell möglich: Die Fixierung eines bedingt festsitzenden Metallbogens und die Anfertigung einer aktiven Platte, die intraoral befestigt wird.

Vorher sollten alle ursächlichen Faktoren beseitigt werden, wie z.B. mangelhafte Abrasion der Milchcanini, die eine Zwangsführung verursachen können.

6.3.4.6 Frontale alveoläre Kreuzbiß-Therapie mit festsitzenden Brackets/Bogen

Das Vorgehen besteht in der Abformung von Oberkiefer und Unterkiefer mit Alginat und Durchführung einer Bißnahme mit einem Bißregistrations-Material (z. B. Ramitec/Fa. Espe); hierzu wird dieses aus einer Spritze auf die Zahnreihen aufgebracht und die Kiefer in Okklusionsbeziehung gebracht. Nach dem Polymerisieren des Materials kann dieses in toto aus der Mundhöhle entfernt werden. Es dient dem Techniker dazu, die nach dem Ausgießen entstandenen Oberkiefer- und Unterkiefermodelle im Artikulator okklusionsbezüglich richtig zueinander zu orientieren. Bei der Laborherstellung der aktiven Platte wird im Prinzip folgendes durchgeführt: Zunächst wird die Platte unter Ausnutzung der Divergenz der Canini des Oberkiefers mittels eines Retentionsdrahtes (Twistflex) befestigt. Dazu wird auf einer Seite eine fertige Schlinge konstruiert, die um den Caninus gelegt wird. Auf der anderen Seite inseriert der Techniker zwei Drahtenden im Kunststoff, die in der Maulhöhle miteinander verbunden werden. Beidseitig werden die Retentionsdrähte mit Säure-Ätz-Technik und Kunststoff ummantelt. Die Schraube ist in mesiodistaler Richtung palatinal befestigt und bewegt ein Kunststoffteil gegen die Palatinalflächen der Incisivi. Dabei dienen die Canini als Widerstandsblock.

Eine durchaus probate Methode ist das Fixieren von Brackets (kleine Metallplättchen) auf der Labialfläche von Incisivi. Dies geschieht mit der Säure-Ätz-Technik. In diese Brackets werden speziell von Hand vorgeformte aktive Drahtbögen eingelassen, die auf die zu bewegenden Zähne eine bestimmte Kraft ausüben.

Speziell zur Therapie einer isolierten alveolären Kreuzverzahnung im Bereich der sogenannten Zangen (I1) eignet sich ebenso die Bracket-Methode, jedoch ohne Metallbogen; anstelle dieser werden Gummibänder eingehängt.

6.3.4.7 Frontaler alveolärer Kreuzbiß – Kulissenstand – Therapie durch Reduktionsmaßnahmen

Die Therapie des frontalen alveolären Kreuzbisses im Falle der Kreuzverzahnung einzelner Zähne bzw. des „Kulissenstandes" erfolgt mittels Reduktionsmaßnahmen. Das Reduzieren geschieht primär, indem man approximale Schmelzanteile im Kontaktpunktbereich separiert. So werden die Zahnbreiten an die Platzverhältnisse adaptiert. Oft reicht dieses Vorgehen zur Harmonisierung des Zahnbogens aus, denn der Zungendruck genügt in vielen Fällen zur Einordnung der nur mit wenig Wurzelfläche ausgestatteten Incisivi.

6.4 Instrumente und Materialien

Geräte	*Firma Dentaurum*
Orthodontisches Punktschweißlötgerät (Master 2000)	
Polyclav Drucktopf	070−000

Werkzeuge	*Firma Dentaurum*
Seitenschneider	044−177
Spitzflachzange	035−455
Aderer Zange, klein	003−201
Aderer Zange, groß	003−202
Hohlkehlzange, groß	001−650
Hohlkehlzange, klein	003−351
Kramponzange	013−522
Le Cron	008−040
Wachsmesser, klein	008−057
Wachsmesser, groß	008−056
Gipsmesser	008−062
Anmischspatel Gips	008−063
Gipsnapf	165−650

Schrauben	*Firma Dentaurum*
Hydraxschraube (Dehn-schraube)	

Drähte	*Firma Dentaurum*
0,5 federhart	523−050
0,6 federhart	523−060
0,7 federhart	534−070
0,7 hart	513−070
0,8 federhart	523−080
0,9 federhart	523−090
1,0 federhart	
1,2 federhart	523−120
0,7 Knopfanker	620−107
0,7 lötfähiger Draht	519−070
1,0 lötfähiger Draht	519−100
Silberlot	300−200
Dentalflux	681−100

Kunststoff	*Firma Dentaurum*
Orthocryl-Polymere, klar	160−112
Orthocryl-Monomere, rosa-transparent	161−300
Orthocryl-Monomere, rot	161−112

Gips	*Firma Girrbach*
Snow Withe Plaster No. 2	60113
	Firma Bayer
Moldano	21036
	Firma Dentaurum
Rapidur-Gips	164−154

Wachse	*Firma Dentaurum*
Modellierwachs	119−125
	Firma Oppermann
Supradent-Klebewachs	223−232

Literatur

Adams, D., and Gillespie, J.: Restoration of an incisior tooth of a Wolfhound: case report. J. Small Anim-.Pract. 20: 691−695, 1979.

Aitchison, J.: Changing incisor dentition of bulldogs. Vet.Rec., 75: 153, 1963.

Aitchison, J.: Incisor dentition in short muzzled dogs. Vet.Rec., 76: 165−169, 1964.

Alexander, J.W., and Kallfelz F.A.: A case of craniomandibular osteopathy in a labrador retriever. Vet.-Med. Small Anim.Clin., 70: 560−563, 1975.

Alten, S.: Zahnkrankheiten bei Hunden. Vet.med. Diss. Hannover, 1938.

Ammann, K., und Müller, A.: Zur Fixationstechnik der Unterkiefersymphysenfraktur des Hundes. Berl. Münch.Tierärztl.Wschr., 69: 447−448, 1956.

Andreason, J.O.: Relationship between surface and inflammatory resorption and changes in the pulpa after replantation of permanent incisors in monkeys. J.Endodont., 7: 294−301, 1981.

Andrews, A.H.: A case of partical anodontia in a dog. Vet.Rec., 90: 144−145, 1972.

Andrews, A.H.: Clinical signs and treatment of aged sheep with loose mandibular and maxillary cheek teeth. Vet.Rec., 108: 331−333, 1981.

Andrews, A.H.: Dental caries in an experimental domestic pig. Vet.Rec.,93: 257−258, 1974.

Annis, J.R.: Dental surgery. In Canine surgery. Edited by J. Archibald et al.. American Veterinary Publications, Santa Barbara, Calif., 1974.

Arnall, L.: Some aspects of dental development in the dog. III. Some common variations in their dentition. J. Small Anim.Pract., 2: 195−201, 1961.

Arnall, L.: Some aspects of dental development in the dog: Calcification of crown and root of the deciduous dentitions. J. Small Anim.Pract., 1: 169−173, 1961.

Arnbjerg, J., und Reibel, J.: Dentinogenesis imperfecta bei zwei Hunden. Kleintierpraxis, 33: 463−466, 1988.

Arnbjerg, J.: Schmelz- und Wurzelhypoplasien nach Staupe. Kleintierpraxis, 31: 313−364, 1986.

Ashton, A.P., and Howard, D.: Repair technique for dental abrasion in the dog. Vet.Rec., 101: 372, 1977.

Auvil, J.: Retrospective observations of radiographs and periodontal abscesses. J.Vet.Dent., 7 (2): 26, 1990.

Bartels, K.P.: Zahnbehandlung beim Hund. Tierärztl. Prax., 1: 437−444, 1973.

Barthold, K.P.: Zahnstein im Kleintiergebiß. Eine Betrachtung zur Ätiologie und Pathogenität sowie Untersuchungen über die Anwendbarkeit einer neuen Spezialzange zur manuellen Zahnsteinentfernung. Der prakt. Tierarzt, 5: 44−47, 1987.

Bartsch, R.C., and Frueh, R.J.: Alveolitis and pulpitis of a canine tooth. J.Am.Vet.Med.Assoc., 159: 575−577, 1975.

Becker, E.: Über die Osteosynthese bei kleinen Haustieren und kleinen landwirtschaftlichen Nutztieren mit Hilfe eines hierfür zusammengestellten Instrumentariums. Dtsch.Tierärztl.Wschr., 66: 345−355, 1959.

Becker, E.: Über Zahn- und Kieferkrankheiten bei unseren Haustieren. Zahnärztl. Praxis, 16: 143, 1965.

Becker, E.: "Zähne". In Handbuch der speziellen pathologischen Anatomie der Haustiere. Bd. V. Herausgeber E. Joest. Parey Verlag, Berlin, Hamburg, 1970, S. 83−313.

Bellizi, R., Worsing, J., Woody, R.D., Keller, D.L., and Drobotij, E.: Non surgical endodontic therapy, utilizing lingual coronal access on the mandibular canine tooth of dogs. J.Am.Vet.Med.Assoc., 179: 370−374, 1981.

Bellizi, R.: Veterinary endodontics. J.Am.Vet. Med.Assoc., 180: 6, 1981.

Bennett, D., and Prymak, C.: Excision arthroplasty as a treatment for temporomandibular dysplasia. J. Small Anim.Pract., 27: 361−370, 1986.

Berman, E.: The time and pattern of eruption of the permanent teeth of the cat. Lab.Anim.Sci., 24: 929−931, 1974.

Bhaskar, S.N., and Rappaport, H.M.: Histologic evaluation of endodontic procedures in dogs. Oral Surg., 31: 526−535, 1971.

Bieniek, H., Sager, M., and Remmers, Ch.: Osteomyelitis der Kieferknochen beim Foxhound. Der praktische Tierarzt, 5: 74−77, 1987.

Bieniek, H.J., Bieniek, K.W., and Kurz, H.: Kunststoffaufbau des frakturierten Caninus beim Hund mit Hilfe der Tiefziehfolienform. Kleintierpraxis, 28: 342−344, 1983.

Bieniek, K.W., und Küpper, H.: Hi-Ceram: Ein neues Verfahren zur prothetischen Rehabilitation von Hundezähnen. Kleintierpraxis, 33: 93−98, 1988.

Bieniek, K.W., und Küpper, H.: Zur Ätiologie und Therapie der Parodontopathien beim Kleintier unter besonderer Berücksichtigung von parodontalen Implantaten. Der praktische Tierarzt, 11: 11−14, 1988.

Bieniek, K.W., Küpper, H., and Bieniek, H.: Metallkeramische Kronen zur prothetischen Behandlung des Hundecaninus. Der praktische Tierarzt, 5: 85–87, 1987.

Bigler, B.: Experimentelle und klinische Untersuchungen zur Frage der endodontonischen Therapie des Hundegebisses. Zentralbl.Vet.Med.A, 25: 794–813, 1978.

Black, A.P., Chrichlow, A.M., and Saunders, J.R.: Bacteremia during ultrasonic teeth cleaning and extraction in the dog. J.Am.Anim.Hosp.Assoc., 16: 611–616, 1980.

Bodingbauer, J., und Hager, G.: Zur Frage der Aetiologie der Zahnunterzahl (Oligodontie) des Hundes. Wien.tierärztl.Mschr., 46: 213, 1959.

Bodingbauer, J.: Beitrag zur Klinik, Histopathologie, Therapie und Prophylaxe der Epuliden des Hundes. Schweiz.Arch.Tierheilkd., 96: 89, 1954.

Bodingbauer, J.: Die apikale Parodontitis des Hundes. Zentralbl.Vet.Med., 2: 368–382, 1955.

Bodingbauer, J.: Die Staupe-Schmelzhypoplasien (Staupegebiß) des Hundes. Schweiz.Arch.Tierheilkd., 91: 84–116, 1949.

Bodingbauer, J.: Hochgradige Zahnunterzahl (Aplasie) beim Hund. Wien.tierärztl.Mschr., 61: 301–303, 1974.

Bodingbauer, J.: Korrelation zwischen Oligodontie und Milchzahnpersistenz als Fehlerquelle bei der Beurteilung des Hundegebisses. Kleintierpraxis, 21: 12–15, 1976.

Bodingbauer, J.: Milchzahnpersistenz beim Hund. Ätiologie-Folgen-Extraktion. Kleintierpraxis, 23: 339–344, 1978.

Bodingbauer, J.: Neuerlicher, erweiterter Vorschlag für eine einheitliche, vereinfachte Bezeichnung der Hundezähne. Wien.tierärztl.Mschr., 34: 277, 1947.

Bodingbauer, J.: Retention of teeth in dogs as a sequel to distemper infection. Vet.Rec., 72: 636–638, 1960.

Bodingbauer, J.: Schmelzhypoplasien bei Tieren. Wien.tierärztl.Mschr., 42: 83–100, 1955.

Bodingbauer, J.: Vergleichende Betrachtung über das Vorkommen der Karies beim Menschen und beim Hund. Z. Stomatologie, 44: 333, 1947.

Bodingbauer, J.: Wurzelspitzenresektion beim Hund. Wien.tierärztl.Mschr., 35: 49–64, 1948.

Bodingbauer, J.: Zähne. In Lexikon der praktischen Therapie und Prophylaxe für Tierärzte. Herausgeber D. Wirth. Urban & Schwarzenberg, Wien, 1958, 2. Auflage, S. 1097–1120.

Bodingbauer, J.: Zahnfrakturen beim Hund. Wien. tierärztl.Mschr., 34: 447–458, 1947.

Bodingbauer, J.: Zahnkaries beim Hund. Wien.tierärztl.Mschr., 42: 177–189, 1955.

Bohle, H.: Röntgenanatomische Studie der Anlage, des Durchbruches und des Wechsels der Zähne beim Deutsch Kurzhaar von der Geburt bis zur vollständigen Ausbildung der permanenten Dentition. Med. dent.Diss., Göttingen, 1972.

Böhmer, E., und Köstlin, R.G.: Zahnerkrankungen bzw. -anomalien bei Hasenartigen und Nagern. Der prakt. Tierarzt, 69: 37–50, 1988.

Böhmer, E., und Matis, U.: Der klinische Fall (Malokklusion beim Kaninchen). Tierärztl. Praxis, 15: 127 und 237–239, 1987.

Bojrab, M.J., and Thalen, M.: Small animal oral medicine and surgery. Ley & Febinger, Philadelphia, London, 1990.

Boulton, J. (1960): Dental flap operation for tooth extraction. Can.Vet.J., 1: 167–169, 1960.

Brass, W.: Zur Korrektur von Zahnstellungs- und Kieferanomalien des Hundes mit Dehnungsplatten und durch kieferchirurgische Maßnahmen. Kleintierpraxis, 21: 79–82, 1976.

Braun, K.: Beitrag zur konservierenden Zahnbehandlung mit einem Kunststoff auf Akrylat-Basis. Kleintierpraxis, 20: 155–160, 1975.

Breter, M.: Fraktur der Unterkiefersymphyse beim Zwergkaninchen. Kleintierpraxis, 23: 253–254, 1978.

Brinker, W.O., Piermattei, D.L., and Flo, G.L.: Handbook of small animal orthopedics and fracture treatment. W.B. Saunders, Philadelphia, 1983, pp. 184–192.

Brodey, R.S., and Morris, A.L.: Odontoma associated with an undifferentiated carcinoma in the maxilla of a dog. J.Am.Vet.Med.Assoc., 137: 553–559, 1960.

Brodie, J.D., and Gordon-MacLead, A.W.: Technic for the surgical repair of the symphysis and pars incisiva of the feline mandible. Vet.Rec., 118: 539, 1986.

Burger, A.: Untersuchungen über die Folgen der Zahnresektion beim Ferkel. Vet.med. Diss., München, 1983.

Burns, R.B., Hinshaw, K., and Tinkelman, C.L.: Dentoalveolar abscess with sequestra in a geriatric percupine. J.Vet.Dent., 6: 28, 1989.

Burstone, M.S., Bond, E., and Li, H.R.: Familia gingival hypertrophy in the dog (boxer breed). Arch.Pathol., 54: 208–212, 1952.

Cameron, S.W., Baker, G.J., and Lee, R.: Temporomandibular subluxation in the dog: A case report. J. Small Anim.Pract., 16: 345–349, 1975.

Cechner, P.E.: Malocclusion in dogs caused by intramedullary pin fixation of mandibular fracture: Two case reports. J.Am.Anim.Hosp.Assoc., 16: 79–85, 1980.

Chaffee, V.W., James, E.A., and Montali, R.J.: Mandibular osteomyelitis. Vet.Med. Small Anim.Clin., 70: 1411–1413, 1975.

Chaffee, V.W.: A technique for fixation of bilateral mandibular fractures caudal to the canine teeth in the dog. Vet.Med. Small Anim.Clin., 73: 907–909, 1978.

Chambers, J.N.: Principles of management of mandibular fractures in the dog and cat. J.Vet.Orthop., 2: 26–36, 1981.

Charnock, M.: Surgical correction of severe bilateral fractures of the maxilla in the dog. Vet.Rec., 108: 123–124, 1981.

Clifford, D.H., and Clark, J.J.: Mouth and teeth. In Canine Surgery. Edited by J. Archibald. American Veterinary Publications, Santa Barbara, Calif., 1974.

Coles, S.: The prevalence of buccal cervical root resorptions in australian cats. J.Vet.Dent., 7 (4): 14–17, 1990.

Colmery, B., and Frost, P.: Periodontal disease: etiology and pathogenesis. J. Small Anim.Pract., 16: 817–833, 1986.

Colmery, B.H.: Dentistry. In Pathophysiology in Small Animal Surgery. Edited by M.J. Bojrab, Lea & Febinger, Philadelphia, 1981.

Curley, B.M., Nelson, A.W., and Kainer, R.A.: Mandibular symphysiotomy in the dog and cat: a surgical approach to the nasopharynx. J.Am.Vet.Med.Assoc., 160: 981–987, 1972.

Dahme, E. und Weiß, E.: Grundriß der speziellen pathologischen Anatomie der Haustiere. F. Enke Verlag, Stuttgart, 1983.

David, Th.: Atlas der Kleintierchirurgie. Operationstechniken für die Praxis. Schlüter'sche Verlagsanstalt, Hannover, 1977.

Davis, M.S., Joseph, S.U., and Bucher, J.F.: Periapical and intracanal healing following in complete root canalfillings in dog. Oral Surg., 31: 667–675, 1971.

Demy, H.R.: A guide to canine orthopedic surgery. Blackwell Scintific Publiations, Oxford, London, Boston, Melbourne, 1980.

Dickele, G. and Dejean, A.: L'osteopathie craniomandibulaire du chien (O.C.M). L'Anim. de Cie, 12: 663–671, 1977.

Dicks, F., und Zöllner, W.: Glasionomerzement für einen praktikablen Einsatz in der Tierzahnheilkunde. Der prakt. Tierarzt, 69: 32–37, 1988.

Dietrich, U.B.: Dental care: prophylaxis and therapy. Canine Practice, 3: 44, 1976.

Dillon, R.: The Oral cavity. In Current veterinary Therapy VII. Edited by R.W. Kirk. W.B. Saunders, Philadelphia, 1980.

Dominguez, J.A., Corella, E.L., and Auro, A.: Oral papillomatosis in two laboratory rabbits in mexico. Lab.Anim.Sci., 31: 71–73, 1981.

Donald, H.P. and Wiener, G.: Observations on mandibular prognathism. Vet.Rec., 66: 479–482, 1954.

Dorn, C.R., and Priester, W.A.: Epidemiology analysis of oral and pharyngeal cancer in dogs, cats, horses and cattle. J.Am.Vet.Med.Assoc., 169: 1202–1206, 1976.

Dubielzig, R.R., Adams, W.M., and Brodcy, R.S.: Inductive fibroameloblastoma, an unusual dental tumor of young cats. J.Am.Vet.Med.Assoc., 174: 220–222, 1975.

Dubielzig, R.R., and Thrall, D.E.: Ameloblastoma and keratinizing ameloblastoma in dogs. Vet.Pathol., 19: 596–607, 1982.

Dubielzig, R.R., Beck, K.A., Wilson, J.W., and Rible, G.A.: Dental dysplasia in two young uremic dogs. Vet.Pathol., 23: 333–335, 1986.

Dubielzig, R.R., Goldschmidt, M.H., and Brodey, R.S.: The nomenclature of periodontal epulides in dogs. Vet.Pathol., 16: 209–214, 1979.

Dubielzig, R.R.: Proliferative dental and gingival disease of dogs and cats. J.Am.Anim.Hosp.Assoc., 18: 577–584, 1982.

Dubielzig, R.R.: The effect of canine distemper virus on the ameloblastic layer of the developing tooth. Vet.Pathol., 16: 268–270, 1979.

Dürr, U.: Zum Kalzium- und Phosphorgehalt in den Zähnen der Haustiere. Berl.Münch.Tierärztl.Wschr., 81: 221–223, 1968.

Dürr, U.M. und Reichart, P.: Gingivitis der Katze - medikamentöse und chirurgische Therapie. Kleintierpraxis, 23: 231–235, 1978.

Edinger, R.D., Warnick, C.L., and Hong, C.C.: Malocclusion of the premolar and molar teeth in the guinea pig. Lab.Anim.Sci. 25: 760–762, 1975.

Eisenmenger, E., und Zetner, K.: Tierärztliche Zahnheilkunde. Parey Verlag, Berlin, 1982.

Eisenmenger, E.: Konservierende Behandlung von Zahnfrakturen des Hundes. Tierärztl.Mschr., Wien, 58: 30–40, 1971.

Eisenmenger, E.: Schwerpunkte und Fortschritte der tierärztlichen Zahnheilkunde. Kleintierpraxis, 19: 181–185, 1974.

Eisner, E.R.: Malokklusionen bei Hund und Katze. Vet., 11: 10–17, 1990.

Eisner, E.R.: Parodontopathie bei Hund und Katze. Vet., 10: 6–14, 1989.

Eisner, E.R.: Stabilization of an unfavourable oblique caudal mandibular fracture with triangular transosseous wiring. J.Vet.Dent., 7 (2): 23–25, 1990.

Eisner, E.R.: Transcoronal approach for endodontics access to the fourth maxillary premolar in dogs. J.Vet.Dent., 7 (4): 22–23, 1990.

Eisner, E.R.: Transcoronal approach to the palatal root of the maxillary fourth premolar in the dog. J.Vet.Dent., 7 (2): 14–15, 1990.

Elzay, R.P., and Hughes, R.D.: Anodontia in a cat. J.Am.Vet.Med.Assoc., 154: 667–670, 1969.

Emily, P., and Penman, S.: Handbook of small animal dentistry. Pergamon Press, Oxford, 1990.

Emily, P.: Clinical Periodontology. Vet. Focus, 2: 23–27, 1990.

Emily, P.: Restoratory dentistry. J. Small Anim.Pract., 16: 895–920, 1986.

Emmel, L.: Die Herkunft des Schmelzes der erwachsenen Nager, mit Untersuchungen über den Nagezahn von sciurus vulg. L.. Z.wiss. Zoologie 150, 358–403, 1938.

Emms, S.G., and Harvey, C.E.: Preliminary results of maxillectomy in the dog and cat. J. Small Anim.Pract., 27: 291–306, 1986.

Engelberg, J.: Local effect of diet on plaque formation and development of gingivitis in dogs. 1. Effect of hard and soft diets. Odont.Rev., 16: 31–41, 1965.

Esaka, S.: Development of rotation of mandibular premolar tooth germs in the dog. Acta Anat., 114: 211–227, 1982.

Esterce, P.: Buccal flora of dogs and cats and associated lesions of the oral mucosa. Point Veterinaire, 12: 73–79, 1981.

Fagan, D.: A discussion of endodontic techniques in carnivores. Proc.Am.Assoc.Zoo.Vet.: 94–96, 1979.

Fagan, D.A., and Robinson, R.T.: Endodontic surgery for treatment of fistulated molar abscess in an orang utan. J.Am.Vet.Med.Assoc., 173: 1141–1144, 1978.

Fagan, D.A.: Equipment and instrumentation and its relationship to veterinary dental care. Proc.Am.Assoc.Zoo.Vet.: 92–94, 1979.

Fahrenkrug, P.: Die Abdrucknahme im Hunde-/Katzengebiß. Der prakt. Tierarzt 5, 78–80, 1987.

Fahrenkrug, P.: Handbuch der Zahnbehandlung in der Kleintierpraxis. A. Albrecht, Aulendorf, 4. Aufl., 1988.

Fahrenkrug, P.: Kieferorthopädische Behandlungsmöglichkeiten im Hundegebiß. Der prakt. Tierarzt, 5: 30–42, 1987.

Fahrenkrug, P.: Neue Instrumente für die Zahnbehandlung in der Kleintierpraxis. Der prakt. Tierarzt, 5: 48–50, 1987.

Fahrenkrug, P.: Restauration frakturierter Canini beim Diensthund mit querverbolzten Stahlkronen. Videovet. Spiegel, 37: 5–6, 1990.

Fahrenkrug, P.: Stand und Möglichkeiten der Zahnheilkunde bei Haustieren. Med.dent.Diss., Hamburg, 1982.

Farrow, C.S.: Surgical treatment of lower lip avulsion in the cat. Vet.Med. Small Anim.Pract., 68: 1418–1419, 1973.

Field, E.A., Speechley, J.A., and Jones, D.E.: The removal of an impacted maxillary canine associated dentigerous cyst in a chow. J. Small Anim.Pract., 23: 159–163, 1982.

Figueiredo, C., Barros, H.M., Alvaros, L.E., and Damanto, J.H.: Composed complex odontoma in a dog. Vet.Med. Small Anim.Clin., 69: 268–270, 1974.

Firth, L.K.: Dental care. Current Veterinary Therapy IV. W.B. Saunders, Philadelphia, 1971.

Fischer, R. und Zetner, K.: Zur Verwendung von Compositematerialien bei Zahnverletzungen. Österr.Zeitschr.Stomat., 5: 182–188, 1975.

Fischer, R., Schuh, E., und Zetner, K.: Die Schienung gelockerter Zähne mit Adhäsivcomposites. Österr. Zeitschr.Stomat., 4: 132–137, 1977.

Fisfis, N.H., Hansell, J.C., and Myton, S.X.: Use of dental drill in extracting the fourth premolar tooth in dogs. Vet.med. Small Anim.Clin., 67: 879–881, 1972.

Flamarens, R., Franceschini, G.: Radiologie dentaire veterinaire. Le Point Veterinaire, 10: 19–23, 1990.

Floyd, M.R.: The modified Triadan system: nomenclature for veterinary dentistry. J.Vet.Dent., 8 (4): 18–20, 1991.

Foc, R.R., and Crary, D.D.: Mandibular prognathism in the rabbit. J.Hered., 62: 23–37, 1971.

Forst, D.D., Dempsey, J.M., Holloman, J.L. et al.: Protective disarming and root canal surgery for captive animals. Am.Assoc.Zoo.Vet.Ann.Proc.: 111–112, 1972–1973.

Franceschini, G.: Treatment of dental fistulas in the dog. I. General data, clinical study, dental anatomy. Rec.Med.Vet., 150: 575–586, 1974.

Franceschini, G.: Treatment of dental fistulas in the dog. III. Accidents and operative after-effects. Rec. Med.Vet., 150: 771–775, 1974.

Fritsch, R., and Saleh, M.: Über die Parodontitis des Hundes. Berl.Münch.Tierärztl.Wschr., 77: 478, 1964.

Frost, P., and Williams, C.A.: Feline dental disease. J. Small Anim.Pract., 16: 851–873, 1986.

Gabka, J.: Indikationen und Ergebnisse des extraoralen Schraubenschienenverbandes nach Becker (eine 20–jährige Bilanz). Der prakt. Tierarzt, 9: 726, 1979.

Gammon, R.L.: Crowns and restorations. Vet. Focus, 2: 13–17, 1990.

Gardner, A., Darke, B., and Keary, G.: Dental caries in domesticated dogs. J.Am.Vet.Med.Ass., 140: 433–436, 1962.

Gashell, R.M., and Graffydd-Jones, T.J.: Intractable feline stomatitis. Vet. Animal, 17: 195–199, 1976.

Gaspar, A.: Die orale Manifestation des Pemphiguskomplexes beim Hund. Vet.med.Diss., Wien, 1985.

Geiger, G.: Mikromorphologische Untersuchungen an den Blutgefäßen der Zahnpulpa beim kleinen Wiederkäuer. Berl.Münch.Tierärztl.Wschr., 104, 414–423, 1991.

Gibbs, C.: Radiological refresher: dental disease. J. Small Anim.Pract., 19: 701–707, 1978.

Glock, G.E., Mellanby, H., Mellanby, M., Murray, M., and Twelis, J.: A study of the development of dental enamel in dogs. J.dent.Res., 21: 183–199, 1942.

Golden, A.L., and Hennet, P.R.: Root canal obsturation using thermafil endodontic obturators in dog teeth. J.Vet.Dent., 9 (3): 4–9, 1992.

Golden, A.M., Stoller, N.H., and Harvey, C.E.: Survey of oral and dental disease in dogs anesthetized at a veterinary hospital. J.Am.Anim.Hosp.Assoc., 18: 891–899, 1982.

Goldstein, G.S.: Practical orthodontics. Vet. Focus, 2: 17–21, 1990.

Gottlieb, B., und Greiner, E.: Der histologische Bau der Meerschweinchenmolaren und ihres Befestigungsapparates. Z.Stomat., 21: 565–580, 1923.

Granat, J., Zelnik, J., Bulla, J., et al.: Beitrag zum Studium der Vererbung von Brachygnathia superior bei Kaninchen. Z.Tierzücht. und Zücht.-Biol., Hamburg, Berlin, 91: 131–137, 1974.

Grancher, D., Jean-Blain, C., und Milhaud, G.: Fluorose beim Hund. Kleintierpraxis, 33: 203–205, 1988.

Greck, J., Kraft, H., und Kunath, P.: Überkronung von Eckzähnen bei Fleischfressern. Tierärztl. Praxis, 4: 507–509, 1976.

Greenwood, K.M., and Creagh, G.B.: Bi-phase external skeletal splint fixation of mandibular fractures in dogs. Vet.Surg., 9: 128–134, 1980.

Günther, F.: Erbliche Zahnanomalien beim Kaninchen. Berl.Münch.Tierärztl.Wschr., 70: 154–155, 1957.

Gutteling, J., and Hazewinkel, H.A.W.: Hypertosis of the mandible in a west highland white terrier. Tijdschrift voor Diergeneeskunde, 111: 1246−1248, 1986.

Habermehl, K.H.: Die Alterbestimmung bei Haus- und Labortieren. 2. Aufl.. Parey Verlag, Berlin, Hamburg, 1975.

Habermehl, K.H.: Die Altersbestimmung bei Versuchstieren. Parey Verlag, Berlin, Hamburg, 1980.

Habermehl, K.H.: Über das Gebiß des Hausschweins (Sus scrofa dom.L.) mit besonderer Berücksichtigung der Backenzahnwurzel. Zentralbl.Vet., 4: 794−810, 1957.

Hall, P.S., Soames, J.V., and Davies, R.M.: Periodontal disease in a beagle dog colony. J.Comp.Path., 84: 143−150, 1974.

Hamilton, C.J., and Ridgway, R.L.: Dowel and core preparation and full gold coverage of maxillary canine teeth in a german shepherd. Vet.Med. Small Anim.Clin., 71:, 176−181, 1976.

Hamp, S., Lindhe, J. and Loe, H.: Long term effect of chlorhexidine on developing gingivitis in the beagle dog. J.Periodont.Res., 8: 63, 1973.

Hamp, S.E., Olsson, S.E., Farso-Madsen, K., Viklands, P., and Fornell, J.: A macroscopic and radiologic investigation of dental disease in the dog. Vet.Radiol., 25: 86−92, 1984.

Hard, G.C. and Atkinson, F.F.V.: "Slobbers". In Laboratory guinea pigs as a form of chronic fluorosis. J.Pathol.Bacteriol., 94: 95−102, 1986.

Harlan, K.: Kieferorthopädische Behandlung bei Hunden. Der prakt. Tierarzt, 3: 156−160, 1975.

Harvey, C.E.: Die radikalchirurgische Resektion maxillärer und mandibulärer Läsionen bei Hund und Katze. Der prakt. Tierarzt, 69: 16−26, 1988.

Harvey, C.E.: Feline dentistry. W.B. Saunders Co, Philadelphia, 1992.

Harvey, C.E.: Oral Surgery: radical resection of maxillary and mandibular lesions. J. Small Anim.Pract., 16: 983−993, 1986.

Harvey, C.E.: Parotid salivary duct rupture and fistula in the dog and cat. J. Small Anim.Pract., 18: 163−168, 1977

Harvey, C.E.: Veterinary dentistry. W.B. Saunders, Philadelphia, 1985.

Harvey, D.E.: External odontoclastic resorption lesions in cats - a treatable disease? J.Vet.Dent., 8 (1): 16−19, 1991.

Hassler, S.: Untersuchungen über den supragingivalen Zahnstein des Hundes. Vet.Med.Diss., Wien, 1953.

Hawkins, B.J.: Periodontal disease: therapy and prevention. Vet.Clin.North.Am., 16: 835−849, 1986.

Hawkins, B.J.: Proceedings from veterinary dental symposium. New Orleans, 1989.

Heilmann, M., und Fahrenkrug, P.: Zur Kieferorthopädie im Hundegebiß. Eine Einführung in orthodontische Grundlagen und Betrachtungen zur Anwendbarkeit beim Tier. Der prakt. Tierarzt, 5: 24−29, 1987.

Hennet, P.R., and Harvey, C.E.: Aerobes in periodontal disease in the dog: a review. J.Vet.Dent., 8 (1): 9−12, 1991.

Hennet, P.R., and Harvey, C.E.: Anaerobes in periodontal disease in the dog: a review. J.Vet.Dent., 8 (2): 18−22, 1991.

Hennet, P.R., and Harvey, C.E.: Diagnostic approach to malocclusions in dogs. J.Vet.Dent., 9 (3): 23−27, 1992.

Hennet, P.R., and Harvey, C.E.: Natural development of periodontal disease in the dog: a review of clinical, anatomical and histological features. J.Vet.Dent., 9 (3): 13−19, 1992.

Hennet, P.R., and Harvey, C.E.: Spirochetes in periodontal disease in the dog: a review. J.Vet.Dent., 8 (3): 16−17, 1991.

Hennet, P.R., Harvey, C.E., and Emily, P.P.: The angle classification system of malocclusion: is it appropriate for use in veterinary dentistry? J.Vet.Dent., 9 (3): 10−13, 1992.

Hettling, P.: Röntgenanatomische Darstellung der postnatalen Zahn- und Gebißentwicklung beim Hund unter besonderer Berücksichtigung der Morphogenese von decidualer und permanenter Dention. Vet.med.Diss., Hannover, 1987.

Hinko, P.J.: A method for reduction and fixation of symphyseal fractures of mandible. J.Am.Anim. Hosp.Assoc., 12: 98−100, 1976.

Hinton, M.: Mandibular osteomyelitis in the rabbit. Vet.Rec., 103: 263−264, 1978.

Hochstrasser, G.: Zur Stomatologie des Hauskaninchens. Wiener tierärztl.Mschr., 57: 254−256, 1970.

Hochstrasser, G.: Zwei Beiträge zum Studium der Zähne des Hauskaninchens. Wiener tierärztl.Mschr., 55: 107−110, 1968.

Holmberg, D.L.: Abscessation of the mandibular carnassial tooth in the dog. J.Am.Anim.Hosp.Assoc., 15: 347−350, 1979.

Holmstrom, S.E., Frost, P., and Grammen, R.L.: Veterinary dental techniques. Saunders Company, Philadelphia, 1992.

Holmstrom, S.E.: Osseointegrated endosteal implant in a dog. J.Vet.Dent., 7 (2): 10−11, 1990.

Hooft, J., Mattheeuws, D., and van Bree, P.: Radiology of deciduous teeth resorption and definitive teeth eruption in the dog. J. Small Anim.Pract., 20: 175−180, 1979.

Hoppe, F., and Svalastoga, E.: Temporomandibular dysplasia in american cocker spaniels. J. Small Anim.Pract., 21: 675−678, 1980.

Höppner, N.: Röntgenologische Untersuchung über Zahn- und Gebißentwicklung beim Hund von der Geburt bis zum Ende des Zahnwechsels. Vet.med.Diss., Berlin, 1956.

Hörmandinger, J.: Untersuchungen über die Zahnentwicklung im Oberkiefer von Hundefeten. Vet.med. Diss., Wien, 1958.

Horodyski, B., and Slowik, T.: Radiography of periodontal disease in humans and experimental periodontal disease in rabbits. Czas.Stomat., 19: 1191−1195, 1976.

Huebsch, R.F., and Hansen, L.S.: A histopathologic study of extraction wounds in dogs. Oral.Surg., 28: 187−196, 1969.

Hunt, A.M.: A description of the molar teeth and investing tissues of normal guinea-pig. J.dent.Res., 38: 216–231, 1959.

Hurme, V.O., and van Wagenen, G.: Basic data on the emergence of deciduous teeth in the monkey (macaca mulatta). Proc.Am.Philos.Soc., 97: 291–315, 1953.

Hurme, V.O., and van Wagenen, G.: Basic data on the emergence of permanent teeth in rhesus monkey (macaca mulatta). Proc.Am.Philos.Soc., 105: 105–140, 1961.

Iserman, G.T., and Kaminski, E.J.: Pulpal response to bacteria in the dog. Oral Surg., 48: 353–357, 1979.

Jirava, E., Krepelka, V., and Fagos, Z.: Über die Behandlung von frakturierten Zähnen bei Hunden. Berl.Münch.Tierärztl.Wschr., 79: 235–237, 1980.

Johnessee, J.S., and Hurvitz, A.J.: Feline plasma cell gingivitis-pharyngitis. J.Am.Anim.Hosp.Assoc., 19: 179–181, 1983.

Johnson, K.A.: Temporomandibular joint dysplasia in an irish setter. J. Small Anim.Pract., 20: 204–218, 1979.

Johnson, L.A., Renz, A., und Weiskopf, S.: Klinische Wirksamkeit von Clindamycin (Cleorobe R) bei Infektionen des Zahn-, Mund- und Kieferbereiches des Hundes. Der prakt. Tierarzt, 73: 94–98, 1992.

Johnson, R.P., and Povey, R.C.: Effect of diet on oral lesions of feline calicivirus infection. Vet.Rec., 110: 106–107, 1982.

Jones, R.S., and Thordal-Christensen, A.: Extraction of the upper carnassial tooth in the dog. Mod.Vet.Pract., 43: 68, 1962.

Jost, J.: Prämolarverlust in der Zucht des Deutschen Schäferhundes als Ausdruck einer phylogenetischen Entwicklung und als regressive Erscheinung. Vet. med.Diss., Leipzig, 1956,

Jump, E.B., and Weaver, M.E.: Miniature pig in dental research. In Swine and Biomedical Research. Edited by L.K. Bustad and R.O. McClellan. Frayn Pub. Co., Seattle, 1966, pp. 543–552.

Kaplan, B., and Marx, S.-G.: Restoration of the mxillary canine teeth with enamel and dentin hypoplasia. J.Am.Vet.Med.Assoc., 150: 603–607, 1967.

Kaplan, B.: Root resorption of the permanent teeth of a dog. J.Am.Vet.Med.Assoc., 151: 708–709, 1967.

Kaplan, M.L., and Jeffcoat, M.J.: Acute necrotizing ulcerative gingivitis. Canine Pract., 5: 35–37, 1978.

Kawase, K.: Orthodontic techniques used for malocclusions in the dog. J.Vet.Dent., 7 (3): 9–12, 1990.

Kertesz, P.: Exotic animal dentistry in perspective. J.Vet.Dent., 6 (3): 9, 1989.

Klein, H.: Metallgußkronen mit zentralem Wurzelstift zur prothetischen Versorgung frakturierter Canini. Kleintierpraxis, 25: 197–200, 1980.

Klein, H.: Schienung einer Caninuslängsfraktur beim Hund. Kleintierpraxis, 24: 144, 1979.

Klein, H.: Vergleich verschiedener Überkronungstechniken am künstlich frakturierten Caninus des Hundes. Vet.med.Diss., Hannover, 1979.

Kohz, E.: Über den Prämolarenmangel beim Hund. Vet.med.Diss., München, 1955.

Kolbe, G.: Prämolarverlust bei Teckeln. Vet.med.Diss., Gießen, 1983.

Komaromy, J., und Stoll, J.: Fallbericht über schonende Unterkieferkorrektur bei Boxern. Kleintierpraxis, 28: 229–230, 1983.

Konishi, S., and Tokita, H.: Studies of canine oral papillomatosis. I. Transmission and characterization of the virus. Jap.J.Vet.Sci., 34: 263–268, 1974.

Körber, K.: Zur Parodontopathia beim Hund. Kleintierpraxis, 24: 179–166, 1979.

Köstlin, R., Matis, U., Knapp, H., und Schebitz, S.: Zur Oligodontie und Schmelzhypoplasie beim Hund. Kleintierpraxis, 27: 11–16, 1982.

Köstlin, R., und Schebitz, H.: Zur endodontischen Behandlung der Zahnfraktur beim Hund. Kleintierpraxis, 25: 187–196, 1980.

Köstlin, R.: Zur Paradontopathia beim Hund. Kleintierpraxis, 24: 159–166, 1979.

Kraaijenhagen, P.: Displacement of a canine tooth associated with fracture of the alveolar wall of maxilla in a dog. Tijdschr.Diergeneeskd., 111: 1260–1261, 1986.

Kraft, W., Trimbarn, A., Pauling, U., und Beelitz, P.: Altersmultimorbidität bei Hund und Katze. Tierärztl.Praxis, 18: 184–191, 1990.

Kratochril, K.: Oligodontia and pseudo-oligodontia in the domestic cat. Acta vet.Brno., 44: 291–296, 1975.

Kremenak, C.R.: Dental eruption chronology in dogs: Deciduous teeth gingival emergence. J.Dent.Res., 48: 1177–1184, 1969.

Kretzer, H.: Prämolarverlust bei den Caniden. Vet.med.Diss., Gießen, 1951.

Krook, L.: Periodontal disease in Dogs and Man. Adv. Vet.Sci.Comp.Med., 20: 171–190, 1976.

Kuhn, J., and Bayer, L.: Die Restauration eines frakturierten Caninus mittels einer Stahlmantelkrone. Kleintierpraxis, 28: 345–352, 1983.

Kuiper, J.D., and van der Gaag, J.: Caries, enamel hypolasia, and dental discolouration in dogs. Tijdschr.Diergeneeskd., 107: 457–462, 1982.

Kuiper, J.D., et al.: Polydontia and abnormal forms of teeth in dogs. Tijdschr.Diergeneeskd., 107: 451–457, 1982.

Küpper, H., und Bieniek, K.W.: Die transdentale Fixation bei Kronenversorgung und Hundegebissen. Prakt.Tierarzt, 9: 28–33, 1987.

Lane, J.G.: Disorders of the canine temporomandibular joint. Vet.Ann., 22: 175–187, 1982.

Lane, J.G.: Small animal dentistry and the role of ultrasonic instruments in dental care. J. Small Anim. Pract., 18: 787–802, 1977.

Langham, R.F., Keahey, K.K., Mostosky, U.V., and Schirmer, R.G.: Oral adamantinoma in the dog. J.Am.Vet.Med.Assoc., 146: 475–480, 1965.

Langham, R.F., Mostosky, U.V., and Schirmer, R.F.: Ameloblastic odontoma in the dog. Am.J.Vet.Res., 30: 1873–1876, 1969.

Langham, R.F., Mostosky, U.V., and Schirmer, R.G.: X-ray therapy of selected odontogenic neoplasms in the dog. J.Am.Vet.Med.Assoc., 170: 820–822, 1977.

Lantz, G.C., and Cantwell, H.D.: Facial deformity in a dog. J.Am.Vet.Med.Assoc., 184: 585−586, 1984.

Lantz, G.C., Cantwell, H.D., van Vleet, J.F., and Cechner, P.E.:Unilateral mandibular condylectomy: experimental and clinical results. J.Am.Anim. Hosp.Assoc., 18: 883−890, 1982.

Lantz, G.L.: Interacade wiring as a method of fixation for selected mandibular injuries. J.Am.Anim. Hosp.Assoc., 17: 599−603, 1981.

Lawer, D.R.: Canine tooth eruption. Calif.Vet., 33: 6−…, 1979.

Lawer, D.R.: Root canal with retrograde amalgam filling. Calif.Vet., 33: 11−15, 1979.

Lawson, D.D., Nixon, G.S., Noble, H.W., and Weipers W.L.: Development and eruption of the canine dentition. Brit.vet.J., 123: 26−30, 1967.

Lawson, D.D.: Fixation of the mandibular fractures in the dog and cat by transfixing pinning. Vet.Rec., 69: 1029, 1975.

Leach, J.B.: Stabilization plating of the canine mandible. Vet.Med. Small Anim.Clin., 68: 985−988, 1973.

Legendre, L.F.J.: Anterior crossbite correction in a dog using a lingual bar, labial bow, lingual buttons and elastic threads. J.Vet.Dent., 8 (3): 21−25, 1991.

Leighton, R.L.: Surgical correction of prognathous inferior in a dog. Vet.med. Small Anim.Clin., 72: 401−405, 1977.

Lengnick, H.-D.: Fallbericht zur Caninusfehlstellung infolge eines persistierenden Caninus. Kleintierpraxis, 26: 311−312, 1981.

Lewis, D.D., Oakes, M.G., Kerwin, S.C., and Hedlund, C.S.: Maxillary mandibular wiring for the management of caudal mandibular fractures in two cats. J. Small Anim.Prac., 32, 253−257, 1991.

Lindhe, J., Hamp, S., and Loe, H.: Experimental periodontitis in the beagle dog. J.Periodont.Res., 8: 1−10, 1973.

Lippe, E.: Verhalten verschiedener Gebißanomalien des Hundes im Erbgang. Med.Diss., Greifswald, 1938.

Lobprise, H.B., and Wiggs, R.B.: Dental and oral disease in lagomorphs. J.Vet.Dent., 8 (2): 11−17, 1991.

Loeffler, K., Brehm, H., Oelschläger, W., Schenkel, II., und Feyler, L.: Untersuchungen zum Fluorgehalt in Knochenproben von Hunden. Kleintierpraxis, 26: 147−150, 1981.

Loeffler, K., Brosi, Chr., Oelschläger, W., und Freyler, L.: Fluorose beim Hund. Kleintierpraxis, 24: 167−171, 1979.

Loeffler, K., und Brehm, H.: Zahnschmelzverfärbung infolge Kontamination mit fluorhaltigem Sägemehl. Kleintierpraxis, 27: 417, 1982.

Lyon, K.F.: Feline dental disease: treatment of subgingival resorption lesions. J.Vet.Dent., 7 (1): 13−14, 1990.

MacDonald, J.M.: Stomatitis. Vet.Clin. North Am. Small Anim.Pract., 13: 415−436, 1983.

Manfra-Marretta, S., Golab, G., Anthony, J.M.G., Clorar, J., and Klippert, L.: Development of a teaching model for coronal access to the canine dentition. J.Vet.Dent., 9 (2): 10−18, 1992.

Manfra-Marretta, S., Grove, T.K., and Grillo, J.F.: Split palatal flap: a new technique for repair of caudal hard palate defects. J.Vet.Dent., 8 (1): 5−8, 1991.

Manfra-Marretta, S., Schloss, A.J., and Klippert, L.S.: Classification and prognostic factors of endodontic-periodontic lesions in the dog. J.Vet.Dent., 9 (2): 27−30, 1992.

Manfra-Marretta, S.: The diagnosis and treatment of oronasal fistulas in three cats. J.Vet.Dent., 5: 4−6, 1988.

Manning, T.O., Scott, D.W., Kruth, S.A., Sozanski, M., and Lewis, R.M.: Three cases of canine pemphigus foliaceous and observations on chrysotherapy. J.Am.Anim.Hosp.Assoc., 16: 189−202, 1980.

Marquardt, H., und Burkhardt, E.: Odontoameloblastom am Oberkiefer eines Meerschweinchens. Kleintierpraxis, 34: 293−296, 1989.

Marvich, J.M.: Repair of enemal hypoplasia in the dog. Vet.Med. Small Anim.Clin., 78: 697−699, 1975.

Maurer, M., Bartels, P., und Kabisch, D.: Craniomandibuläre Osteopathie - hormonelle oder renale Ätiologie? Kleintierpraxis, 33: 37−40, 1988.

McDowell, E.A., et al.: Chronic gingivitis in cats. Modern Vet.Practice, 60: 859−860, 1979.

McKeown, M.: Calcification of the dentition of the domestic dog: Longitudinal radiographic study. Irish Vet.J., 26: 221−224, 1972.

McKeown, M.: The deciduous dentition of the dog - Its form and function. Irish Vet.J., 25: 169−173, 1971.

McLaren, W.P.: Dental prosthesis in the dog. Vet.Rec., 84: 23−24, 1969.

McManamon, R., and Braswell, L.: Tusk fracture in a young african elephant. J.Vet.Dent., 6 (3): 18, 1989.

Mews, A.R., Ritchie, J.S.D., Romero-Mercada, C.H., et al.: Detection of oral papillomatosis in a british rabbit colony. Lab.Anim., 6: 141−145, 1972.

Meyer, G.: Zahnanomalien bei Meerschweinchen. Kleintierpraxis, 23: 81−82, 1973.

Meyer, R., Suter, G., und Triadan, H.: Epidemiologische und morphologische Untersuchungen am Hundegebiß. II. Mitteilung: Morphologische Untersuchungen. Schweiz.Arch.Tierheilkd. 122, 503−517, 1980.

Meyer, R., und Green, U.: Craniomandibuläre Osteopathie bei drei Westhighland-Terrier-Wurfgeschwistern. Kleintierpraxis, 28: 239−244, 1983.

Meyer, R., und Suter, G.: Epidemiologische und morphologische Untersuchungen am Hundegebiß. Med. dent.Diss., Bern, 1976.

Meyer, R., und Suter, G.: Epidemiologische und morphologische Untersuchungen am Hundegebiß. I. Mitteilung: Epidemiologische Untersuchungen. Schweiz.Arch.Tierheilkd., 118: 307−318, 1976.

Mischke, R., Amtsberg, G., Beckmann, G., Schmidt, H., und Nolte, I.: Wirksamkeit und Verträglichkeit von Clindamycin als begleitende Therapie von Gingivitis und Periodontitis nach Zahnsteinentfernung beim Hund. Kleintierpraxis, 37: 451−466, 1992.

Mofson, E.R.: Replacement of an entire lower beak. J.Vet.Dent., 6 (3): 12, 1989.

Mooser, M.: Zahnärztlich vergleichende Untersuchungen an 425 Hundeschädeln. Schweiz.Arch.Tierheilkd., 100: 209–212, 1958.

Morgan, J.P., and Miyabayaski, T.: Dental radiology: aging changes in permanent teeth of beagle dogs. J. Small Anim.Prac., 32: 11–18, 1991.

Nachtsheim, H.: Erbliche Zahnanomalien beim Kaninchen. Züchtungsk., 11: 273–287, 1936.

Navia, J.M.: Animal models in dental research. University of Alabama Press, 1977.

Needham, J.R. Overgrowth of guinea-pig teeth. Guinea-pig News Letter, 9: 33–34, 1975

Neuman, N.B.: Chronic occular discharge associated with a carnassial tooth abscess. Can.Vet.J., 15: 128, 1974.

Neumann, W.: Rekonstruktion frakturierter Zähne beim Hund mit verschiedenen Kunststoffmaterialien. Der prakt. Tierarzt, 69: 26–32, 1988.

Nibley, W.: Treatment of caudal mandibular fractures: A preliminary report. J.Am.Anim.Hosp.Assoc., 17: 555–562, 1988.

Nickel, R., Schummer,A., und Seiferle, E.: Lehrbuch der Anatomie der Haustiere. Bd. II: Eingeweide. Berlin, Parey Verlag, 1967.

Nissen, H.W., and Riesen, A.H.: The eruption of the permanent dentition of chimpanzee. Am.J.Phys.Anthrop., 22: 285–294, 1964.

Northworthy, D.V.M., and Miller, D.C.: Mandibular, fracture repair using an acrylic aplint. Canine Practice, 4: 36–39, 1977.

Oakes, A.B., and Beard, G.B.: Lingually displaced mandibular canine teeth: orthodontic treatment alternatives in the dog. J.Vet.Dent., 9 (1): 20–25, 1992.

Page, R.C., and Schroeder, H.E.: Periodontitis in man and other animals. Karger Verlag, Basel, New York, 1982.

Parsons, R.J., and Kidd, J.G.: Oral papillomatosis of rabbits: a virus disease. J.Exp.Med., 77: 233–250, 1943.

Pavlia, Z., Butinar, J., und Cestnik, V.: Reimplantation eines vollständig luxierten Eckzahnes (Caninus-204). Kleintierpraxis, 35: 245–249, 1990.

Peddie, F.J.: Extraction of a dog's carnassial tooth. Mod.Vet.Pract., 62: 129–131, 1981.

Penman, S., und Emily, P.: Zahnsteinentfernung, Polieren und häusliche Zahnpflege. Waltham Focus, 1: 2–9, 1991.

Pfeifer, E.G., Kämpfer, M., und Neu, H.: Die Behandlung der chronischen Gingivitis der Katze. Der prakt. Tierarzt, 69: 29–32, 1988.

Phillips, J.M.: "Pig jaw" in cocker spaniels. Retrognathia of the mandible in the cocker spaniel and its relationship to other deformities of the jaw. J.Hered., 36: 177–181, 1945.

Potter, K.A., Tuckr, R.D., and Carpenter, J.L.: Oral eosinophilic granuloma in a labrador retriever. J.Am.Anim.Hosp.Assoc., 16: 595–600, 1980.

Prieur, W.D.: Zahnsteinentfernung mit dem Ultraschallgerät. Prakt. Tierarzt, 57: 20–23, 1976.

Ramy, C.T., and Segreto, V.A.: Apicoectomy and root canal therapy for exposed pulp canal in the dog. J.Am.Vet.Med.Assoc., 150: 977–983, 1967.

Reichart, P., Dürr, U.M., und Böhm, E.: Craniomandibuläre Osteopathie bei zwei Deutsch-Drahthaar-Wurfgeschwistern. Kleintierpraxis, 24: 127–133, 1979.

Reichart, P., und Apelt, K.: Technik der Überkronung im Kleintiergebiß. Tierärztl.Praxis, 5: 481–486, 1977.

Reichart, P.: Die Extraktion im Hunde- u. Katzengebiß. Fachpraxis 2. Fa. Albrecht, Aulendorf, 1978b, S. 40.

Reichart, P.: Erkrankungen der Zähne und des Kiefers. In Katzenkrankheiten, Klinik und Therapie. Herausgeber W. Kraft,und U.M. Dürr. Schaper Verlag, Hannover, 1978, S. 223–234.

Reichart, P.: Kariestheapie im Hunde- u. Katzengebiß. Tierärztl. Praxis, 6: 361–364, 1978a.

Reichart, P.: Therapie der Parodontopathien im Hunde- und Katzengebiß. Tierärztl. Praxis, 6: 237–424, 1978.

Reichart, P.: Trauma im Kleintiergebiß. Fachpraxis 2. Fa. Albrecht, Aulendorf, 1979d, S. 56.

Reichart, P.A., Dürr, U.M., Triadan, H., and Vickendey, G.: Periodontal disease in the domestic cat. A histopathologic study. J. Periodont.Res., 19: 67–75, 1984.

Rest, J.R., Richards, T., and Ball, S.E.: Malocclusion inbred strain -2 weanling guinea pigs. Lab.Anim., 16: 84–87, 1982.

Reusch, C., und Münster, M.: Hypoparathyreoidismus bei einem Mittelschnautzer. Kleintierpraxis, 33: 299–302, 1988.

Reynolds, J.A., and Hall, A.S.: A rapid procedure for shortening canine teeth of nonhuman primates. Lab. Anim.Sci., 29: 521–524, 1979.

Richter, W.R., Shipkowitz, N.L., and Rdzok, E.J.: Oral papillomatosis of the rabbit, an electron microscopic study. Lab.Invest., 13: 430–438, 1964.

Rickards, D.A.: Repair of a fracture of the mandibular symphysis in a dog. Canine Practice, 4: 28, 1977.

Ridgway, R.L., and Zielke, D.R.: Nonsurgical endodontic technique for dogs. J.Am.Vet.Med.Assoc., 174: 82, 1979.

Riser, W.H., Parkes, L.J., and Shirer, J.F.: Craniomandibular osteopathy. J.Am.Vet.Radiol.Soc., 8: 23–31, 1967.

Robins, G., and Grandage, J.: Temporomandibular joint dysplasia and open-mouth jaw locking in the dog. J.Am.Vet.Med.Assoc., 171: 1072–1076, 1977.

Robins, G.M., and Read, R.A.: The use of a transfixation splint to stabilize a bilateral mandibular fracture in a dog. J.Small Anim.Pract., 22: 759–768, 1981.

Robins, G.M.: Dropped jaw - mandibular neuropraxia in the dog. J.Small Anim.Pract., 17: 753–758, 1976.

Rosenberg, H.M., Rehfeld, C.E., and Emmering, T.E.: A method for the epidemiologic assessment of periodontal health-disease state in a beagle hound colony. J. Periodontol., 37: 208–213, 1966.

Ross, D.L., and Goldstein, G.S.: Oral surgery: basic techniques. J. Small Anim.Pract., 16: 967–981, 1986.

Ross, D.L., and Myers, J.W.: Endodontic therapy for canine teeth in the dog. J.Am.Vet.Med.Assoc., 157: 1713–1718, 1970.

Ross, D.L.: Canine endodontic therapy. J.Am.Vet.Med.Assoc., 180: 356–357, 1981.

Ross, D.L.: Dental diagnostic and therapeutic techniques. J.Am.Vet.Med.Assoc., 161: 1426–1428, 1972.

Ross, D.L.: Gingivectomy. Current technique in small animal surgery I. Lea & Febiger, Philadelphia, 1975, pp. 94–95.

Ross, D.L.: Occlusion in the dog. Southwest.Vet., 28: 247–250, 1975.

Ross, D.L.: Orthodontics for the dog: bite evaluation, basic concepts, and equipment. Vet.Clin.North Am., 16: 955–966, 1986.

Ross, D.L.: Orthodontics for the dog: treatment methods. J. Small Anim.Pract., 16: 939–954, 1986.

Ross, D.L.: Praxis der Kleintierchirurgie. F. Enke Verlag, Stuttgart, 1981, S. 393–394.

Ross, D.L.: The oral cavity. In Current veterinary therapy VI. Edited by R.W. Kirk. W.B. Saunders Co., Philadelphia, 1977, pp. 913–930.

Ross, D.L.: Veterinary dentistry. In Textbook of veterinary internal medicine, 2nd ed..Edited by S.J. Ettinger. W.B. Saunders Co., Philadelphia, 1983.

Ross, D.M., Neuhaus, R.G., De Neuhaus, J.P., Pagliaride Ross, M.C., and Marx, G.: Chronologie der Zahnentwicklung des Hundes. Tierärztliche Umschau, 34: 418–430, 1979.

Rosskopf, W.J., and Woerpel, R.W.: Malocclusion in pet rabbits. Mod.Vet.Pract., 63: 482–483, 1982.

Rudy, R.: Fractures of the maxilla and mandible. In Current techniques in small animal surgery. Edited by M.J. Bojrab. Lea & Febiger, Philadelphia, 1975, pp. 364–375.

Runyon, C.L., Rigg, D.L., and Grier, R.L.: Allogenic tooth transplantation in the dog. J.Am.Vet.Med.Assoc., 188: 713–717, 1986.

Russel, E.A., and Cutright, D.E.: Treatment of fractured, canine teeth in the dog. Vet.Med. Small Anim.Clin., 73: 1023–1030, 1978.

Sager, M., und Bieniek, K.W.: Verwendung von Zahnröntgenfilmen in der Kleintierpraxis. Der Prakt. Tierarzt, 11: 51–56, 1988.

Saleh, M.: Beitrag zum röntgenologischen Zahnstatus sowie Röntgendiagnose der Zahnkrankheiten des Hundes. Vet.Med.Diss., München, 1969.

Sandersleben von, J., Dämmrich, K., und Dahme, E.: Pathologische Histologie der Haustiere. Gustav Fischer Verlag, Stuttgart, 1985.

Sanko, R.E., and Kelly, J.H.: Root canal filling of a non-vital tooth. Vet.Med. Small Anim.Clin., 67: 382–385, 1972.

Sanraman, F., Garcia, F., Llarens, M.P., and Camon, J.: Comparison of two orthodontical techniques for the correction of lingual deviation of upper incisors in the dog. J.Vet.Med.A, 36: 712–718, 1989.

Schebitz, H., Köstlin, R., Matis, U., und Brunnberg, L.: Zur Kieferfraktur beim Hund - Frakturen im Bereich der Pars incisiva mandibulae und des Proc. alveolaris ossis incisivi. Kleintierpraxis, 28: 285–340, 1983.

Schebitz, H., und Brass, W.: Allgemeine Chirurgie für Tierärzte und Studierende. Paul Parey Verlag, Berlin, Hamburg, 1975.

Schebitz, H.: Operationen an Hund und Katze. Parey Verlag, Berlin, Hamburg, 1985.

Schebitz, S.: Der Zahnstein des Hundes. Vet.Med. Diss., München, 1978.

Scheffler, K.H.: Restitution des Dens caninus beim Diensthund. Mh.Vet.Med., 34: 504–507, 1979.

Schlup, D., und Stich, H.: Epidemiologische und morphologische Untersuchungen am Katzengebiß. II. Mitt.: Morphologische Untersuchungen der "neck lesions". Kleintierpraxis, 27, 179–188, 1982.

Schlup, D.: Epidemiologische und morphologische Untersuchungen am Katzengebiß. I. Mitt.: Epidemiologische Untersuchungen. Kleintierpraxis, 27: 87–94, 1982.

Schlup, D.: Epidemiologische und morphologische Untersuchungen am Katzengebiß. Vet.Med.Diss., Bern, 1981.

Schmal, W.: Adamantinome bei Haustieren. Arch.Wiss.Prakt.Tierhlkd., 78: 56–79, 1944.

Schmidt, H., und Fahrenkrug, P.: Alterbedingte Pulpenveränderung im Hundegebiß. Prakt.Tierarzt, 5: 12–16, 1987.

Schmidt, H.: Altersbedingte Veränderungen der Pulpenanatomie im Gebiß des Beagle-Hundes. Med.dent.Diss., Hamburg, 1984.

Schmidtke, D., und Schmidtke, H.-O.: Bildbericht: Caninus im linken ventralen Nasengang. Kleintierpraxis, 20: 234, 1975.

Schmidtke, H.O.: Über die Behandlung von Unterkieferfrakturen bei Hunden mittels intraoraler Draht- und Kunststoffschienung. Dtsch.tierärztl.Wschr., 21/22: 215–220, 1956.

Schneck, G.W., and Osborn, J.W.: Neck lesions in the teeth of cats. Vet.Rec.Aug., 99: 100, 1976.

Schneck, G.W.: A case of enamel pearls in a dog. Vet.Rec., 92: 115 117, 1973.

Schneck, G.W.: Caries in the dog. J.Am.Vet.Med.Assoc., 150: 1142–1143, 1976.

Schneider, E., Schimke, E., and Schneider, H.-J.: Ergebnisse von Zahnsteinanalysen beim Kleintier. Mh.Vet.Med., 35: 707–711, 1980.

Schoss, A.J., and Manfra-Marretta, S.: Prognostic factors affecting teeth in the line of mandibular fractures. J.Vet.Dent., 7 (4): 7–10, 1990.

Schulz, S.: A case of craniomandibular osteopathy in a boxer. J. Small Anim.Pract., 19: 749–757, 1978.

Schulz, S.: Craniomandibuläre Osteopathie beim Hund - Vergleichende Aspekte. Kleintierpraxis, 26: 31–36, 1981.

Selhorst, F.: Orthodontische Behandlung an Hunden. Tierärztl. Umschau, 20: 166–176, 1965.

Selhorst, F.: Orthodontische und kieferorthopädische Behandlungen und Versuche an Hunden. Vet.Med. Diss., München, 1964.

Shearer, T.R., Kolstad, D.L., and Suttie, J.W.: Bovine dental fluorosis: histologic and physical characteristics. Am.J.Vet.Res., 39: 597−602, 1978.

Sherman, P.: Intentional replantation of teeth in dogs and monkeys. J.Dent.Res., 47: 1066−1071, 1968.

Shipp, A.D.: Crown reduction - disarming of biting pets. J.Vet.Dent., 8 (3): 4−6, 1991.

Shipp, D., and Fahrenkrug, P.: Practitioners guide to veterinary dentistry. Griffin Printin Inc., Glandale, 1992.

Sick, F., and de Young, D.W.: Apicoectomy and root canal therapy of canine teeth in the dog. Iowa State Univ. Vet., 36: 67−69, 1974.

Silbersiepe, E., Berge, E., und Müller, H.: Lehrbuch der speziellen Chirurgie. 16. Auflage. Enke Verlag, Stuttgart, 1986.

Skopakoff, C.: Über die Backen- und Mahlzähne im Milchgebiß und bleibenden Gebiß des Hundes. Anat.Anz., 148: 265−273, 1980.

Skrentary, T.T.: Preliminary study of the inheritance of missing teeth in the dog. Wien.tierärztl.Mschr., 51: 231−245, 1964.

Sorensen, W.P., Loe, H.,and Ramfjord, S.P.: Periodontal disease in the beagle dog - a cross sectional clinical study. J.Periodont.Res., 15: 380−389, 1980.

Spannbrucker, D., Schmidtke, D., Schmidtke, H.O.: Anomalien der Backenzähne bei Zwergkaninchen und Meerschweinchen. Kleintierpraxis, 22: 331−334, 1977.

Spodnik, G.J.: Replantation of a maxillary canine tooth after traumatic avulsion in a dog. J.Vet.Dent., 9: 4−11, 1992.

St. Clair, L.E.: Teeth. In Sisson and Grossman's The Anatomy of the Domestic Animals. Edited by R. Getty. W.B. Saunders, Philadelphia, 1975, pp. 866−872.

Stambaugh, J.E., and Nunamaker, D.M.: External skeletal fixation of comniuted maxillary fractures in dogs. Vet.Surg., 11: 72−76, 1982.

Stewart, W.C., Baker, G.J., and Lee, R.: Temporomandibular subluxation in the dog. A case report. J. Small Anim.Pract., 16: 345−349, 1975.

Strasser, H., und Brunk, R.: Gehäuftes Auftreten einer nekrotisierenden Panostitis der Kieferknochen bei Beagle-Hunden. Dtsch.tierärztl.Wschr., 78: 304−307, 1971.

Studer, S.: Malokklusion und Zahnüberwachstum. Schädelmessung bei Cavia aperea f. Procellus Linnaes, 1758. Vet.med.Diss., Zürich, 1976.

Stülpnagel, M., and Becker, B.: Zur Technik des Beschleifens von Backenzähnen bei Nagern. Kleintierpraxis, 23: 395−396, 1978.

Sumner-Smith, G., and Dingwall, J.S.: The plating of mandibular fractures in the dog. Vet.Rec., 88: 595, 1971.

Sumner-Smith, G., and Dingwall, J.S.: The plating of mandibular fractures in giant dogs. Vet.Rec., 92: 39, 1973.

Sumner-Smith, G.: Fractures of the mandible. In Manual of internal fixation in small animals. Edited by W.O. Brinker, R.B. Hohn, and W.B. Prieur. Springer Verlag, New York, 1984, pp. 210−218.

Suttie, J.W., Clay; A.B., and Shearer, T.R.: Dental fluorosis in bovine temporary teeth. Am.J.Vet.Res., 46: 404−408, 1985.

Sweetmann, A.J.P.: Traumatic incisor injuries in small animals. J.Small Anim.Pract., 14: 715−718, 1973.

Syed, S.A., Svanberg, M., and Svanberg, G.: The predominant cultivable dental plaque flora of beagle dogs with periodontitis. J.Clin.Periodontol., 8: 45−56, 1981.

Teague, H.D., and Toombs, J.P.: Inraocular fistula secondary to an upper canine tooth abscess. Feline Pract., 9: 32−33, 1979.

Tekeli, Ö.: Statistische Erhebung über die Zahnkrankheiten bei der Katze. Vet.Med.Diss., Ankara, 1973.

Theile, H.: Korrektur einer abnormen Brachygnathia superior beim Boxer durch Unterkieferkürzung. Mh.Vet.Med., 15: 864−869, 1960.

Thenius, E.: Zähne und Gebiß der Säugetiere. Walter de Gruyter Verlag, Berlin, New York, 1989.

Tholen, M.A.: Concepts in veterinary dentistry. Veterinary Medicine Publishing Company, Edwardsville, Kansas, 1983.

Tholen, M.A.: Surgical repair of the oronasal fistula. Vet.Med. Small Anim.Clin., 78: 1733−1737, 1983.

Tholen, M.: Veterinary endodontics. J.Am.Vet. Med.Assoc., 180: 4−6, 1981.

Tholen, M.A., and Hoyt jr., R.F.: Oral Pathology. Vet.Med. Small Anim.Clin., 77: 1477−1492, 1982.

Tholen, M.A.: Dental orthopedics. In Concepts in Veterinary Dentistry. Edwardsville, Kansas, Veterinary Medicine Publishing Co, 1983, pp. 135−156.

Tholen, M.A.: Veterinary dental orthopedics. Vet. Med. Small Anim.Clin., 77: 1336−1347, 1982.

Tholen, M.A.: Veterinary dentistry: oral surgery-1. Vet.Med. Small Anim.Clin., 77: 703−708, 1982.

Tholen, M.A.: Veterinary dentistry: oral surgery-2. Vet.Med. Small Anim.Clin., 77: 907−916, 1982.

Tholen, M.A.: Veterinary dentistry: periodontal therapy-1. Vet.Med. Small Anim.Clin., 77: 1045−1054, 1982.

Tholen, M.A.: Veterinary dentistry: periodontal therapy-2. Vet.Med. Small Anim.Clin., 77: 1203−1207, 1982.

Thompson, R., Wilcox, G.E., Clark, W.T., and Jansen, K.L.: Association of calicivirus infection with chronic gingivitis and pharyngitis in cats. J. Small Anim.Pract., 25: 207−210, 1984.

Ticer, J.W., and Spencer, C.P.: Injury of the feline temporomandibular joint: radiographic signs. Vet.Radiol., 19: 146−156, 1978.

Tomlinson, J., and Presnell, K.R.: Mandibular condylectomy: effects in normal dogs. Vet.Surg., 12: 148−154, 1983.

Tomson, F.N., Schulte, J.M., and Bertsch, M.L.: Root canal procedure for disarming nonhuman primates. Lab.Anim.Sci., 29: 382−386, 1979.

Triadan, H.: Animal dentistry. Schweiz.Arch.Tier-heilkd., 114: 292−316, 1972.

Triadan, H.: Tierexperimentelle Langzeituntersuchung eines neuartigen Dentin- und Pulpenschutzlacks. Schweiz.Mschr.Zahnheilkd., 88: 365−377, 1978.

Triadan, H.: Tierzahnheilkunde: Parodontologie bei Affen und Raubtieren. Schweiz.Arch.Tierheilkd., 115: 401−419, 1973.

Triadan, H.: Tierzahnheilkunde: Zahnerhaltung (Füllungstherapie mit Composite Materials und Endontie) bei Affen und Raubtieren. Schweiz.Arch.Tierheilkd., 114: 292−316, 1972.

Triadan, H.: Verschiedene Füllungsmethoden für Hundezahndefekte - Klinische und histologische Untersuchung. Der prakt. Tierarzt, 68: 5−11, 1987.

Trimborn, A., und Kraft, W.: Multimorbidität bei der Katze. Kleintierpraxis, 37: 361−368, 1992.

Tuor, P.: Endodontic des Hundecaninus. Vet.med.Diss., Zürich, 1973.

Überreiter, O.: Unterkieferfrakturen beim Hund. Wien.Tierärztl.Wschr., 14: 65−81, 1927.

Ueberberg, H.: Beobachtung einer sogenannten Anodontie bei einer Hauskatze. Zbl.Vet.Med. A, 12: 193−196, 1965.

Vargervik, K., Harold, E.P., and Chierici, G.: Techniques to shorten canine teeth in young rhesus monkeys. Am.Vet.Med.Assoc., 161: 707−709, 1972.

Vernon, F.F., and Helphrey, M.: Rostral mandibulectomy: three case reports in dogs. Vet.Surg., 12: 26−29, 1983.

Verstraete, F.J.: Zur Therapie der Mandibularfraktur beim Hund. Der prakt. Tierarzt, 70: 18, 1989.

Visser, C.J.: Apexogenesis. J.Vet.Dent., 7 (3): 12−13, 1990.

Visser, C.J.: Chronic maxillary sinus abscessation in the canine. J.Vet.Dent., 7 (2): 12−13, 1990.

Visser, C.J.: Coronal access of the canine dentition. J.Vet.Dent., 8 (4): 12−16, 1991.

Vogel, B.: Die parapulpärstiftverankerte Compositebrücke zur Behandlung von Kieferfrakturen beim Kleintier. Vet.med.Diss., Wien, 1983.

Vogel, H.: Parodentose beim Hund. Vet.med.Diss., Leipzig, 1937.

Watson, A.D.J., Huxtable, C.R.R., and Farrow, B.R.H.: Craniomandibular osteopathy in dobermann pinschers. J.Small Anim.Pract., 16: 11−19, 1975.

Weaver, M.E.: Miniature pig as an experimental animal in dental resarch. Arch.Oral.Biol., 7: 17−24, 1962.

Weber, W., and Fahrenkrug, P.: Oro-nasale Fisteln nach Caninusverlust im Oberkiefer des Hundes. Der prakt. Tierarzt., 5: 83−84, 1987.

Wegner, W.: Genetisch bedingte Zahnanomalien. Der prakt. Tierarzt, 68: 19−24, 1987.

Weigel, J.P., Dorn, A.S., Chase, D.C., and Jaffrey, B.: The use of the biphase external fixation splint for repair of canine mandibular fracture. J.Am.Anim.Hosp.Assoc., 17: 547−554, 1981.

Weisbroth, S.H., and Ehrmann, L.: Malocclusion in the rabbit: a model for the tudy of the development, pathology and inheritance of malocclusion. J.Hered., 58: 245−246, 1967.

Weisbroth, S.H., and Scher, S.: Spontaneous oral papillomatosis in rabbits. J.Am.Vet.Med.Assoc., 157: 1940−1944, 1970.

Welsch, B.B.: Tusk extraction - simplified. J.Vet.Dent., 6 (3): 21−22, 1989.

Wens, H.-M.: Die tierärztliche Zahnbehandlung nach Erwin Becker. Dtsch.tierärztl.Wschr., 99: 159−161, 1986.

West, L.: The enigma of feline dentition. J.Vet.Dent., 7 (3): 16−18, 1990.

Westerhof, J.: Dental problems in rabbits, guinea pigs and chinchillas. Tijdschr.Diergeneeskd., 112: 6−10, 1987.

Whitney, G.D.: Removal of retained deciduous teeth in dogs. Mod.vet.Pract., 54: 46, 1973.

Whittick, W.G.: Canine orthopedics. Lea & Febiger Verlag, Philadelphia, 1974, pp. 374−380.

Wiedmann, C.: 20 Jahre Kombination aus Spiramycin und Metronidazol zur gezielten Antibiose bei Erkrankungen der Mundhöhle. Der prakt. Tierarzt, 73, 1017−1025, 1992.

Wiest, L.M., and Sweeny, E.J.: Restoration of fractured canine tooth in a dog. J.Am.Vet.Med.Assoc., 164: 601−602, 1974.

Wiggs, R.B., and Laprise, H.B.: Dental disease in rodents. J.Vet.Dent., 7 (3): 6−8, 1990.

Wilhelm, R.S., Salisbury, R.M., and Emswiller, R.M.: Dental prosthesis used to crown a canine tooth. Vet.Med. Small Anim.Clin., 72: 299, 1978.

Williams, C.A.: Endodontics. Vet.Clin.North.Am., 16: 875−893, 1986.

Williams, C.A.: Restorative dentistry: clinical applications. J.Small Anim.Pract., 16: 921−937, 1986.

Williams, R.C., and Evans, H.E.: Prenatal dental development in the dog canis familiaris; chronology of tooth germ formation and calcification of deciduous teeth. Zbl.Vet.Med. C, 7: 153−163, 1978.

Wisdorf, H.: Beitrag zur Zahnentwicklung und deren Störung beim Hund. EFFEM-Report, 18: 1−8, 1984.

Wisdorf, H., and Hermanns, W.: Persistierende Milchhackenzähne im Oberkiefer einer Hauskatze. Kleintierpraxis, 19: 14−16, 1974.

Wise, R.D.: An acrylic maxillary splint used to correct malalignment of mandibular canine teeth in a dog. Vet.Med. Small Anim.Clin., 76: 357−361, 1981.

Withrow, S.J.: Dental extraction as a probable cause of septicemia in a dog. J.Am.Anim.Hosp.Assoc., 15: 345−346, 1979.

Wolff, E.F.: Use of cortical screw in repair of fractured mandibular symphysis in the cat. Vet.Med. Small Anim.Clin., 69: 859, 1974.

Yamagata, J.: Dental malocclusion and odontorthosis in dogs. J.Jap.Vet.Med.Assoc., 32: 194−199, 1979.

Zeman, W.V., and Fielder, F.G.: Fehlende Okklusion und übermäßiges Wachstum der Zähne bei Kaninchen. J.Am.Vet.Med.Assoc., 155: 1115−1119, 1969.

Zetner, K., und Gaspar, A.: Diagnostik und Therapie des Pemphigus-Komplexes in der Mundhöhle. Der prakt. Tierarzt, 68: 66−73, 1987.

Zetner, K., und Steurer, J.: The influence of drug food on the development of feline neck lesions. J.Vet. Dent., 9 (2): 4−11, 1992.

Zetner, K., und Suhsmann, V.: Chlorhexidin - Haftsalbe, ein neues Wirkungsprinzip gegen Zahnstein und Parodontitis. EFFEM-Report Nr. 7, 1978.

Zetner, K., und Trcka, J.: Tierzahnheilkunde: die antibakterielle Wirksamkeit von Chlorhexidin im prägnierten Composites. Wien.tierärztl.Mschr., 62: 383, 1975.

Zetner, K.: Ätiologie, Pathogenese und Therapie von Zahnbettkrankheiten beim Kleintier. Wien.Tierärztl.Mschr., 68: 130−135, 1981.

Zetner, K.: Der Einfluß von Kollagensticks ("Kauknochen") auf die Plaqueakkumulation beim Hund. Kleintierpraxis, 28: 315−319, 1983.

Zetner, K.: Die Behandlung von Kieferfrakturen der Katze mit der Parapulpärstift-Composite-Brücke. Kleintierpraxis, 32: 5−12, 1987.

Zetner, K.: Die prothetische Versorgung von Zahnfrakturen mit Adhäsivkunststoffen. Kleintierpraxis, 21: 271−277, 1976.

Zetner, K.: Evaluation of mortal amputation. J.Vet. Dent., 7: 19−22, 1990.

Zetner, K.: Fortschritte in der Tierzahnheilkunde. EFFEM-Report Nr. 18, 1984.

Zetner, K.: Neck lesions bei der Katze. Diagnostisch-ätiologische Untersuchungen über Zusammenhänge zwischen Röntgenbefund und Fütterung. Waltham Report, 30: 15−23, 1990.

Zetner, K.: Parodontopathien beim Kleintier. Kleintierpraxis, 22: 311−314, 1977.

Zetner, K.: Tierzahnheilkunde: Kunststoffbrücke zur Fixierung einer Oberkieferfraktur beim Hund. Kleintierpraxis, 19: 166−169, 1974.

Zetner, K.: Veterinary stomatology. Folia Vet.Lat., 7: 309−316, 1977.

Zetner, K.: Zahnbetterkrankungen bei Hund und Katze. EFFEM-Report Nr. 16, 1978.

Zontine, W.J.: Canine dental radiology: radiographic technique, development and anatomy of the teeth. Vet.Radiol., 16: 75−83, 1975.

Zontine, W.J.: Dental radiographic technique and interpretation. Vet.Clin.North.Am., 4: 741−762, 1974.

Sachregister

Hüftgelenksdysplasie bei Hunden

Von *H. J. Ficus/K. Loeffler/ M. Schneider-Haiss, I. Stur*
1990. VIII, 68 Seiten,
40 Abbildungen, 3 Tabellen,
kartoniert DM 35,–/ÖS 273,–/
SFr 35,–
ISBN 3 432 98551 7
Vetprax

Virusinfektionen bei Katzen

Von *M. C. Horzinek*
1990. X, 98 Seiten, 27 Abbildungen,
davon 15 farbig, 8 Tabellen,
kartoniert DM 47,–/ÖS 367,–/
SFr 47,–
ISBN 3 432 98811 X
Vetprax

Stallgebäude, Stalluft und Lüftung

Ein technisch–hygienischer Ratgeber
Von *H. G. Hilliger*
1990. VI, 81 Seiten, 54 Abbildungen,
22 Tabellen, kartoniert DM 39,–/
ÖS 304,–/SFr 39,10
ISBN 3 432 99221 1
Vetprax

In Vorbereitung:
Krankheiten der Chinchillas

Von *H. Kraft*
5., überarbeitete Auflage
1993. Ca. 100 Seiten, ca. 40 Abbildungen, ca. 7 Tabellen, kartoniert
ca. DM 48,–/ÖS 375,–/SFr 49,50
ISBN 3 432 25695 7
Vetprax

Die Anwendung zyto-plasmatischer Substanzen bei Tieren

Von *H. Kraft*
1993. VIII, 76 Seiten,
kartoniert DM 38,–/ÖS 297,–/
SFr 39,30
ISBN 3 432 25711 2

Künstliche Besamung beim Rind

Von *R. Hahn/H. U. Kupferschmied/ F. Fischerleitner*
1993. Ca. 140 Seiten, ca. 60 Abbildun-
gen, ca. 15 Tabellen, kartoniert
ca. DM 60,–/ÖS 468,–/SFr 61,80
ISBN 3 432 25621 3

Klinische Labormethoden der Veterinärmedizin bei Haussäugetieren

Von *H. Kraft*
Unter Mitarbeit von D. Schillinger
3., neu bearbeitete und ergänzte Auflage
1989. X, 246 Seiten, 37 Abbildungen,
7 teilweise farbige Tafeln,
54 Tabellen, kartoniert
DM 82,–/ÖS 640,–/SFr 81,40
ISBN 3 432 97003 X

Preisänderungen vorbehalten

Ferdinand Enke Verlag Stuttgart

Ru 93/725

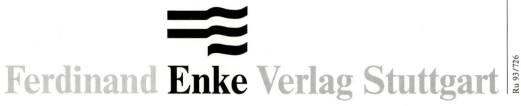